Mosaik bei
GOLDMANN

Buch

Jeder Betroffene kann eine Menge zur Vermeidung und Behandlung von Prädiabetes und Typ-2-Diabetes tun. Steven V. Joyal, M. D. stellt ein bahnbrechendes Programm auf der Grundlage der neuesten wissenschaftlichen Erkenntnisse vor. Sein ganzheitliches Konzept, das an den Genen ansetzt, berücksichtigt die fünf entscheidenden Bereiche Ernährung, Bewegung, Lebensweise, Ergänzungsmittel und Medikation. Wichtige Tests zur Überprüfung des eigenen Diabetesrisikos werden ebenso vorgestellt wie Ernährungsrichtlinien, die dem Körper helfen, einen gesunden Blutzuckerspiegel aufrechtzuerhalten. Steven V. Joyal klärt auf, welche natürlichen Ergänzungsmittel und Medikamente geeignet und welche Bewegungs- und Entspannungsübungen wirklich sinnvoll sind. Alles, was man wissen muss, um optimal vorzubeugen und die Lebensqualität trotz Diabetes deutlich zu verbessern!

Autor

Steven V. Joyal, M. D., hat an der Dartmouth University in Medizin promoviert und ist Facharzt für Innere Medizin. Als Direktor einer pharmazeutischen Forschungsabteilung für Endokrinologie und Stoffwechsel leitete er ein multidisziplinäres Team, das Medikamente zur Behandlung von Diabetes und verwandten Erkrankungen entwickelte. Seit 2005 ist er Vizepräsident für Wissenschaft und medizinische Entwicklung bei der Stiftung »Life Extension Foundation«.

Steven V. Joyal
mit Deborah Mitchell

Was Sie unbedingt wissen sollten über Diabetes

Gezielt vorbeugen und behandeln

Aus dem Amerikanischen von Imke Brodersen

Mosaik bei
GOLDMANN

FSC
Mix
Produktgruppe aus vorbildlich bewirtschafteten Wäldern und anderen kontrollierten Herkünften

Zert.-Nr. SGS-COC-1940
www.fsc.org
© 1996 Forest Stewardship Council

Verlagsgruppe Random House FSC-DEU-0100
Das für dieses Buch verwendete FSC-zertifizierte Papier *Pamo Sky* liefert Arctic Paper Mochenwangen GmbH.

1. Auflage
Deutsche Erstausgabe März 2010

Dieses Werk wurde vermittelt durch die
Literarische Agentur Thomas Schlück GmbH, 30827 Garbsen.
Originalverlag: Wellness Central, an Imprint of Grand Central Publishing (Hachette Book Group)
Originaltitel: What Your Doctor May Not Tell You About Diabetes
Redaktion: Christian Zehenter
Umschlaggestaltung: Uno Werbeagentur, München
Satz: Buch-Werkstatt GmbH, Bad Aibling
Druck und Bindung: GGP Media GmbH, Pößneck
MV · Herstellung: IH
Printed in Germany
ISBN 978-3-442-17102-6

www.mosaik-goldmann.de

Inhalt

Einleitung

Die gute Nachricht vorweg: Dieses Buch beschreibt neue, spannende, insbesondere aber sichere und wirksame Methoden, mit denen man der Zuckerkrankheit Diabetes mellitus vorbeugen, die Erkrankung abwenden oder optimal in den Griff bekommen kann. Es werden verschiedene innovative Ansätze vorgestellt, die sich auf solide wissenschaftliche Erkenntnisse stützen, aber leider seit vielen Jahren zu wenig beachtet und angewendet werden.

Dies ist deshalb folgenschwer – und hier die schlechte Nachricht –, weil die Zahl der Diabeteserkrankungen jedes Jahr um fünf Prozent steigt. 8,6 Prozent der Deutschen – sieben Millionen Menschen – leiden an Diabetes mellitus, im Folgenden zur Vereinfachung Diabetes genannt.

Als Mediziner sammelte ich Erfahrungen während meiner Ausbildung an den medizinischen Fakultäten Dartmouth und Brown, in klinischer Praxis in der Behandlung und Einstellung älterer Patienten mit Typ-2-Diabetes sowie durch jahrelange Verantwortung für die weltweite Evaluation von Medikamenten zur Behandlung der eigentlichen Ursachen des metabolischen Syndroms. Diese Erfahrungen und die intensive Zusammenarbeit mit führenden Wissenschaftlern münden in der in meinen

Augen optimalen Strategie zur Vermeidung und Behandlung von Typ-2-Diabetes. Seit 1980 arbeitet die *Life Extension Foundation* (Stiftung für ein längeres Leben), die ich als wissenschaftlicher Vizepräsident vertrete, gemeinsam mit führenden Spezialisten, Medizinforschern und Ernährungsexperten an der Entwicklung innovativer, wissenschaftlich gesicherter Präventions- und Behandlungsansätze sowie an deren Verbreitung unter gesundheitsbewussten Menschen auf der ganzen Welt.

Dieser Tradition ist auch das vorliegende Buch verpflichtet. Es stellt ein voll integriertes, wissenschaftlich fundiertes Programm vor, mit dem die Risiken für das metabolische Syndrom (tödlicher Symptomenkomplex aus Übergewicht, [Prä-]Diabetes, erhöhten Blutfettwerten und Bluthochdruck) und Diabetes entscheidend gesenkt werden können. Hinsichtlich Prävention, Behandlung und Risikominimierung stellt es einen echten Fortschritt dar. Dafür gibt es gute Gründe.

Dass Diabetes in erster Linie durch hohen Blutzucker ausgelöst wird und Erblindung, Nierenversagen und Herzerkrankungen nach sich ziehen kann, gehört zum Allgemeinwissen. Aber die Allgemeinheit kennt nur die Hälfte der Geschichte. Denn das Hauptproblem bei Diabetes ist die **Glykierung** (Verzuckerung) – ein entscheidender, nicht enzymatischer Prozess (wie wir später erläutern werden, sind tatsächlich keine Enzyme beteiligt), bei dem Zuckermoleküle sich an Protein- und Lipidmoleküle (Eiweiße und Fette) im Körper anheften und diese schädigen. Die Glykierung beeinträchtigt nicht nur lebenswichtige Strukturen und Abläufe im Körper, sondern ist auch ein Schlüsselfaktor für die gefährlichen Folgeschäden von

Diabetes, darunter Erblindung (Retinopathie), Nervenschäden (Neuropathie) und Nierenversagen (Nephropathie), ganz zu schweigen von Herzinfarkt und Schlaganfall. Zudem beschleunigt sie den Alterungsprozess.

Natürlich spielt die Kontrolle des Blutzuckerspiegels eine sehr wichtige Rolle, wenn es darum geht, die Verzuckerung im Körper in den Griff zu bekommen. Doch aufsehenerregende wissenschaftliche Erkenntnisse enthüllen, dass in erster Linie gefährliche Moleküle in unserer Ernährung, die Glykotoxine (von denen Sie in diesem Buch noch sehr häufig hören werden), für die Verzuckerung verantwortlich sind. Wenn wir der wachsenden Diabeteswelle entgegentreten, neue Fälle verhindern und gefährliche Komplikationen reduzieren wollen, müssen wir bereit sein, ganz klein anzufangen. Wir müssen uns auf die mikroskopisch kleinen, aber entscheidenden Faktoren konzentrieren, die an der Entstehung von metabolischem Syndrom und Diabetes ursächlich beteiligt sind: Die molekulare Zusammensetzung des Menschen und seine Genexpression – also wie die Gene jeweils in Erscheinung treten.

In der Regel konzentrieren sich Ärzte wie Patienten allein auf den Blutzucker, ohne zu berücksichtigen, dass dieser aufgrund einer Kombination von Insulinresistenz und der gestörten Funktion der Betazellen entsteht, der eigentlichen Wurzel des Typ-2-Diabetes. In der Tat kann man seine Genexpression und die molekulare Zusammensetzung positiv beeinflussen. Wir werden den Kampf jedoch erst gewinnen, wenn wir die ursächlichen Probleme für Diabetes und metabolisches Syndrom angehen.

Das klingt kompliziert? Keine Sorge! In diesem Buch erfahren Sie schrittweise ganz genau, wie Sie Tag für Tag Ihren Körper neu aufbauen können, um das Risiko für Folgekrankheiten deutlich zu senken (falls Sie bereits Diabetiker sind) oder Diabetes mellitus und dem metabolischen Syndrom vorzubeugen. Das geschieht durch gesicherte Methoden und Strategien. Wir werden Ihnen keine pseudowissenschaftlichen Methoden oder absurden (und potenziell gefährlichen), einseitigen Diäten vorstellen.

Beim Thema Diabetes kommen einem zuerst Begriffe wie Blutzuckerspiegel, Zuckerwerte und Insulin in den Sinn. Fragt man Diabetiker, wie sie mit ihrer Erkrankung umgehen, fallen Antworten wie: »Ich achte auf meinen Zucker«, oder »Ich zähle Broteinheiten«, oder »Ich nehme Medikamente gegen den Zucker«. Bestimmt aber haben Sie noch nie gehört, wie jemand sagte: »Ich unterstütze die Funktion meiner Betazellen«, oder »Ich arbeite an einer bessere Insulinempfindlichkeit«. Das allerdings sollten Patienten sagen und tun, wenn sie Diabetes erfolgreich vorbeugen oder behandeln wollen. Für uns war es an der Zeit, diese Erkenntnis weiterzuverbreiten. Deshalb haben wir dieses Buch geschrieben, um Ihnen zu zeigen, wie Sie eine verfügbare, integrative und erprobte Methode nutzen können, die in fünf entscheidenden Bereichen – Ernährung, Nahrungsergänzungsmittel, Bewegung, Lebensweise und Medikation (falls erforderlich) – innovative Ansätze berücksichtigt. Dabei gilt das besondere Augenmerk der Blutzuckerkontrolle, damit der Körper beim Ausdruck seiner genetischen Veranlagung anders reagieren kann. So lässt sich Diabetes verhindern, behandeln und beherrschen.

In diesem Buch werden erstmalig diese fünf essenziellen Bausteine in einem wissenschaftlich fundierten Programm zusammengeführt, um Diabetes zu verhindern oder zu behandeln. Wir sprechen dabei nicht von Stufen oder Schritten, denn darum geht es in diesem Zusammenhang nicht. Hier baut nichts schrittweise aufeinander auf. Stattdessen handelt es sich um einen integrativen Ansatz, dessen Elemente einander ergänzen.

Der Aufbau ist einfach. In Teil I stellen wir die bereits erwähnten, neuen Konzepte vor und erklären ihre Beziehung zu den verschiedenen Aspekten von Diabetes. Hier geht es v. a. um das Verständnis, das Ihnen helfen wird, Ihre Ziele zu erreichen. Dabei werden auch die Komplikationen näher beleuchtet und beschrieben, wie diese Konzepte Ihnen helfen können, derartige Probleme zu vermeiden oder zu lindern.

In Teil II betrachten wir die fünf Grundbausteine unseres Diabetesprogramms, wobei jedem Baustein ein eigenes Kapitel gewidmet ist. Wir beginnen jedoch mit einer genauen Analyse, wie die Diabetesfrüherkennung und -diagnose bisher abläuft. Denn gegenwärtig werden etliche effektive Werkzeuge in der Medizin kaum genutzt, während unser Ansatz Prädiabetes und Diabetes frühzeitig und präzise identifiziert. Dies gilt insbesondere für Risikogruppen, bei denen unser erfahrungsbasierter Ansatz die beste Wirkung entfalten kann. Den zweiten Teil des Buches schließen daher Fallgeschichten sowie eine Fülle von Quellen und Hintergrundinformationen ab, die Sie nutzen können, um ab sofort gesünder, zufriedener und länger zu leben. Damit beginnt der Weg zur Prävention und effektiven Behandlung. Beschreiten Sie ihn nicht, sondern stürmen Sie mit uns los!

Teil I

Die Wahrheit über Diabetes

Eine Frage der Gene

Diabetes ist eine ernste Erkrankung, die immer weiter um sich greift. Wenn man jedoch bereits im Kleinen gegensteuert, lässt sich der Krankheitsverlauf zurückdrehen oder vermeiden. Hierbei geht es um das Reich der Gene und Moleküle. Die Schulmedizin fängt in diesem Zusammenhang gerade erst an, das hart erarbeitete Wissen anderer wissenschaftlicher Fächer wie Molekularbiologie und Ernährungswissenschaft sinnvoll zu nutzen. Wer über die kleinen Strukturen und Zusammenhänge nachdenkt und entsprechend handelt, kann eine große Ernte einfahren: Die überwiegende Mehrheit aller Typ-2-Diabetes-Fälle ist vermeidbar oder ließe sich weitaus effektiver behandeln, wenn alle zur Verfügung stehenden Methoden genutzt würden.

Unser Ansatz nimmt die drei Merkmale der Erkrankung ins Visier, von denen viele Menschen wenig bis gar nichts wissen – wir nennen sie das diabetische Dreiergespann:

- Betazellfunktion
- Insulinresistenz, auch bekannt als eingeschränkte Insulinempfindlichkeit, ein wichtiges Symptom des Typ-2-Diabetes, aber auch des metabolischen Syndroms

- Glykierung als biologischer Prozess, den wir bald detaillierter vorstellen werden.

Wir halten es für entscheidend, dass man diese drei Mechanismen nicht nur versteht, sondern – dies gilt für jeden, der mit Diabetes zu kämpfen hat oder vom metabolischen Syndrom bedroht ist – die Strategien übernimmt, die unseres Wissens das Dreiergespann positiv beeinflussen. Unser Ziel ist die Verhütung von Diabetes. Wenn Sie bereits erkrankt sind, ist das Ziel eine erhebliche Verbesserung der Lebensqualität und die Bekämpfung der lebensbedrohlichen diabetischen Komplikationen.

Wie können Sie diese Ziele erreichen? Der Weg beginnt mit Ihrer genetischen Veranlagung. Auch wenn Sie das vielleicht anders sehen, ist es keineswegs unvermeidlich, dass Sie an Diabetes erkranken, Übergewicht und hohen Blutdruck oder gar einen Herzinfarkt (oder noch einen zweiten) entwickeln, nur weil Familienmitglieder erkrankt sind und es demnach »eine Frage der Gene« ist. Sie können beeinflussen, wie Ihre Gene sich auswirken, das heißt, wie sie zu verschiedenen biochemischen Reaktionen beitragen, die in Ihrem Körper stattfinden. Bereits alltägliche Aktivitäten und Situationen – Bewegung, Abbau von Übergewicht, Auswahl geeigneter Lebensmittel, Nahrungsergänzungsmittel und/oder Medikamente, aber auch Stress – beeinflussen, wie die Gene sich bemerkbar machen. Wir beginnen dieses Kapitel mit Grundlagenwissen zu Diabetes. Es wird erklärt, was auf zellulärer Ebene abläuft, insbesondere in Bezug auf die Funktion der Betazellen und die Insulinresistenz, bei der Gewebe und Körperzellen auch bei erhöhter Insulinausschüttung keinen Blutzucker mehr aufnehmen können. Beide Themen sind wichtig für die Diabetesprävention, aber auch für den Umgang mit der Erkrankung.

»Moment«, denken Sie jetzt vielleicht. »Geht es bei Diabetes nicht in erster Linie um die Beherrschung des Blutzuckers?«

In der Tat sind erhöhte Blutzuckerwerte ein **Symptom** des körperlichen Problems, aber nicht der **Schlüssel** dazu. Verantwortlich für Typ-2-Diabetes ist das Zusammenwirken von Betazellversagen und Insulinresistenz.

Tipp

Wer sich darauf konzentriert, die Betazellen zu unterstützen, die Insulinempfänglichkeit zu erhöhen und die Verzuckerung in den Griff zu bekommen, kann den Krankheitsverlauf erheblich beeinflussen oder sogar rückgängig machen.

Diabetes: die Grundlagen

Diabetes ist leider eine recht verbreitete Erkrankung. Viele Menschen kennen jemanden, der daran leidet, oder kämpfen selbst damit. Deshalb verfällt man leicht dem Trugschluss, Diabetes sei »nichts Besonderes«. Selbst auf einer wissenschaftlichen Konferenz bekam ich erst vor Kurzem mit, wie jemand genau dies äußerte. Derartige Gedanken beruhen darauf, dass die meisten Menschen nur wenig über diese Erkrankung und ihren zerstörerischen Einfluss auf den Körper wissen. Selbst Ärzte verstehen die eigentlichen Ursachen oft nicht bis ins Detail.

In diesem Kapitel geht es daher um ein klares Verständnis für die Ursachen von Diabetes. Dazu gehört auch ein unverschleierter Blick auf die Verbindung zwischen vorzeitigem Altern und Diabetes.

Prädiabetes – Glukosewerte im Grenzbereich

Zunächst jedoch erhalten Sie eine kurze Einführung in die Vorstufe der Diagnose Diabetes, nämlich Prädiabetes. Medizinisch spricht man dabei von einer **abnormen Nüchternglukose** (IFG = engl.: *impaired fasting glucose*) bzw. von einer **gestörten Glukosetoleranz** (IGT = engl.: *impaired glucose tolerance*). Aus Gründen der Vereinfachung fassen wir diese miteinander zusammenhängenden Phänomene unter dem Begriff Prädiabetes zusammen. Prädiabetes wird auf Seite 51 ff. näher beleuchtet, doch ehe wir genauer auf Diabetes eingehen, brauchen Sie zumindest eine Vorstellung davon, was diese Vorstufe bedeutet.

Bei Prädiabetes sind die Blutzuckerwerte eines Menschen zwar erhöht, aber noch nicht im Bereich dessen, was medizinisch als Diabetes definiert ist. In den USA sind derzeit etwa 16 Prozent der Bevölkerung betroffen, und viele davon erkranken innerhalb der folgenden zehn Jahre an Diabetes – daher die Bezeichnung Prädiabetes. Die beiden wichtigsten Punkte an dieser Stelle sind:

1. Prädiabetes ist kein Schicksal – und deutlich leichter zu behandeln als Diabetes im Vollbild. Bitte prägen Sie sich ein, dass Prädiabetes keineswegs automatisch in Typ-2-Diabetes übergehen muss.
2. Prädiabetes geht häufig mit anderen Symptomen wie Fettsucht und hohem Blutdruck einher, die das Risiko für andere Erkrankungen wie Herzinfarkt und Schlaganfall unabhängig von Diabetes deutlich erhöhen.

Vier Zielgruppen

Nachdem dies nun geklärt ist, sollten wir uns Ihnen zuwenden. Beim Thema Diabetes lässt sich die breite Mehrheit der Bevölkerung in eine der folgenden vier Kategorien einordnen, von denen vielleicht auch eine auf Sie zutrifft:

- Sie wollen Diabetes vermeiden. Sie haben zwar keine Symptome, aber Sie wissen, wie ernst diese Erkrankung ist, und möchten aktiv dazu beitragen, sie nie zu bekommen. Wir gratulieren Ihnen zu dieser vorausschauenden Haltung!
- Sie haben Prädiabetes. Dann ist jetzt der richtige Zeitpunkt, das metabolische Syndrom aufzuhalten und den Stoffwechsel wieder neu zu justieren. Wer jetzt aktiv wird, kann Typ-2-Diabetes noch relativ einfach abwenden.
- Sie haben Diabetes. Dennoch können Sie Ihre Gesundheit merklich unterstützen und Ihre Lebensweise so umstellen, dass das Komplikationsrisiko erheblich sinkt. Zudem (und das ist noch spannender) haben wir mithilfe der in diesem

Buch geschilderten Vorgehensweise große Erfolge erzielt. Viele Diabetiker konnten (unter ärztlicher Aufsicht) ihre Diabetesmedikation ganz absetzen.

- Ein Familienmitglied oder ein Freund ist an Diabetes erkrankt, und Sie möchten einen Weg finden, diese Person im Umgang mit der Erkrankung zu unterstützen. Dabei können wir Ihnen helfen.

Diabetes ist eine Form beschleunigter Alterung

Warum beginnen wir mit dieser Aussage? Weil wir Ihre Aufmerksamkeit wecken möchten und weil kaum jemand die interessanten Verbindungen zwischen beschleunigter Alterung und metabolischem Syndrom (einschließlich Diabetes) kennt. Und weil wir Sie motivieren möchten, noch heute aktiv zu werden, um Prädiabetes vorzubeugen oder rückgängig zu machen oder Ihre Diabeteserkrankung besser in den Griff zu bekommen und die Entstehung von Komplikationen zu vermeiden. Niemand will schneller altern als unbedingt nötig. Die Informationen, die Sie in diesem Buch erhalten, können auch dazu beitragen, den Alterungsprozess zu verlangsamen.

Diabetes und beschleunigte Alterung hängen über den Prozess der **Glykierung** (Verzuckerung) zusammen. Bei dieser normalen chemischen Reaktion verbindet sich ein Zuckermolekül mit einem Protein- oder Fettmolekül im Körper (endogene Glykierung) oder außerhalb des Körpers (exogene

Glykierung). Um Komplikationen infolge von Diabetes vorzubeugen, sie rückgängig zu machen oder zu behandeln, kommt es darauf an, die Glykierung zu begrenzen. Wir konzentrieren uns daher in diesem Buch auf diesen Prozess und die daraus resultierende Produktion zellschädigender Substanzen, die als **AGEs** (engl. advanced glycation end products) und **ALEs** (engl. advanced lipoxidation end products) bezeichnet werden, und beide als **Glykotoxine** gelten. Mit beiden Bezeichnungen werden Sie sehr bald vertraut sein. Obwohl es sehr stichhaltige wissenschaftliche Beweise gibt, dass die Glykierung bei diabetesbezogenen Komplikationen und vorzeitiger Alterung von entscheidender Bedeutung ist, lässt man diese Faktoren in den meisten Veröffentlichungen zu diesem Thema praktisch unter den Tisch fallen.

So funktioniert der Stoffwechsel: Blutzucker und Insulin

Mit der Diabetes-Erkrankung gerät der Stoffwechsel aus dem Gleichgewicht. Beginnen wir deshalb mit einem Blick auf den gesunden Stoffwechsel. Unter Stoffwechsel (Metabolismus) versteht man die Vorgänge, über die der Körper Substanzen auf- und abbaut, die er für die Zellen benötigt. Landläufig wird der Begriff in erster Linie mit der Aufspaltung der Nahrung und ihrer Umwandlung in Energie in Verbindung gebracht. Unter den drei Makronährstoffen (Proteine, Kohlenhydrate, Fette), die der Körper für Energiegewinnung und Wachstum verstoffwechselt, sind Kohlenhydrate und Fette die wichtigsten Energiequellen.

Kohlenhydrate, also Zucker und Stärke, werden im Verdauungsapparat in kleinere Zuckermoleküle – zumeist Glukose (Traubenzucker) – zerlegt. Erst in dieser Form gehen sie ins Blut über und kreisen darin, bis sie in Zellen gelangen, wo sie zur Energieversorgung benötigt werden. Um jedoch in diese Zellen einzudringen, benötigt der Zucker Hilfe in Form des Hormons **Insulin.** Insulin wird in der Bauchspeicheldrüse (Pankreas) von spezialisierten Zellen, den Betazellen, erzeugt. Seine wichtigste Funktion ist die Einschleusung von Glukose in die Zellen. Auf diese Weise hilft es, den Blutzucker zu regulieren. Insulin spielt aber auch eine wichtige Rolle beim Aufbau von Proteinen aus Aminosäuren, und es unterstützt Wachstum und Gewebeaufbau, indem es den Abbau von Proteinen, Fetten und der Glukose-Speicherform Glykogen verhindert.

Betazellen reagieren auf den Glukosegehalt im Blut. Sobald der Blutzucker nach dem Essen ansteigt, geben sie verstärkt Insulin an das Blut ab, das z. B. die Muskelzellen dazu stimuliert, Glukose aufzunehmen, also die Glukose durch die Zellmembran in die Zelle einzulassen. Sobald Insulin den Zellen anzeigt, dass sie Zucker aus dem Blut aufnehmen sollen, beginnt der Blutzucker zu fallen. Daraufhin senken die Betazellen wieder ihre Insulinproduktion. Allerdings läuft dieser Prozess nur bei gesunden Menschen auf die beschriebene Weise ab: Bei Millionen Menschen ist dieser Stoffwechselablauf gestört, und sie steuern auf Diabetes zu. Daher betrachten wir diese häufigste aller Stoffwechselerkrankungen genauer.

Diabetesformen

In Deutschland leben derzeit etwa sieben Millionen Menschen (8,6 Prozent der Bevölkerung) mit Typ-1- (ca. zehn Prozent) oder Typ-2-Diabetes (ca. 90 Prozent). Laut dem 2005–2006 *National Health and Nutrition Survey (NHANES)* wurde bei etwa 40 Prozent der erwachsenen Diabetiker in den USA die Krankheit bisher nicht erkannt – für Europa kann man von ähnlichen Verhältnissen ausgehen. Zahlen aus den USA lassen außerdem davon ausgehen, dass etwa doppelt so viele Personen unter Prädiabetes wie unter Diabetes leiden und damit diabetesgefährdet sind. Die Statistiken der American Diabetes Association zeigen, dass die Mehrheit der Menschen mit Prädiabetes innerhalb von zehn Jahren an Diabetes erkranken wird, wenn sie nicht vorbeugend ihre **Ernährungs- und Bewegungsgewohnheiten** umstellen, um die Erkrankung abzuwenden. Nach Angaben des Statistischen Bundesamts waren 2005 etwa die Hälfte der Bundesdeutschen – 58 Prozent der erwachsenen Männer und 42 Prozent der erwachsenen Frauen – übergewichtig, überschritten also einen **Body-Mass-Index (BMI)** von 25. Dieser berechnet sich aus dem Gewicht dividiert durch das Quadrat der Körpergröße, z. B. 60 (kg) : 1,72 (m) : 1,72 (m) und sollte zwischen 18,5 und 25 (kg/m^2) liegen. Knapp 14 Prozent waren sogar adipös (fettsüchtig), mit einem BMI über 30. Auch unter jungen Menschen tritt Übergewicht immer häufiger auf. In den letzten 40 Jahren hat sich die Zahl der Diabetiker in Deutschland mehr als verzehnfacht. Bis 2050 rechnet man mit einer weiteren Zunahme in einer Größenordnung

Symptome und Warnzeichen bei Diabetes

- häufiges Wasserlassen
- übermäßiger Durst
- erhöhte Müdigkeit
- unerklärlicher Gewichtsverlust
- Reizbarkeit
- Sehstörungen
- häufige Infektionen der Haut, der Harnwege oder der Scheide
- schlechte Wundheilung
- »Prickeln« der Hände oder Füße

Wenn die Blutzuckerwerte abrupt ansteigen, können weitere Symptome hinzutreten:

- Atem oder Körper riechen nach Aceton.
- Bauchschmerzen
- Übelkeit, Erbrechen
- Blutdruckabfall
- langsame, tiefe Atemzüge
- Bewusstseinstrübungen

zwischen 25 und 100 Prozent, wobei der Anteil Kinder und Jugendlicher überproportional wächst. Daten aus den USA lassen darauf schließen, dass ohne ausreichende Präventionsmaßnahmen ein Drittel der im Jahr 2000 geborenen Kinder im Laufe ihres Lebens an Diabetes erkranken.

Die beiden wichtigsten Ausprägungsformen der Erkrankung sind **Typ-1-Diabetes,** früher auch juveniler oder insulinpflichtiger Diabetes genannt, und **Typ-2-Diabetes,** früher auch: Altersdiabetes oder nicht insulinpflichtiger Diabetes. Beide Erkrankungen sind das Ergebnis einer Fehlfunktion des Stoffwechsels, durch die sich abnorm hohe Glukosemengen im Blut ansammeln. Bei Typ-1-Diabetes, der normalerweise bereits bei Kindern und Jugendlichen einsetzt, stellt die Bauchspeicheldrüse die Insulinproduktion ein. Deshalb müssen sich die Betroffenen für den Rest ihres Lebens täglich Insulin spritzen. Diese Erkrankungsform betrifft etwa zehn Prozent der Diabetiker und wird gegenwärtig als Autoimmunerkrankung eingestuft. Man vermutet, dass der Körper Antikörper gegen seine eigenen Betazellen produziert. Die genaue Ursache ist unbekannt, auch wenn Forschungsarbeiten die Einflüsse von genetischen Faktoren, Umwelt, Ernährung und Viruserkrankungen untersuchen.

Bei Typ-2-Diabetes, der etwa 90 Prozent der Diabetiker betrifft, erzeugt der Körper zwar noch Insulin, aber dieser Prozess ist gestört. Die Betazellen der Bauchspeicheldrüse können nicht mehr die Mengen des Hormons produzieren und ins Blut ausschütten, die der Körper benötigt. Zugleich reagieren die Gewebe weniger empfindlich auf Insulin – es kommt zu einer **Insulinresistenz,** einem Schlüsselfaktor für Typ-2-Diabetes, auf den wir noch ausführlich eingehen werden.

Da Typ-2-Diabetes die weitaus häufigste Form der Erkrankung ist, der in der Regel das Warnzeichen Prädiabetes vorausgeht, werden wir uns darauf konzentrieren. Zudem lässt sich Typ-2-Diabetes in der Regel verhindern und in vielen Fällen

Tabelle 1: Verteilung von Diabetes mellitus nach Alter und Geschlecht in Deutschland

Altersgruppe	Frauen (in Prozent)	Männer (in Prozent)	gesamt
18–39	1,3	0,6	1,0
40–49	2,6	1,2	1,9
50–59	2,8	8,0	4,9
60–69	11,4	12,9	12,1
70–79	19,4	13,0	16,2
gesamt	**5,6**	**4,7**	**5,2**

Quelle: Robert Koch Institut, 2004

zurückdrängen, weil die Erkrankung in hohem Maße durch Ernährung, Bewegung und andere Einflüsse der Lebensweise auf die genetische Stoffwechselveranlagung geprägt wird. Das »Gute« an Typ-2-Diabetes ist, dass sich die Erkrankung über einen längeren Zeitraum hinweg langsam entwickelt und der Körper normalerweise frühzeitig Warnsignale zeigt, auf die man ebenso frühzeitig reagieren kann und sollte.

Beide Diabetesformen, Typ 1 und Typ 2, gehen leider mit verheerenden Langzeitkomplikationen einher, die fast jedes Organsystem im Körper betreffen können, darunter Augen, Nieren, Herz und Nerven. Langfristig kann es zu Nierenversagen, Blindheit, Amputationen, Herzinfarkt und Schlaganfall kommen. Diese Zusammenhänge muss man kennen, da viele Menschen irrtümlich der Meinung sind, dass nur Typ-1-Diabetiker mit zunehmendem Alter mit solchen Folgeerkrankungen zu kämpfen haben. Das ist nicht der Fall! Jeder Diabetiker, ob Typ 1 oder Typ 2, ist dieser Gefahr ausgesetzt. Schon bei Prädiabetes besteht ein erhöhtes Herzinfarkt- und Schlaganfallrisiko. Es ist daher nie zu früh, intensiv vorzubeugen.

Typ-2-Diabetes bei Kindern und Jugendlichen

Die Bezeichnung Altersdiabetes trifft auf Typ-2-Diabetes nicht mehr zu, seit immer mehr junge Menschen daran erkranken. In den USA sind je nach erfasstem Gebiet bereits acht bis 45 Prozent der Neuerkrankungen bei Kindern und Jugendlichen Typ-2-Diabetes, was allerdings teilweise auch ethnischen Einflüssen zuzuschreiben ist. In Deutschland erkranken etwa 150 bis 200 Kinder und Jugendliche pro Jahr an Typ-2-Diabetes, Tendenz stark steigend. Dabei erweisen sich Übergewicht gepaart mit Bewegungsmangel als Hauptursachen. Zu den weiteren Risikofaktoren für Kinder und Jugendliche zählen Pubertät und familiäre Häufung – insbesondere eine Diabeteserkrankung der Mutter. Mädchen erkranken häufiger als Jungen. Bei Kindern und Jugendlichen kommt es besonders darauf an, das Fortschreiten der Erkrankung aufzuhalten, weil sie sonst jahrzehntelang durch erhöhte Blutzuckerwerte und Glykierung geschädigt werden.

Vorbeugung, Eindämmung und Behandlung

Bei der Frage, wie Typ-2-Diabetes heutzutage zu behandeln ist, wird bislang auch von Ärzten zu wenig berücksichtigt, ob es sich um ein frühes oder fortgeschrittenes Erkrankungsstadium handelt. Im Frühstadium zeigen die Patienten normalerweise eine Hyperglykämie (hoher Blutzuckerspiegel) und Hyperinsulinismus (hoher Insulinspiegel). Der logische therapeutische Ansatz besteht daher in einer Erhöhung der Insulinempfindlichkeit und einer Stärkung der Betazellfunktion. Doch Ärzte verschreiben zu oft Sulfonylharnstoffe – orale Antidiabetika (siehe *Ein pharmazeutischer Ansatz*, Seite 267 f.) der alten Generation, die unabhängig von Blutzuckerspiegel und tatsächlicher Insulinausschüttung den Insulinspiegel (weiter) erhöhen. Diese undifferenzierte Insulinstimulation wirkt sich eher ungünstig aus.

Unser Ziel bei der Behandlung von Prädiabetes und Typ-2-Diabetes im Frühstadium liegt hingegen darin, die Insulinresistenz zu mindern und die Betazellfunktion zu verbessern – durch ein integriertes, wissenschaftlich fundiertes Programm mit folgenden Elementen:

- intensives, aber kurzes Körpertraining (jeden zweiten Tag zwölf Minuten)
- ein neu entwickelter, einfacher Ernährungsplan, bei dem man auf nichts verzichten und sich nicht einseitig ernähren muss
- Nahrungsergänzungsmittel, die gesichert durch wissenschaftliche Studien auf natürliche Weise einen gesunden Blutzucker unterstützen
- falls nötig Medikation nach dem neuesten Wissensstand, um geschädigte Betazellen zu heilen und die Insulinempfindlichkeit zu verbessern

Ein neuer Blick auf Diabetes

Wir möchten Ihnen verschiedene neue Blickwinkel auf Diabetes eröffnen, die Sie mit großer Wahrscheinlichkeit noch nicht näher kennen, die aber für Prävention und Umgang mit der Erkrankung sowie für eine bessere Lebensqualität und Lebenserwartung bei Typ-2-Diabetikern sehr bedeutsam sind.

Die genetische Veranlagung überlisten

An erster Stelle steht ein Ansatz, den wir bereits erwähnt haben: Sie haben großen Einfluss darauf, wie sich die Gene, die am Zuckerstoffwechsel beteiligt sind, ausprägen.

Auch beim Zuckerstoffwechsel kann man darauf Einfluss nehmen, bis zu welchem Grad sich bestimmte daran beteiligte Gene ein- oder ausschalten. Dies funktioniert vergleichsweise einfach und bequem durch Veränderungen der Lebensweise wie die Auswahl der Nahrungsmittel, Bewegung, Umgang mit Stress und den Einsatz von pflanzlichen Mitteln, Nahrungsergänzungsmitteln und wenn nötig Arzneimitteln. All diese Methoden sind in Teil II dieses Buches (Seite 95 ff.) genauer erläutert.

Tipp

Man kann die eigenen Gene nicht verändern, aber beeinflussen, ob und wie sie aktiv werden.

Betazellfunktion und Insulinresistenz als Schlüssel

Der Schlüssel zur Vermeidung oder Behandlung von Typ-2-Diabetes ist die Verbesserung der Betazellfunktion und der Insulinresistenz. Der hohe Blutzucker bei Typ-2-Diabetes ist ein **Symptom** und damit eine Folge der Krankheitsursache.

> **Tipp**
>
> Auch wenn es eine wichtige Rolle spielt, den Blutzuckerspiegel sorgfältig einzustellen, sollte man sich bei Typ-2-Diabetes unbedingt auf die Kernpunkte konzentrieren: Die Insulinresistenz und die Fehlfunktion der Betazellen.

Diese beiden Merkmale von Diabetes und der effektive Umgang mit ihnen sind besonders entscheidend, wenn man die Zusammenhänge zwischen Diabetes, Prädiabetes und metabolischem Syndrom betrachtet. An dieser Stelle möchten wir betonen, dass Prädiabetes und metabolisches Syndrom oft fälschlich gleichgesetzt werden, jedoch unterschieden werden müssen.

Diagnosekriterien

Das wichtigste Diagnosekriterium für Prädiabetes ist ein Nüchternzucker zwischen 100 und 126 mg/dl bzw. ein Blutzuckerwert zwischen 140 und 199 mg/dl zwei Stunden nach dem Essen. Beim metabolischen Syndrom kommen weitere Faktoren wie die Erhöhung von Blutdruck, Blutfetten und Taillenumfang hinzu. Beiden gemeinsam ist die Insulinresistenz.

Drei Ausgangspunkte für Prävention und Krankheitsmanagement

Prädiabetes erreicht bereits epidemische Ausmaße. Neuesten Informationen zufolge läuft etwa ein Drittel aller Erwachsenen Gefahr, im Laufe ihres Lebens an Diabetes zu erkranken, wenn sie so weiterleben wie bisher.

Wir glauben, dass der optimale Plan zu Diabetesprävention und Krankheitsmanagement auf drei Schlüsselkomponenten beruht. Diese Komponenten sind miteinander verknüpft und zeigen die Komplexität von Diabetes und der Weise, in der verschiedene Körpersysteme zusammenwirken:

- **Insulinresistenz und Betazellfehlfunktion** sowie deren Bezug zu Diabetes. Diabetiker verstehen diesen Bezug häufig nur unzureichend, und Ärzte erklären ihn ihren Patienten zu selten.

- **Oxidativer Stress,** der bei Menschen mit Prädiabetes oder Diabetes einen zerstörerischen Einfluss auf Stoffwechsel und Herz-Kreislauf-Funktion ausübt.
- **Glykierung, AGEs** (fortgeschrittene Glykierungsendprodukte) und **ALEs** (fortgeschrittene Lipoxidationsendprodukte), beide als Glykotoxine (giftige Produkte des Zuckerstoffwechsels) bezeichnet, die bei Diabetikern unumkehrbare Schädigungen hervorrufen. Bei den diabetischen Komplikationen spielt die Glykierung eine zentrale Rolle.

Alterungsprozesse durch Diabetes

Dass bei Diabetes die Alterung beschleunigt wird, überrascht die meisten Menschen. Doch über die letzten Jahrzehnte hinweg hat die Ursachenforschung diesen Zusammenhang belegt. Wir wissen, dass sowohl bei der Alterung als auch bei Diabetes zwei wichtige biologische Prozesse ablaufen, die den Körper schädigen: Die Glykierung, die Proteine und Fettmoleküle beeinträchtigt, und der oxidative Stress, bei dem eine vermehrte Aktivität freier Radikale vorliegt und das Gewebe durch Moleküle wie reaktive Zuckeraldehyde geschädigt wird.

Forschungen zufolge ist die Lebenserwartung von Diabetikern gegenüber Nichtdiabetikern um vier bis acht Jahre verkürzt. Angesichts der Gemeinsamkeiten von Diabetes und Alterung überrascht es wenig, dass beide Prozesse vielfach durch dieselben Maßnahmen zu beeinflussen sind. Näheres dazu: *Die Kraft natürlicher Nahrungsergänzungsmittel,* Seite 194 ff.

Gemeinsame Merkmale von Diabetes und Alterung

- Hautstörungen wie Infektionen, dünne Haut, Ausschläge, Entfärbung
- nachlassende Elastizität und Flexibilität der Haut und anderer Gewebearten
- Herz-Kreislauf-Erkrankungen wie Herzinfarkt, schlechte Durchblutung der Beine, Arteriosklerose (Sammelbegriff für verschiedene Krankheiten, die eine Verdickung und Verhärtung der Arterien bewirken), Schlaganfall
- vermehrtes Auftreten bestimmter Krebsarten (z. B. an Bauchspeicheldrüse, Dickdarm, Leber, Speiseröhre)
- Sehstörungen durch Erkrankungen wie grauer Star, Glaukom oder Netzhautdegeneration
- Gehörverlust
- Impotenz
- Gedächtnisverlust oder andere kognitive Einschränkungen

Insulinresistenz

Wenn Ärzte ihre Patienten über den optimalen Umgang mit Diabetes aufklären, ist nur selten die Rede von Insulinresistenz. Da dieser Begriff viele Patienten und gelegentlich auch

Ärzte verwirrt, möchten wir uns die Zeit nehmen, ihn genau zu erklären.

Bei Insulinresistenz kann der Körper – besonders Leber-, Fett- und Muskelzellen – Insulin nur noch eingeschränkt zur Glukoseverarbeitung einsetzen. Deshalb wird der Zucker nicht mehr ausreichend aus dem Blut in die Zellen geschleust, und der Blutzuckerspiegel steigt. Da der Körper den gestiegenen Blutzuckerspiegel registriert, versuchen die Betazellen daraufhin, die nicht reagierenden Zellen durch erhöhte Insulinproduktion zu erreichen. Mit der Zeit wird die Bauchspeicheldrüse dadurch so sehr überlastet, dass die Produktion nachlässt und zur Blutzuckersenkung nicht mehr ausreicht.

Typ-2-Diabetes und Insulinresistenz

Typ-2-Diabetiker weisen fast immer eine Insulinresistenz auf – ebenso wie viele Menschen mit hohem Blutdruck, Herz-Kreislauf-Erkrankungen, Übergewicht oder Fettsucht.

Beim metabolischen Syndrom liegt immer eine Insulinresistenz vor. Wahrscheinlich ist diese sogar die eigentliche Ursache der typischen Befunde beim metabolischen Syndrom. Vor über zwanzig Jahren prägte der Arzt Gerald Reaven von der Stanford University erstmals den Begriff »Syndrom X«, um die typischen Symptome bestimmter Patienten zu beschreiben, die auf Insulinresistenz beruhen, darunter hoher Blutzucker, Bluthochdruck, abnorm hohe Cholesterin- und Lipidwerte sowie ein zunehmender Taillenumfang. Noch heute forscht Reaven zu diesem Thema.

Nicht jeder, der eine Insulinresistenz aufweist, erkrankt jedoch an Diabetes. Bei den ersten Symptomen kann man sein Leben so verändern, dass der Stoffwechsel sich wieder normalisiert. Bisher waren komplizierte, kosten- und zeitaufwendige Tests an spezialisierten Zentren erforderlich, um eine Insulinresistenz nachzuweisen. Inzwischen gestatten weithin zugängliche Bluttests die Diagnose der Insulinresistenz oder eines hohen Risiko dafür. Genaueres erfahren Sie unter *Den Blick schärfen: Diabetes-Früherkennung*, Seite 96 ff.

Ursachen

Wir wissen, dass Insulinresistenz oft in der Familie liegt. Die genetische Veranlagung spielt demnach eine Rolle. Ein zweiter Faktor ist Übergewicht, denn überschüssiges Fett beeinträchtigt die Insulinempfindlichkeit. Auch Bewegungsmangel schränkt die Fähigkeit der Muskeln ein, Insulin aufzunehmen. Viele Menschen mit Insulinresistenz und hohem Blutzucker weisen eines oder mehrere der folgenden Symptome auf:

- **hohe Triglyzeridwerte** (wichtige Gruppe der Blutfette)
- **hoher Blutdruck**
- **niedrige HDL-Cholesterin-Werte** (»gesundes« Cholesterin)
- **übermäßiges Bauchfett** (»Rettungsring« oder Bierbauch)

Das Zusammenspiel dieser vier Faktoren wird als **metabolisches Syndrom** oder auch Insulinresistenzsyndrom bezeichnet. Insulinresistenz und ihr Bezug zu Prädiabetes und Diabetes werden auf Seite 60 ff. genauer besprochen.

Lächeln und Entspannen senken Insulinresistenz

Lächeln Sie! Entspannen Sie sich! Forschungen zufolge geht Insulinresistenz häufig mit Stress, Feindseligkeit und Zynismus einher. Eine Studie, die 2006 in der Zeitschrift Psychosomatic Medicine veröffentlicht wurde, kommt zu dem Schluss, dass sich bei besonders feindseligen Menschen und bei – insbesondere starkem chronischen – Stress, typischerweise die Insulinresistenz verschlimmert. Hier kann gezielter Stressabbau hilfreich sein (siehe *Leben mit und ohne Diabetes*, Seite 243 ff.).

Die gute Nachricht lautet, dass sich der Verlauf der Insulinresistenz auf zellulärer Ebene durch einfache, wirksame Methoden verhindern oder – wenn bereits eingetreten – sogar wieder umkehren lässt. Möglich wird dies durch Veränderungen der Lebensweise, z. B. eine optimale Ernährung – die letztlich die am Zuckerstoffwechsel beteiligten Gene beeinflusst –, neue Zubereitungsmethoden, optimales Körpertraining, natürliche Nahrungsergänzungsmittel und, wenn nötig, bestimmte Medikamente. All diese Optionen werden in Teil II dieses Buches genauer besprochen.

Oxidativer Stress

Oxidativer Stress ist ein Zustand, in dem der Körper zu vielen hoch reaktionsbereiten Molekülen ausgesetzt ist, die als **freie Radikale** bezeichnet werden. In der Schule lernen wir, dass Moleküle aus Atomen bestehen, die sich wiederum aus Protonen, Neutronen und Elektronen zusammensetzen. Die Atome eines Moleküls werden durch chemische Bindungen zusammengehalten, die von den Elektronen kontrolliert werden. Wenn diese Bindungen aufbrechen – was z. B. beim Stoffwechsel auf natürliche Weise geschieht –, entstehen freie Radikale, die im Körper Schaden anrichten können. Dagegen schützt sich der Organismus durch den Einsatz von **Antioxidanzien** (siehe Seite 220 ff.): Substanzen, welche der oxidativen Schädigung des Gewebes durch freie Radikale entgegenwirken.

Freie Radikale

Umwelteinflüsse wie Umweltverschmutzung, Nahrungszusätze, Bestrahlung, Pestizide oder Zigarettenrauch begünstigen die Entstehung von freien Radikalen.

Wenn der Körper jedoch in Stress gerät, weil die Nahrung nicht ausreichend Antioxidanzien (insbesondere aus frischem Gemüse und Obst) enthält, ist er mitunter nicht mehr in der Lage, die schädlichen Moleküle zu neutralisieren.

Wenn der Körper diesen nichts mehr entgegensetzen kann,

können Körperzellen, Gewebe und Organe geschädigt werden. Dies ist auch bei Diabetesschäden der Fall, z. B. an Herz- und Blutgefäßen. Darüber hinaus sind Schäden durch freie Radikale eine bekannte Ursache für die beschleunigte Gewebealterung im Körper.

Freie Radikale und Diabetes

Freie Radikale treten in ganz unterschiedlicher Form auf. Eine besonders kritische Rolle bei der Entstehung von Herz-Kreislauf-Erkrankungen bei Diabetikern spielen **Hyperoxide** (O_2-haltige Verbindungen), die wiederum das hoch reaktive **Peroxinitrit** erzeugen und damit viele Schädigungen an Herz, Nieren, Blutgefäßen und Augen hervorrufen können. Forschungen zufolge fördert **Hyperglykämie** (erhöhter Blutzucker) die Bildung von freien Radikalen und damit von oxidativem Stress. Dieser fördert wiederum das Entstehen und Fortschreiten von Diabetes und den damit verbundenen Komplikationen. Auch erhöhte **Triglyzeridwerte** und das schädliche **LDL-Cholesterin** (nüchtern und postprandial = nach dem Essen) können oxidativen Stress bei Prädiabetes und Diabetes provozieren – ebenso wiederholte **Ischämieattacken** (verminderte Durchblutung und Sauerstoffversorgung des Gewebes), was Diabetiker mit kranken Herzgefäßen (Koronare Herzkrankheit) und kranken Beingefäßen (periphere arterielle Verschlusskrankheit) betrifft.

Oxidativer Stress kann die Insulinaktivität auf unterschiedliche Weise behindern und spielt möglicherweise sogar eine

Schlüsselrolle bei der Entstehung von Diabetes. Raffinierte Experimente zur Insulinresistenz ergaben, dass es zur Hyperglykämie kommen kann, wenn insulinresistentes Gewebe wiederholt oxidativem Stress ausgesetzt wird.

Derzeit wird der Einsatz von **Antioxidanzien** zur Abwehr oder Eindämmung von oxidativem Stress bei Diabetikern genauer untersucht. Auf Seite 220 werden wir auf solche Forschungsarbeiten näher eingehen und besprechen, welche Antioxidanzien für Sie am besten geeignet sein dürften. Auch andere Untersuchungen können sich als hilfreich erweisen. Japanische Forscher haben z. B. festgestellt, dass Patienten mit Typ-2-Diabetes und Zahnfleischerkrankungen wie Parodontitis (bei Diabetikern verbreitet), die ihr Zahnfleisch behandeln lassen, der oxidative Stress sinkt. Diese und andere Methoden zur Eindämmung von oxidativem Stress werden in Teil II (Seite 220 ff.) dieses Buches besprochen.

Glykierung und Glykotoxine – AGEs und ALEs

Wenn wir Patienten erklären, dass Glykierung eine der wichtigsten Folgen von Diabetes ist und zu diabetischen Schäden beiträgt, lautet die Antwort in der Regel: »Davon habe ich noch nie gehört. Ist das etwas Neues?« Erfahren Sie dann, dass die Glykierung der Wissenschaft schon mindestens seit 1912 bekannt ist, und dass man seit den 80er-Jahren von ihrem wichtigen Einfluss auf Diabetes und seine Folgeschäden weiß, heißt es normalerweise: »Und warum weiß ich das nicht? Warum sagt mir das keiner?«

Glykierung, manchmal auch als Maillard- oder Bräunungsreaktion bezeichnet, ist ein biochemischer Prozess mit einer Reihe nicht enzymatischer Reaktionen (Reaktionen, die ohne Enzymbeteiligung ablaufen) zwischen Proteinen und/oder bestimmten Lipiden (Fetten) und Glukose. Dabei entstehen giftige Substanzen, die wir bereits erwähnt haben, die AGEs (fortgeschrittene Glykierungsendprodukte) und ALEs (fortgeschrittene Lipoxidationsendprodukte). Wer schon einmal ein Brot getoastet hat, kennt diesen Vorgang aus erster Hand. Beim Toasten findet eine solche Maillardreaktion statt (benannt nach dem französischen Chemiker, der diese chemische Reaktion Anfang des 20. Jahrhunderts untersucht hat). Die Maillardreaktion ist die Bräunungsreaktion, die abläuft, wenn Nahrung erhitzt und bei hohen Temperaturen gegart wird. Zu beobachten ist sie auch beim Grillen oder bei der Zubereitung von Pommes frites.

Mit zunehmendem Alter steigt der AGE- und ALE-Spiegel beim Menschen an. Dieser Prozess wird durch die aufgenommene Nahrung unterstützt. Bislang bestand in der Wissenschaft noch Unklarheit über den Einfluss von Glykotoxinen aus der Nahrung auf die Zellen, Organe und Gewebe des menschlichen Körpers. Inzwischen jedoch haben neue Arbeiten klare Nachweise für die überaus wichtige Rolle erbracht, die diese Verbindungen im Körper spielen. AGEs sind entscheidend am Alterungsprozess, aber auch an Erkrankungen von Herz und Nieren, Diabetes, Krebs, Alzheimer und bestimmten Nervenerkrankungen beteiligt. Unser Augenmerk gilt hier in erster Linie der Beziehung von AGEs und ALEs zu Diabetes und dessen Komplikationen. Zur Vereinfachung werden wir die AGEs und ALEs in diesem Buch durchweg als Glykotoxine bezeichnen.

Bedeutung bei Diabetes

Bei Diabetes spielen die Glykotoxine eine besonders offensichtliche Rolle. Da sie maßgeblich an diabetischen Krankheitsfolgen beteiligt sind, müssen wir begreifen, wie sie entstehen, wie man diese Entstehung verhindert und wie man ihre negative Wirkung auf den Körper abpuffern kann.

Bei erhöhtem Blutzuckerspiegel steigt der Spiegel der Glykotoxine dramatisch an, weil diese Substanzen bevorzugt in stark zuckerhaltiger Umgebung entstehen. Deshalb treten sie bei Menschen mit Prädiabetes und Diabetes besonders stark in Erscheinung. Glykotoxine sammeln sich besonders in den Nierenkanälchen (Glomeruli) an sowie der Netzhaut des Auges und wichtigen Blutgefäßen wie den Koronararterien, die das Herz mit Blut versorgen. Wir wissen auch, dass Glykotoxine bei der Entstehung chronischer Erkrankungen des Herzens und der Nerven, die mit entzündlichen Reaktionen verbunden sind, maßgeblich beteiligt sind.

Wie Glykotoxine in der Nahrung entstehen

Glykotoxine bilden sich im Verlauf verschiedener chemischer Reaktionen zwischen Glukose und den über die Nahrung aufgenommenen Proteinen, Lipiden und Nukleinsäuren. Letztlich schädigen diese Reaktionen das Gewebe, denn Glykotoxine bringen die Zellen dazu, Botschaften auszusenden, die zur Bildung von Entzündungsbotenstoffen, den Zytokinen, führen. Experimentell wurde nachgewiesen, dass genau dies bei der glykotoxinbedingten Schädigung der Blutgefäße geschieht, die bei Diabetes so häufig auftritt.

HbA_{1c}

Das AGE HbA_{1c} (Hämoglobin A_{1c}) entsteht durch die Anheftung von Glukosemolekülen an den roten Blutfarbstoff Hämoglobin.

Die Bestimmung von HbA_{1c} (ein zuckerhaltiger Hämoglobinbestandteil und wichtiger Marker für den Langzeitblutzucker) im Blut erleichtert die Beurteilung des Ausmaßes der Schädigung durch Verzuckerung bei Prädiabetes und Diabetes. Verschiedene überraschende Fakten zu diesem Faktor besprechen wir ab Seite 96.

Um das Gewebe vor Schäden durch Glykierung zu schützen, kommt es darauf an, den Blutzuckerspiegel im gesunden Bereich zu halten, also den Nüchternzucker unter 100 mg/dl, wobei wir aufgrund unserer Forschungen zu diesem Gebiet einen Nüchternzuckerwert zwischen 70 und 85 mg/dl als optimal ansehen. Wie dieses Ziel zu erreichen ist, erklären wir im zweiten Teil des Buches.

Glykotoxine entstehen aber auch bei der Herstellung und Zubereitung der Nahrung. Lebensmittelhersteller nutzen verschiedene Erhitzungsprozesse, um Geschmack, Farbe und Struktur ihrer Produkte zu verbessern, die Haltbarkeit zu verlängern und (mittels Sterilisation und Pasteurisierung) Keime abzutöten. Forschungsergebnisse weisen deutlich darauf hin, dass Glykotoxine insbesondere entstehen, wenn man eiweiß-, fett- und fruktosereiche Nahrungsmittel (Fruktose liegt in vielen Lebensmitteln von Natur aus oder als Zusatzstoff vor) bei hohen Temperaturen gart. Fett- und eiweißreiche Lebensmittel wie Fleisch und Geflügel weisen in der Regel die höchsten Glykotoxinwerte auf. Garmethoden mit Flüssigkeit wie Dämpfen, Dünsten, Pochieren oder Kochen bei Temperaturen unter 120 °C sind dagegen unbedenklich (siehe auch: *Diät ist keine Lösung,* Seite 117 ff.).

Glykotoxine liegen nicht nur in vielen Speisen vor, sondern wurden von der Lebensmittelindustrie sogar viele Jahre den Produkten gezielt zugesetzt, weil man damit kostengünstig Geschmack und Aussehen verbessern konnte. Sie finden sich in so unterschiedlichen Produkten wie Cola, Babynahrung, Backwaren, Karamell oder Brauereigetränken. Seit immer mehr vorgefertigte und stark verarbeitete Nahrungsmittel verzehrt werden, nehmen viele Menschen – besonders bei fettreicher Ernährung – ungeahnte Mengen der Stoffe mit der Nahrung auf.

Wenn der Blutzuckerspiegel hoch bleibt bzw. die Nahrung größere Mengen Glykotoxine enthält, entzündet sich das Gewebe. Besonders schädlich sind die Giftstoffe für Diabetiker, denn sie tragen zu den typischen Komplikationen Retinopathie (Netzhautschädigung), Neuropathie (Nervenschädigung), Nierenversagen sowie Herz- und Gefäßerkrankungen bei. Durch glykotoxinhemmende Wirkstoffe wie Aminoguanidin versucht man, die diabetische HbA_{1c}-Erhöhung und damit Schäden infolge hoher Glykierungswerte rückgängig zu machen oder von vornherein abzuwenden. Mehr über diese und andere Maßnahmen finden Sie in *Die Kraft natürlicher Nahrungsergänzungsmittel* (Seite 94 ff.).

Glykotoxinarme Ernährung

Wenn Diabetiker die Aufnahme von Glykotoxinen mit der Nahrung verringern, kommt es neuesten Forschungsergebnissen zufolge zu einem deutlichen Rückgang der Substanzen im Blut, die auf Entzündungen hinweisen: C-reaktives Protein (CRP), periphere mononukleare Zellen und der Tumornekrosefaktor Alpha (TNF-alpha). Übermäßige Entzündungen im Körper sind ein ernsthaftes Gesundheitsrisiko, das sofortiger Aufmerksamkeit bedarf. Deshalb werden Sie in den Kapiteln *Diät ist keine Lösung* (Seite 117 ff.) und *Blutzuckerfreundliche Ernährung* (Seite 148 ff.) sehr viel über Ernährung und Diabetes erfahren. Wir erklären Ihnen, wie Sie Glykotoxine in der Ernährung meiden, und wie man seine Speisen so zubereitet, dass sie gar nicht erst entstehen.

Ein weiterer Ansatz zum Umgang mit Glykotoxinen sind pharmazeutische Medikamente. Forschungen legen nahe, dass mindestens zwei derzeit verfügbare Wirkstoffe, nämlich Angiotensin-II-Rezeptorblocker und ACE-Hemmer, die bei Diabetes und Bluthochdruck häufig verordnet werden, vor Nierenschäden durch Glykotoxine schützen (siehe auch *Ein pharmazeutischer Ansatz,* Seite 278 f.).

Die Genexpression günstig beeinflussen

Ihre Gene, also die kodierte Information Ihrer Eigenschaften in Form von DNA, haben Sie von Ihren Eltern geerbt. Sie stehen von Geburt an lebenslang fest, doch vielen Menschen ist nicht bewusst, dass buchstäblich alles, was wir tun, und jeder Umweltfaktor beeinflusst, in welcher Form sie sich ausprägen. Ob die Gene zum Ausdruck kommen (Genexpression), also ein- oder ausgeschaltet werden, hängt davon ab, was und wie viel wir essen, wie viel wir uns bewegen, welche Nahrungsergänzungsmittel oder Medikamente wir einnehmen, welchem Stress wir tagtäglich ausgesetzt sind und wie wir damit umgehen. All diese Faktoren kann man kontrollieren. Daher können Veränderungen der Lebensweise die Gene so beeinflussen, dass es der Gesundheit nützt.

Ernährung und Genexpression

Kennen Sie den Spruch »Du bist, was du isst«? Diese Aussage enthält viel Wahres. Omega-3-Fettsäuren haben z. B. einen günstigen Einfluss auf die Gene, die am Stoffwechsel beteiligt sind. Diese essenziellen Fettsäuren, die v. a. in Fischöl, Leinsamen und Walnüssen vorkommen, unterstützen Gene, die für den Cholesterinstoffwechsel und die Regulierung des Körpergewichts wichtige Proteine kodieren.

Was man isst, hat daher einen Einfluss darauf, wie die am Zuckerstoffwechsel beteiligten Gene zum Tragen kommen. U. a. ist eine Ernährung mit mäßiger Kohlenhydratzufuhr, reichlich löslichen Fasern und angemessenen Mengen »gesunder« Fette (einfach ungesättigte und essenzielle Fettsäuren) eine gute Strategie, um die Gene, die zu Insulinresistenz und Entzündungen im Körper beitragen, in ihrer Ausprägung zu begrenzen.

Man kann im Kampf gegen erhöhte Blutzuckerwerte und Stoffwechselentgleisungen auch bestimmte Gene, Genfaktoren und biochemische Funktionen ins Visier nehmen. So wissen wir, dass der Zuckerstoffwechsel in der Leber von dem genetischen Faktor ChREBP (engl.: *carbohydrate-responsive element binding protein*) reguliert wird. Dieser genetische Faktor wird unmittelbar von zwei Nährstoffen beeinflusst, nämlich Docosahexaensäure (DHA) und Eicosapentaesäure (EPA) – essenziellen Omega-3-Fettsäuren, die relativ hoch konzentriert in Fisch wie Lachs, Makrele, Sardinen und Thunfisch, aber auch in Fischölkapseln enthalten sind. Da die Meere – und damit auch der Fisch – mit größeren Mengen Quecksilber, Cadmium, polychlorierten Biphenylen (PCBs), Dioxinen und anderen Giften belastet ist, sind die Kapseln unter Umständen vorzuziehen: Qualitativ hochwertigen Fischölkapseln werden solche Giftstoffe entzogen. DHA und EPA bremsen den Faktor ChREBP aus und verbessern so die Blutzuckerregulierung.

Auch andere Nahrungsergänzungsmittel können die Genexpression beeinflussen. So kann Zimtextrakt die Blutzuckerregulierung unterstützen, ebenso Gerstenextrakt, der ähnlich zu wirken scheint wie das antidiabetische Medikament Metformin. Diese und viele weitere Beispiele für Zusatzmittel, welche die Genexpression beeinflussen, werden in *Die Kraft natürlicher Nahrungsergänzungsmittel* (Seite 194 ff.) erläutert.

Fazit

Zusammengefasst lautet die Botschaft: Wer Diabetes und seine Auswirkungen verhindern, abwenden oder positiv beeinflussen will, muss sich auf die eigentlichen Ursachen der Erkrankung und die Gründe für diabetisch bedingte Schäden konzentrieren, also Insulinresistenz, das Versagen der Betazellen, Glykierung einschließlich Glykotoxine. Die ersten beiden Faktoren müssen in Angriff genommen werden, um die eigentliche Krankheitsursache zu beeinflussen. Wer lernt, den dritten Faktor zu minimieren, kann das Risiko von Folgeerkrankungen senken. Wir beginnen mit einem genauen Blick auf das, was dem Diabetes vorausgeht oder die Krankheit begleitet, nämlich Prädiabetes und metabolisches Syndrom.

Prädiabetes und metabolisches Syndrom

Die Zahl der Prädiabetiker wird in den USA auf mindestens 54 Millionen, in Europa auf über 60 Millionen geschätzt, rund vier Prozent davon Kinder und Jugendliche. Prädiabetes ist als ein Vorstadium von Typ-2-Diabetes anzusehen, samt allen ernsthaften gesundheitlichen Problemen und sonstigen Einschränkungen, die mit dieser Krankheit einhergehen. Leider steigt nicht nur die Gesamtzahl der Menschen mit Prädiabetes, sondern es erkranken zunehmend jüngere Leute, weil es immer mehr übergewichtige Kinder und Jugendliche gibt.

Eng verwandt mit Prädiabetes und ebenfalls auf dem Vormarsch ist das metabolische Syndrom. Wie bereits erwähnt, treten die beiden nicht immer im »Doppelpack« auf, doch die meisten Menschen mit Prädiabetes oder Diabetes weisen auch Symptome des metabolischen Syndroms auf.

Die hier vorgestellten Methoden helfen Ihnen, Insulinresistenz als zentralen Defekt bei metabolischem Syndrom, Prädiabetes und Diabetes zu vermeiden, effektiver zu behandeln oder sogar rückgängig zu machen. In diesem Kapitel erklären wir zunächst detailliert, was Insulinresistenz im Körper bewirkt, damit Sie besser verstehen, wie Sie die in Teil II vorgestellten Interventionsmaßnahmen bestmöglich nutzen können.

Die Kontroverse um das metabolische Syndrom

Manche Experten sind der Ansicht, dass das metabolische Syndrom eine künstliche Diagnose darstellt, weil es mit Typ-2-Diabetes und Prädiabetes das zentrale Merkmal der Insulinresistenz gemeinsam hat. Der Arzt Gerald Reaven, der zur Beschreibung der typischen Befunde bei insulinresistenten Patienten den Begriff »Syndrom X« geprägt hat, vertritt eine andere Meinung: Im Juni 2006 erklärte er im *American Journal of Clinical Nutrition*, dass die Weltgesundheitsorganisation WHO, die entsprechenden Vorgaben der Amerikanischen Gesundheitsbehörde im ATP (Adult Treatment Panel) III und die International Diabetes Federation (IDF) zwar Diagnosekriterien für das metabolische Syndrom aufgestellt hätten, diese Diagnose jedoch weit weniger wichtig sei als die Erkennung des eigentlichen Problems – Insulinresistenz – und eine aggressive Therapie zur Senkung des Herzinfarkt- und Schlaganfallrisikos bei den Betroffenen. Wir stimmen dieser Ansicht zu.

Prädiabetes

Charlene war eine 40-jährige Marketingexpertin aus Manhattan, die ihren Job längst hasste und sich beruflich neu orientieren wollte. Der doppelte Stress durch Arbeitssuche und gleichzeitige Beibehaltung ihres hektischen Arbeitsalltags laugte sie so aus, dass sie Herzrasen bekam und zum Arzt ging. Auch wenn sie wusste, dass sie »mehr als ein paar Pfund zu viel« mit sich herumtrug, reagierte sie doch überrascht, als sie erfuhr, dass sie Bluthochdruck hatte und ihr Nüchternzucker »auf hohem prädiabetischen Niveau« lag. Der Arzt empfahl ihr dringend, abzunehmen und mit einer Diabetesberaterin zu sprechen. Da Herzinfarkt und Diabetes bei Charlene in der Familie lagen, wurde sie bei dieser Information hellwach.

»Eine Nacht habe ich darüber geschlafen«, erzählte Charlene, »doch am Tag nach der Untersuchung, bei der ich von meinem Bluthochdruck und dem Prädiabetes erfuhr, hatte ich ein Bewerbungsgespräch bei einer großen Unternehmensberatung, wo man mich fragte, wo ich mich in zehn Jahren sähe. Plötzlich begriff ich, dass ich zu diesem Zeitpunkt vermutlich Diabetes und ein krankes Herz haben würde. Meine Eltern sind beide übergewichtig und zuckerkrank. Mein älterer Bruder ist herzkrank. Plötzlich war der neue Job nebensächlich. Ich dachte nur noch daran, dass ich vielleicht keine Zukunft mehr hatte – weder in dieser Firma noch mit meinen Kindern oder meiner Familie.«

Studien zufolge erkranken die meisten Menschen mit Prädiabetes innerhalb der folgenden zehn Jahre an Typ-2-Diabetes, wenn sie nicht fünf bis sieben Prozent ihres Körpergewichts abbauen (also fünf bis sieben Kilo bei einem Gewicht von 100 Kilo). Da Menschen mit Prädiabetes in der Regel Übergewicht haben, kann die Empfehlung, ihre Ernährung in einigen Punkten umzustellen und sich mehr zu bewegen, auch dazu beitragen, gezielt Gewicht abzubauen.

Prädiabetes erkennen

Bei Prädiabetes liegt entweder der **Nüchternblutzuckerwert** (morgens vor dem Frühstück) oder der Wert zwei Stunden nach dem Essen über dem Normalwert, aber noch unterhalb der Schwelle für die Diagnose Diabetes. Die meisten Ärzte bestimmen heutzutage entweder den Nüchternblutzucker oder führen einen oralen **Glukosetoleranztest** (oGTT) durch. Der Nüchternzuckerwert wird nach zehn- bis zwölfstündiger Nahrungskarenz ermittelt, idealerweise nach dem Aufstehen. Der oGTT misst den Blutzucker nach einer ähnlichen Karenzdauer und dann noch einmal zwei Stunden nach dem Trinken einer Traubenzuckerlösung.

Neben diesen beiden Tests gibt es andere, ähnlich einfache Möglichkeiten, das Ausmaß der Verzuckerung im Körper zu überprüfen und die Menschen zu identifizieren, die besonders durch die schädlichen Folgen übermäßiger Glykierung gefährdet sind. Diese oft übersehenen Tests werden im Kapitel *Den Blick schärfen: Diabetes-Früherkennung* (Seite 100 ff.) genauer behandelt.

Charlene bekam den Job bei der Unternehmensberatung. Zu

Diagnosekriterien für Prädiabetes

Von Prädiabetes spricht man bei einem Nüchternblutzuckerwert zwischen 100 und 125 mg/dl (Normbereich: bis 100 mg/dl). Ab 126 mg/dl wird man als Diabetiker eingestuft. Auch ein oGTT-Wert 140 bis 199 mg/dl zwei Stunden nach dem Trinken der Glukoselösung zeigt Prädiabetes an (Normbereich: unter 140 mg/dl). Eine Reihe von Gesundheitsexperten siedelt den idealen Nüchternzucker allerdings zwischen 70 und 85 mg/dl an. 1999 ergaben Forschungsarbeiten, dass das Herzrisiko bereits ab einem Wert von 85 mg/dl ansteigt.

den Arbeitgeberleistungen gehörte die Mitgliedschaft in einem Gesundheitsclub.

Wir wissen nicht, ob sie den Rat ihres Arztes befolgt hat und die Clubangebote regelmäßig zu nutzen begann. Studien zufolge können Menschen mit Prädiabetes schon durch bescheidene Veränderungen der Lebensführung – in erster Linie Umstellungen im Bereich Ernährung und Bewegung – ihr Diabetesrisiko um mehr als 58 Prozent senken oder hinauszögern, wenn sie damit fünf bis sieben Prozent ihres Körpergewichts abbauen. Die Ernährungs- und Bewegungsempfehlungen in diesem Buch, die durch neueste Forschungsergebnisse gestützt werden, können diesen Prozentsatz noch entscheidend verbessern und Sie wieder auf einen gesünderen Weg bringen.

Risikofaktoren, Warnsignale und Symptome

Typ-2-Diabetes kann das Leben nachhaltig und nachteilig beeinflussen, besonders weil es vielen Menschen schwerfällt, die Gefahr rechtzeitig zu erkennen. Denn wie bei Charlene, die wie die meisten Prädiabetiker übergewichtig war, fehlen in der Regel die Symptome. Damit zeigt sich ein Hauptproblem bei Prädiabetes: Die Krankheit verläuft im Grunde stumm. Das Hauptsymptom, der erhöhte Blutzucker, lässt sich nur über einen Bluttest nachweisen (siehe Kapitel *Den Blick schärfen: Diabetes-Früherkennung*, Seite 100 ff.). Da Prädiabetes sich über viele Jahre hinweg schleichend entwickelt, reagieren Patienten oft überrascht, wenn sie nach einem Nüchternzuckertest erfahren, dass sie Typ-2-Diabetes haben. »Wie konnte das passieren?«, fragen sie oft. Dabei kam die Entwicklung wie üblich auf leisen Sohlen daher. Wenn die Erkrankung jedoch bereits im Stadium des Prädiabetes erkannt wird, lässt sich der Verlauf so günstig beeinflussen, dass das Risiko für Typ-2-Diabetes deutlich zurückgeht.

Prädiabetes bei Kindern und Jugendlichen

Da die Diagnose Typ-2-Diabetes schon im Jugendalter auf dem Vormarsch ist, halten wir es für dringend erforderlich, Prädiabetes, Insulinresistenz und metabolisches Syndrom schon bei Kindern und Jugendlichen zu erkennen und anzusprechen. So kann man bei hohem Risiko frühzeitig eingreifen. Wenn Ihr Kind einen der ersten drei Risikofaktoren (siehe Kasten) zeigt,

Risikofaktoren für Prädiabetes

- Übergewicht (BMI über 25) oder Fettsucht (BMI über 30)
- sitzende Lebensweise (wenig oder keine regelmäßige Bewegung)
- Diabetes in der Familie, besonders bei Eltern oder Geschwistern
- Geburt eines Kindes mit über vier Kilogramm Geburtsgewicht

besonders bei Übergewicht oder Fettsucht, sollte unbedingt der Blutzucker überprüft werden.

Metabolisches Syndrom

Das metabolische Syndrom besteht aus einem Bündel von Risikofaktoren für Herz-Kreislauf-Erkrankungen infolge von Insulinresistenz. Expertenschätzungen zufolge weist in Europa und den USA bereits ein Viertel der Bevölkerung Anzeichen des metabolischen Syndroms auf.

Die exakten Diagnosekriterien weichen bei unterschiedlichen nationalen und internationalen Institutionen leicht voneinander ab. Wir halten uns hier an die Definition aus dem dritten Bericht des amerikanischen Expertengremiums zur Cholesterinaufklärung über Entdeckung, Beurteilung und Behandlung

Fünf Diagnosekriterien des metabolischen Syndroms

- überschüssiges Bauchfett – bei Männern Taillenweite über 100 cm, bei Frauen über 88 cm
- erhöhte Triglyzeridwerte ab 150 mg/dl
- verminderte Werte des erwünschten HDL-Cholesterins – unter 40 mg/dl bei Männern bzw. unter 50 mg/dl bei Frauen
- Bluthochdruck – ab 130/85 mg/Hg ohne Medikation
- erhöhte Nüchternzuckerwerte ab 100 mg/dl

hoher Cholesterinwerte bei Erwachsenen. Dieser Definition zufolge sollte das metabolische Syndrom diagnostiziert werden, sobald mindestens drei der folgenden fünf Kriterien auftreten. Schon eines dieser Merkmale erhöht das Herzrisiko, bei Erfüllung von drei Voraussetzungen ist es deutlich erhöht.

Zwei weitere Risikofaktoren, die wir erwähnen möchten, die aber häufig nicht berücksichtigt werden, sind

- das Vorliegen hoher Werte des Fibrinogen- bzw. Plasminogen-Aktivator-Inhibitor-1 im Blut – zwei **Gerinnungsfaktoren,** die mit einem erhöhten Herzrisiko einhergehen
- Ein erhöhter Wert an C-reaktivem Protein **(CRP)** im Blut – dieser deutet auf Entzündungsprozesse hin und sollte unbedingt ermittelt werden (siehe *Den Blick schärfen: Diabetes-Früherkennung, Seite 110f.*).

2001 ergaben mehrere Studien, dass auch hohe Fibrinogenwerte ein klares Schlaganfallrisiko anzeigen.

Überschüssiges Bauchfett

Forschungen zufolge besteht eine Verbindung zwischen der Fettschicht um den Bauch, oft als Apfelfigur oder Bierbauch tituliert, und Insulinresistenz sowie einem erhöhten Herzrisiko – im Gegensatz zu eher gleichmäßig verteiltem Körperfett. Dass übermäßiger Fettansatz am Bauch riskant ist, ist per se nichts Neues.

2005 wurden die Ergebnisse einer Studie veröffentlicht, in der 27 270 Männer 13 Jahre lang beobachtet wurden. In diesem Zeitraum erkrankten 884 der Teilnehmer an Typ-2-Diabetes. Im Vergleich zu den schlankesten Männern (Taillenumfang 73 bis 88 cm), lag das Erkrankungsrisiko bei höherem Umfang doppelt so hoch und bei den »Schwergewichten« (120 cm oder mehr) bis zu zwölfmal höher gegenüber den Schlanken.

Triglyzeride

Triglyzeride sind eine Fettart, die vornehmlich im Fettgewebe gespeichert ist, sich aber auch im Blut findet. Hohe Triglyzeridwerte im Blut (über 200 mg/dl) gehen oft mit Diabetes, unerwünschtem LDL-Cholesterin, Arteriosklerose (einer Ansammlung von Fett und Cholesterin in den Arterien bei Querschnitts- und Elastizitätsverlust) und einem erhöhten Herzinfarktrisiko einher.

Triglyzeride sind zwar Fette, doch ihre Menge im Blut wird maßgeblich durch Kohlenhydrate in der Nahrung mitbestimmt. Eine Ernährung, die hohe Anteile einfacher Zuckerarten wie Fruktose enthält, treibt die Triglyzeridwerte in die Höhe, während mäßige Kohlenhydratzufuhr in Verbindung mit Bewegung und den nötigen Nahrungsergänzungsmitteln dazu beiträgt, die Werte von Triglyzeriden und HDL-Cholesterin zu optimieren.

HDL-Cholesterin

HDL-Cholesterin **(high density lipoprotein)** ist das »hilfreiche« Cholesterin (Eselsbrücke: h = hilfreich), denn es trägt dazu bei, überschüssiges Cholesterin aus dem Gefäßsystem auszuscheiden und das Risiko für Herz- und Gefäßleiden zu senken. Wie bei den Triglyzeriden kann man den HDL-Spiegel durch Lebens- und Ernährungsumstellung beeinflussen, insbesondere:

- Gesunde Fette bevorzugen, insbesondere einfach ungesättigte Fettsäuren und Omega-3-Fettsäuren)
- Transfettsäuren (siehe Seite 134 ff.) meiden
- Alkoholkonsum mäßigen – ein bis zwei Gläser Rotwein pro Tag sind akzeptabel
- Körpergewicht stabilisieren
- Nicht rauchen

Auch bereits der tägliche Verzehr von Walnüssen kann den HDL-Spiegel verbessern. Walnüsse gehören daher zu den Nahrungsmitteln, die eine günstige Wirkung auf die Genexpression ausüben.

Blutdruck

»Wenn ich nicht mit der Nachbarin zu dieser Gesundheitsmesse gegangen wäre, wüsste ich wohl immer noch nichts von meinem Bluthochdruck«, meint Ellie, eine 48-jährige Erzieherin. »Ich war jahrelang nicht beim Arzt gewesen, weil es einfach keinen Anlass gab. Also hatte ich keine Ahnung, dass etwas nicht stimmte.« Doch auf der Messe wurde Ellie von einer Messung von 165/95 mm Hg unangenehm überrascht und nahm den dringenden Rat der Schwester, einen Arzt aufzusuchen, zum Glück an.

Während in den USA nur rund 25 Prozent der Erwachsenen von Bluthochdruck betroffen sind, meldet das Robert Koch-Institut, Berlin, dass 42,1 Prozent der deutschen Frauen und 50,3 Prozent der Männer zwischen 18 und 79 Jahren an Bluthochdruck (Hypertonie) leiden, was einem Blutdruck ab 140/90 mm Hg entspricht. Ergebnisse zwischen 120 und 139 mm Hg für den systolischen (oberen) Wert und 80 bis 89 mm Hg für den diastolischen (unteren) Wert gelten bereits als riskant. Zunehmend finden sich Hinweise, dass bereits eine sehr leichte Blutdruckerhöhung gesundheitlich kritische Folgen haben kann. Vielleicht erinnern Sie sich, dass ein Blutdruck ab 130/85 mm Hg als Merkmal für das metabolische Syndrom gilt.

Die meisten medizinischen Vereinigungen empfehlen Diabetikern, einen Blutdruck von unter 130/80 mm Hg anzustreben, um das erhöhte Herzrisiko auszugleichen. Wir empfehlen im Idealfall einen Blutdruck unter 120/80 mm Hg.

Ellies Werte sind nicht ungewöhnlich, denn Bluthochdruck ist eine heimtückische Erkrankung, die wie Diabetes oft symptomfrei und daher unbemerkt verläuft. Gefährlich am unentdeckten Bluthochdruck ist die Überlastung des Herzens, die u. a. wiederum das Risiko für Schlaganfall, Arteriosklerose, Herzinsuffizienz, Nierenerkrankungen, und Erblindung erhöht – ausnahmslos auch ernste bis lebensbedrohliche Diabeteskomplikationen.

Besonders betroffen sind Menschen ab 65 Jahren. Werden Sie jetzt aktiv und wirken Sie Bluthochdruck entgegen. In Teil II dieses Buches erklären wir, welche Maßnahmen Sie dazu ergreifen können.

Insulinresistenz

Insulinresistenz bringt erhebliche Risiken mit sich, darunter:

- Diabetes
- Herzinfarkt
- Schlaganfall
- Syndrom der polyzystischen Ovarien (Zysten in den Eierstöcken)
- Fettleber

Blutdruck – auf einen Blick

- Die erste, höhere Zahl der beiden Blutdruckwerte (z. B. 120/80) bezeichnet den **systolischen Blutdruck.** Dieser beschreibt die Wucht, mit der das Blut beim Pochen (Zusammenziehen) des Herzens durch die Arterien gedrückt wird. Bei über 50-Jährigen gilt der systolische Blutdruck als genauestes Diagnosekriterium für Bluthochdruck.
- Der zweite, niedrigere Wert steht für den **diastolischen Blutdruck,** also den Druck, den die Blutgefäße auf das Blut noch ausüben, wenn das Herz zwischen den Schlägen erschlafft.
- Bei Bluthochdruck muss der diastolische Druck nicht unbedingt erhöht sein. Für die Diagnose reicht ein hoher systolischer Druck völlig aus. Die Form des isolierten, systolischen Bluthochdrucks betrifft häufig ältere Menschen.
- In der Regel steigt der systolische Blutdruck mit zunehmendem Alter an.
- Der Blutdruck lässt sich häufig auch ohne Medikamente optimal einstellen, wenn man den Vorgaben aus Teil II dieses Buches folgt. Medikamente können ergänzend notwendig sein.

- nicht alkoholische Steatohepatose (fettbedingte Entzündung der Leber)
- Schlafapnoe (nächtliche Atemstillstände).

Menschen mit Insulinresistenz haben zudem ein höheres Risiko für weitere Herz-Kreislauf-Erkrankungen als andere. Wenn Sie die in Teil II beschriebenen Schritte in Angriff nehmen, können Sie diese Risiken erheblich senken.

Eine Studie ergab an Männern ohne Herz-Kreislauf-Erkrankungen innerhalb des sieben Jahre währenden Studienzeitraums ein über zwölffach erhöhtes Herz-Kreislauf-Risiko wenn sie zu Beginn der Untersuchung mindestens drei Merkmale des metabolischen Syndroms (Insulinresistenz) aufwiesen. Das Risiko für Typ-2-Diabetes lag gegenüber Probanden ohne diese Risikofaktoren mehr als sechsmal so hoch. Andere Studien ergaben, dass das Risiko, an einer Herz-Kreislauf-Erkrankung zu versterben, bei Menschen mit metabolischem Syndrom um 60 bis 280 Prozent, das Risiko eines Todes durch Koronare Herzkrankheit (KHK) um 70 bis 330 Prozent höher liegt als bei Gesunden.

Vorbeugen und behandeln

Die Strategie zur Reduzierung der Risiken, die mit Insulinresistenz und metabolischem Syndrom einhergehen, umfasst in vielerlei Hinsicht dieselben Schritte wie zur Diabetesprävention:

- Den eigenen Körper überprüfen: Messen Sie Ihren **Taillenumfang.** Über 100 cm bei Männern und über 88 cm bei Frauen bedeuten ein erhöhtes Risiko. Streben Sie ein gesundes Gewicht an, oder halten Sie es.
- Achten Sie auf regelmäßige Bewegung, um Körperfett abzubauen und das damit verbundene Risiko für Herzerkrankungen und andere Übergewichtskomplikationen zu senken.
- Ergreifen Sie die nötigen Schritte gegen Bluthochdruck, niedrige HDL-Werte und hohe Triglyzeridwerte.

Im zweiten Teil dieses Buches stellen wir Ihnen innovative, leicht zu befolgende Ernährungstipps und Rezepte vor, aber auch Bewegungsanreize und die neuesten Informationen zu Nahrungsergänzungsmitteln. So können Sie Ihren Stoffwechsel präventiv oder im Rahmen einer Behandlung optimieren.

Zunahme bei Kindern und Jugendlichen

Bisher traten die Merkmale des metabolischen Syndroms bzw. der Insulinresistenz in erster Linie bei älteren Erwachsenen auf. Inzwischen jedoch betreffen sie – wie dies bereits bei Diabetes der Fall ist – auch immer mehr junge Menschen. Dies wird massive Auswirkungen auf die Lebenserwartung haben, denn die lebensbedrohlichen Gesundheitsprobleme setzen sich ins Erwachsenenalter fort und bleiben lebenslang erhebliche Risikofaktoren, wenn sie nicht frühzeitig behandelt werden.

Die 13-jährige Madison war immer ein »Dickerchen«, wie ihre Mutter Tracy es ausdrückt. »Schon bei der Geburt wog sie

Gefährdete Kinder: aufsehenerregende Studien

2004 veröffentlichte das *New England Journal of Medicine* eine Studie. 470 übergewichtige bis fettsüchtige Kinder und Jugendliche unterschiedlicher Herkunft wurden untersucht und mit normalgewichtigen Gleichaltrigen verglichen. Je stärker die Waage ausschlug, desto häufiger kam es zum metabolischen Syndrom. Unter den schwersten Teilnehmern waren 50 Prozent von dem lebensbedrohlichen Symptomkomplex betroffen. Auch die Werte an C-reaktivem Protein (CRP) waren erhöht. Nicht ohne Folgen: Alle übergewichtigen und fettsüchtigen Kinder wiesen bereits Anzeichen für Herz-Gefäß-Schädigungen auf.

Diese Befunde wurden durch viele nachfolgende Studien mit ähnlich schockierenden Ergebnissen und Statistiken bestätigt. Eine Studie des Kinderkrankenhauses Boston von 2006 verglich das Auftreten des metabolischen Syndroms bei 12- bis 19-jährigen nach den Kriterien des *National Health and Nutrition Survey (NHANES)* über zwei Zeiträume hinweg, 1988 bis 1994 und 1999 bis 2000. Ergebnis: Im ersten Zeitraum litten 9,2, im zweiten bereits 12,7 Prozent der Jugendlichen am metabolischen Syndrom. Es zeigte sich ein enger Zusammenhang zwischen der Zunahme des metabolischen Syndroms und dem ansteigenden Körpergewicht.

Unter den übergewichtigen oder fettsüchtigen Jugendlichen zeigten sogar 38,6 Prozent ein metabolisches Syndrom, gegenüber 1,4 Prozent bei der normalgewichtigen Kontrollgruppe. Neben den Anzeichen für das metabolische Syndrom wiesen diese Jugendlichen auch höhere CRP-Werte auf, ein zusätzliches Risiko für Herz-Kreislauf-Erkrankungen.

fast 4,5 Kilo, und da mein Mann Rich und ich auch nicht dünn sind, haben wir einfach akzeptiert, dass sie eben rund sein würde.« Als Madison jedoch ins Sommerlager fahren sollte, bemerkte der Arzt bei der dafür erforderlichen Untersuchung, dass sie Bluthochdruck und hohe Cholesterinwerte aufwies. Tracy war erschüttert. »Ich dachte immer, Blutdruck und Cholesterin würden nur bei alten Menschen ansteigen«, meinte sie. »Und plötzlich hören wir, dass das Herz unserer Tochter in Gefahr wäre. Ihr Herz! Da beschloss ich, unverzüglich etwas zu unternehmen, und zwar für uns alle.«

Madison hatte das Glück, dass ihre Eltern aktiv wurden. In ihrem Fall gehörte dazu eine komplette Ernährungsumstellung und gezielte, regelmäßige Bewegung. Die Probleme ihrer Tochter brachten Tracy und Rich dazu, auch sich selbst untersuchen zu lassen. Auch bei ihnen stellte der Arzt hohen Blutdruck, hohe Cholesterinwerte und Prädiabetes fest. Auch wenn Madison nicht begeistert war, konnten sie ihrer Tochter helfen und schafften es, Blutdruck und Cholesterinwerte bei sich und ihrer Tochter innerhalb von acht Monaten deutlich zu senken.

»Unser Zielgewicht haben wir immer noch nicht, sind aber auf einem guten Weg dorthin«, sagt Tracy. »Madison schlägt sich sogar besser als wir. Wir helfen uns gegenseitig.«

Abgesehen von Übergewicht oder Fettsucht gehen bei Jugendlichen noch andere Risikofaktoren mit dem metabolischen Syndrom einher. Wenn eine Frau mit Diabetes ein Kind mit über vier Kilo Geburtsgewicht auf die Welt bringt, ist für dieses Kind das Risiko, in der Kindheit am metabolischem Syndrom und später an Fettsucht zu erkranken, deutlich erhöht. Zudem wurde nachgewiesen, dass Kinder mit niedrigerem Geburtsgewicht, deren Mütter zum Zeitpunkt der Geburt übergewichtig waren, aber nicht an Diabetes litten, ebenfalls ein erhöhtes Risiko für das metabolische Syndrom tragen. Angesichts immer mehr übergewichtiger Kinder und Jugendlicher sind solche Ergebnisse eine Warnung, dass die Kombination aus Übergewicht und metabolischem Syndrom sich als ernsthaftes Problem fortsetzen wird, wenn wir nicht entschlossen einschreiten. Eltern oder andere, die für die Gesundheit eines Kindes verantwortlich sind, müssen dazu beitragen, dessen künftige Gesundheit zu schützen und zu erhalten.

Fazit

Wer die Erkrankungen, die durch Insulinresistenz entstehen, erfolgreich verhüten, abwenden oder behandeln will, braucht ein Grundverständnis für dieses Phänomen. In diesem Kapitel haben wir Ihnen die Zusammenhänge zwischen Insulinresistenz, Prädiabetes und metabolischem Syndrom sowie die Wichtigkeit von Bluttests für die Früherkennung verdeutlicht. Wir möchten auch die Aussagekraft von Bluttests zur Bestimmung der Verzuckerung im Körper betonen. Über solche Untersuchungen und die Auswirkungen der Glykierung auf vorzeitiges Altern und Komplikationen durch Diabetes werden Sie in späteren Kapiteln mehr erfahren.

Komplikationen bei Diabetes

Schon die Diagnose Diabetes zieht Veränderungen nach sich, doch die Folgeerkrankungen können einschneidende Ereignisse verursachen, die das ganze Leben ändern.

Das Glykohämoglobin **HbA_{1c}** bezeichnet eine Verbindung des roten Blutfarbstoffs Hämoglobin (Hb) mit Zucker (Glukose), die sich bei häufigen und lang andauernden hohen Zuckerspiegeln im Blut anreichert. Bei langfristig erhöhten Blutzuckerwerten und übermäßiger Glykierung führt der damit verbundene HbA_{1c}-Anstieg zu verheerenden Schäden im menschlichen Körper. Traurigerweise kommt es bei Diabetes sehr häufig zu Langzeitkomplikationen wie Blindheit, Amputationen von Zehen, Füßen oder Beinen und Nierenversagen, aber auch – weit häufiger als bei anderen Bevölkerungsgruppen – zu Herzinfarkt und Schlaganfall. Für Diabetiker, die wenig bis nichts gegen dieses erhöhte Risiko unternehmen, sind die entsprechenden Folgen keine theoretische Möglichkeit, sondern praktisch Gewissheit. Gleichwohl können Sie noch heute Maßnahmen ergreifen, um derartige Komplikationen zu verhindern oder Ihr Risiko entscheidend zu senken.

Bei den Folgeerscheinungen von Diabetes geht es um zwei große »Denkblockaden«. Zum einen achtet man wenig auf die treibenden Faktoren hinter den Diabetesschäden, einschließlich Glykierung und der Wirkung von oxidativem Stress durch freie Radikale, die bereits angesprochen wurden. Beide Faktoren spielen bei den tödlichen Folgen der Erkrankung eine zentrale Rolle. Deshalb kann nicht genug betont werden, dass Sie gezielt und nachhaltig in diese zerstörerischen Prozesse eingreifen müssen, damit Sie aus dem Kampf gegen diabetische HbA_{1c}-Steigerung siegreich hervorgehen.

Die zweite wichtige Hürde ist, dass Diabetiker sich zwar vor hohen HbA_{1c}-Werten bzw. Diabetesschäden fürchten, aber viele sich einreden, dass so etwas nur anderen zustößt, nicht ihnen. Sobald wir mit Diabetespatienten oder in der Öffentlichkeit darüber sprechen, wie wichtig eine aggressive Behandlungsstrategie ist, hören wir regelmäßig: »Das betrifft doch andere, das hat nichts mit mir zu tun.« Die unangenehme Wahrheit lautet jedoch, dass Diabetes gnadenlos fortschreitet und steigende HbA_{1c}-Werte bei unzureichend eingestelltem Blutzucker und ausreichender Krankheitsdauer praktisch eine sichere Folge sind.

Dieses Kapitel fasst die gravierenden Folgeerscheinungen von Diabetes zusammen und erläutert, welchen Anteil Glykierung, oxidativer Stress und andere Faktoren an ihrem Entstehen haben. Außerdem beschreibt es einen integrierten, nachweislich wirksamen Ansatz, der eine Ernährung mit geringer Verzuckerung, Bewegung, natürliche Nahrungsergänzungsmittel, Umstellungen der Lebensweise und evtl. notwendige Medikamente kombiniert. Zusammen mit einer angemessenen Überwachung des Blutzuckers können Sie damit viele Risikofaktoren für Diabeteskomplikationen erheblich beeinflussen.

Gedächtnis des Blutes: Herausforderung HbA_{1c}

Die Folgeerscheinungen von Diabetes können viele Bereiche des Körpers betreffen und ganz unterschiedliche Symptome hervorrufen. Allen gemeinsam ist jedoch, dass sie sich schleichend entwickeln. Der Beginn kann zehn, fünfzehn oder gar zwanzig Jahre zurückliegen und wird durch viele Faktoren beeinflusst z. B.:

- Höhe des Blutzuckers
- Alter der Betroffenen
- Ausmaß der Schädigung durch Glykotoxine und oxidativen Stress
- Schritte zur Eindämmung oder Behandlung der Erkrankung

Aber selbst wenn Sie bereits von einer HbA_{1c}-Steigerung und damit verbundenen Diabetesfolgen betroffen sind, können Sie noch viel tun, um künftige Schäden deutlich zu begrenzen oder

Schädigungen durch Diabetes

Die Schädigung von Augen, Nerven, Nieren und Blutgefäßen durch Diabetes beginnt sehr früh im Krankheitsverlauf und schreitet rasch fort, wenn man nicht sehr entschieden den eigenen Blutzucker, oxidative Schädigungen und die Glykierungsprozesse im Körper begrenzt.

ganz zu verhindern. Diese Aussage wird durch zwei Studien belegt. Die Untersuchung *Diabetes Control and Complications Trial (DCCT)* ergab, dass Typ-1-Diabetiker ihr Komplikationsrisiko durch Diabetes mehr als halbieren können, wenn sie sich einer aggressiven Therapie unterziehen. Die englische Langzeitstudie *United Kingdom Prospective Diabetes Study (UKPDS)* ergab, dass auch Typ-2-Diabetiker ihr Komplikationsrisiko deutlich senken können, wenn sie sich im Verlauf der Erkrankung streng an die jeweiligen Behandlungsvorgaben halten. Und dies, obwohl sich die UKPDS überwiegend auf einen gut eingestellten Blutzucker beschränkte und weitere, hier vorgestellte Maßnahmen noch nicht berücksichtigt wurden.

Bei Diabetes werden makrovaskuläre und mikrovaskuläre Schädigungen unterschieden. Die makrovaskulären Schäden betreffen die großen Blutgefäße und das Herz. Sie können Herzinfarkt und Schlaganfall auslösen. Mikrovaskuläre Folgeerscheinungen treten an den kleinen Blutgefäßen auf und führen zu Nervenerkrankungen, Sehstörungen, Infektionen und Nierenproblemen.

Mikrovaskuläre Schäden

- Diabetes ist die führende Ursache (40–50 Prozent) für Nierenversagen. Rund 40 Prozent der Diabetiker entwickeln diese Komplikation.
- Über ein Drittel aller Diabetiker leidet an schweren Zahnfleischentzündungen mit Schäden an Zähnen und Zahnfleisch.

- Bei 60 bis 70 Prozent aller Diabetiker kommt es zu Nervenschädigungen, die im ganzen Körper weitreichende Wirkungen haben können.
- Bei der Erstdiagnose weisen etwa 20 Prozent der Typ-2-Diabetiker bereits Netzhautschäden auf, nach zehn Jahren sind über 50 Prozent davon betroffen.
- Männliche Diabetiker leiden doppelt so häufig an erektiler Dysfunktion wie Männer ohne Diabetes.
- Bei Erwachsenen zwischen 20 und 74 ist Diabetes die Hauptursache für Erblindung. Diabetiker erkranken etwa doppelt so häufig an grünem Star (Glaukom) und grauem Star (Katarakt) wie andere Erwachsene.
- Haut- und Blaseninfektionen treten bei Diabetikern gehäuft auf.
- Über 60 Prozent nicht traumatischer Amputationen der unteren Extremitäten werden an Diabetikern vorgenommen. 2001 belief sich die Zahl in Deutschland auf 30 000 Amputationen im Jahr – mit steigender Tendenz.

Makrovaskuläre Schäden

Erwachsene Diabetiker sterben zwei- bis viermal so häufig an Herzerkrankungen und Schlaganfall wie Nichtdiabetiker. Bereits für neu diagnostizierte Typ-2-Diabetiker ist das Risiko eines Schlaganfalls innerhalb der nächsten fünf Jahre doppelt so hoch wie in der Normalbevölkerung. Dies ergab eine Studie, die 2007 in *Stroke* (Schlaganfall) veröffentlicht wurde. Untersuchungen zufolge liegt der Blutdruck bei über 70 Prozent der Diabetiker höher als 130/80 mm Hg oder wird durch blutdrucksenkende Medikamente behandelt.

An diesem Punkt sollte man sich klarmachen, dass diese Komplikationen nicht nur für diagnostizierte Diabetiker bedrohlich sind. In vielen Fällen beginnt die Schädigung der Blutgefäße, Nerven, Nieren und der Haut schon vor der offiziellen Diagnose. Das unterstreicht die Notwendigkeit einer frühen Diagnose samt aggressiver Behandlung.

Herz-Kreislauf-Erkrankungen

Der Zusammenhang zwischen Diabetes und Herz-Kreislauf-Erkrankungen, bei denen das Herz bzw. die großen Blutgefäße betroffen sind (Herzinfarkt, Bein, Schlaganfall) ist eine klare Tatsache: Nahezu 80 Prozent aller Diabetiker sterben an Herz-Kreislauf-Erkrankungen. Eine aktuelle Studie mit über 172 000 Teilnehmern ergab für Menschen mit metabolischem Syndrom ein gegenüber Nichtbetroffenen 78 Prozent höheres Herzinfarkt- und Sterberisiko, insbesondere für Frauen.

Schlüsselfaktor Endothelfunktion

Ein Schlüsselfaktor für das erhöhte Herz-Kreislauf-Risiko bei langfristig schlecht eingestelltem Diabetes ist die endotheliale Dysfunktion (Funktionsstörung des Endothels). Als Endothel bezeichnet man die feine Zellschicht, welche die Blutgefäße innen auskleidet. Schäden an den Endothelzellen sind ein Auslöser für Arteriosklerose, bei der die Arterien verdickt, verengt und verhärtet sind. Schäden am Endothel sind auch Teil der natürlichen Alterung. Mit den Jahren verlieren die Zellen ihre Fähigkeit zur Selbsterneuerung, und die schützende Schicht wird schwächer. Wissenschaftler haben außerdem entdeckt, dass Arteriosklerose mit Insulinresistenz bzw. hohen Blutzucker- und Insulin- und CRP-Werten einhergeht, aber auch mit einer Steigerung von LDL-Cholesterin und Triglyzeriden, bei niedrigem HDL-Cholesterin- und Testosteronspiegel.

Eine aktuelle klinische Studie an Typ-2-Diabetikern beschäftigte sich mit den Auswirkungen einer glykotoxinreichen Mahlzeit auf die Endothelfunktion und oxidativen Stress. Nach dem Verzehr kam es bei den Patienten zu erheblichen Problemen bei der makro- und mikrovaskulären Durchblutung, aber auch zu vermehrten Anzeichen für Funktionsstörungen des Endothels und oxidativem Stress.

Eine weitere, führende Studie unterstreicht das erhöhte Risiko für Herz-Kreislauf-Erkrankungen bei Typ-2-Diabetes. In der *Nurses' Health Study* wurden 117 629 Krankenschwestern über 20 Jahre hinweg beobachtet. U. a. ergab sich, dass Frauen mit Typ-2-Diabetes viermal häufiger von einem Herzinfarkt und doppelt so häufig von einem Schlaganfall betroffen waren wie Frauen mit normalem Blutzucker. Sie wissen bereits, dass diese Komplikationen durch Insulinresistenz entstehen, welche durch Glykierung, Glykotoxine in der Nahrung und oxidativen Stress genährt wird. Wenig überraschend ist auch, dass bei den Diabetikerinnen eine deutliche Gewichtszunahme auch das Herz-Kreislauf-Risiko zusätzlich ansteigen ließ.

Entzündungen und Glykotoxine

Glykotoxine gehen mit den Rezeptoren der Blutgefäße zur Bindung fortgeschrittener Glykierungsendprodukte (AGEs) eine Wechselbeziehung ein. Diese führt zu einem wichtigen Merkmal von Herz-Kreislauf-Erkrankungen und Diabetes, der Entzündung der Blutgefäße. Solche Entzündungen beginnen bei Insulinresistenz bereits sehr früh. Glykotoxine sammeln sich im Gefäßgewebe an, besonders bei Menschen mit hohem Blutzucker, und spielen eine Schlüsselrolle für die Entstehung und Verschlimmerung von Arteriosklerose, da sie das Gefäßendothel schädigen. Endothelverletzungen lösen eine Entzündungswelle aus, die zu einer Ansammlung von Plaque (Fetten, Cholesterin und anderen Substanzen) in den Arterien führt: **Arteriosklerose.** Betroffen sind auch die Adern, die das **Herz** versorgen (Entstehung der Koronaren Herzkrankheit KHK), zum **Gehirn** (Schlaganfallgefahr) oder zu den **Beinen** führen. Eine schlechte Durchblutung der Beine kann diabetisch bedingte Fußinfektionen und letztlich die Amputation von Zehen, Fuß oder Bein nach sich ziehen. Auch die Arterien für die **Nierendurchblutung** können betroffen sein.

Arteriosklerose kann auch Nichtdiabetiker befallen, doch bei Diabetes schreitet die Krankheit erheblich rascher voran und tritt zwei- bis sechsmal häufiger auf. Glykotoxine können auch das LDL-Cholesterin derart beeinflussen, dass es sich an die Wände der Blutgefäße anheftet, Plaquebildung auslöst und so die Arterien verhärtet.

Von Blutdruck bis Übergewicht

Ein hoher Blutzucker trägt maßgeblich zu Herz-Kreislauf-Erkrankungen bei. Durch die Wechselwirkungen der Glukose mit anderen Risikofaktoren steigt auch das entsprechende Sterberisiko an. Betrachten wir einmal die einzelnen Faktoren.

Bluthochdruck
Einer Studie zufolge leiden 71 Prozent aller Diabetiker an Bluthochdruck, der wiederum bei 43 Prozent davon nicht behandelt wird. 29 Prozent wissen nicht, ob ihr Blutdruck erhöht ist. Diabetes und hoher Blutdruck sind auch unabhängig voneinander Risikofaktoren für Arteriosklerose. Treten sie gemeinsam auf, kommt es deutlich häufiger zu Herzinfarkt, Schlaganfall und Nierenproblemen.

Erniedrigtes HDL-Cholesterin
Bei einem HDL-Wert unter 40 mg/dl bei Männern oder unter 50 mg/dl bei Frauen ist das Herz-Kreislauf-Risiko erhöht. HDL transportiert Cholesterin aus den Arterien zur Leber zurück, um es aus dem Körper zu entfernen, und unterstützt sogar den Abbau von Cholesterin aus Plaqueablagerungen in den Gefäßen.

Erhöhte Triglyzeridwerte
Erhöhte Mengen an Triglyzeriden gehen in der Regel mit niedrigen HDL-Werten einher. Diese auffällige Fettzusammensetzung tritt besonders bei Menschen mit Diabetes, Übergewicht

und Bewegungsmangel auf und ist ein wichtiger Risikofaktor für einen Schlaganfall infolge einer Blockierung der Gehirndurchblutung (ischämischer Schlaganfall) bei Herzkranken. Viele Menschen sind sich nicht darüber im Klaren, dass erhöhte Triglyzeridwerte das Herzinfarktrisiko bereits nahezu verdreifachen.

Übergewicht

Übergewicht erhöht das Risiko für Herz-Kreislauf-Erkrankungen und vorzeitigen Tod. Es unterstützt die Entzündungsneigung, denn das überschüssige Fettgewebe setzt Entzündungssubstanzen wie Zytokine und andere Faktoren frei, die mit Insulinresistenz, erhöhtem Blutdruck, Fibrinolyse (erhöhte Blutgerinnungsneigung) und oxidiertem Cholesterin (das wiederum die Plaquebildung fördert) einhergehen. All diese Elemente sind an Herzerkrankungen und Schlaganfall beteiligt.

Herz und Gefäße schützen

Wer sein Herz-Kreislauf-Risiko minimieren will, sollte die folgenden Strategien in Betracht ziehen, die im zweiten Teil näher beschrieben werden:

- **Regelmäßige Bewegung.** Gezielte, zeitsparende Empfehlungen dazu gibt es im Kapitel *Zwölf Minuten Bewegung für Ihr Leben,* Seite 173 ff.
- **Übergewicht abbauen.** In unserem Programm gibt es keine absurden, unwissenschaftlichen Empfehlungen, sondern

einen neuartigen, leicht zu befolgenden Ernährungsplan. Damit können Sie Glykotoxine in der Ernährung meiden, ohne zu darben (siehe auch *Diät ist keine Lösung*, Seite 117 ff.).

- **Nahrungsergänzungsmittel.** Greifen Sie zu Mitteln, deren Nutzen für Herz und Gefäße wissenschaftlich belegt ist (siehe *Die Kraft natürlicher Nahrungsergänzungsmittel*, Seite 194 ff.).
- **Rauchstopp.** Nicht verzweifeln – im Durchschnitt braucht man mindestens sieben Anläufe, bis man tatsächlich vom Rauchen ablassen kann. Bleiben Sie dran! Hypnose, Gruppenarbeit, Akupunktur sowie neue Medikamente können Ihnen bei der Rauchentwöhnung helfen. Viele Krankenkassen bieten kostenlose Beratung und Kurse zur Nikotinentwöhnung an. (Selbst-)Hilfe im Internet gibt es unter Internet www.rauchfrei.de. Sie schaffen es!

Nierenerkrankungen

Ein wichtiger, oft übersehener Faktor bei diabetisch bedingten Nierenerkrankungen ist die Schädigung durch Glykierung bei Kombination aus hohem Blutzucker und Glykotoxinen. Tatsächlich spielen die Glykotoxine aus der Nahrung beim Nierenversagen durch Verzuckerung eine zentrale Rolle. Eine Studie ergab, dass eine geringere Aufnahme von Glykotoxinen die Menge dieser schädlichen Substanzen im Blut senkte, was wiederum die Glykierungsschäden an den Nieren zurückgehen ließ.

Entstehung von Nierenschäden

Bei normaler Funktion filtern die Nieren Giftstoffe aus dem Blut und sorgen für ein gesundes Gleichgewicht zwischen Wasser und Salzen im Körper. Die Nieren sind auch durch Ausschüttung des Hormons Erythropoetin wesentlich an der Blutbildung sowie über das Enzym Renin an der Blutdrucksteuerung beteiligt. Bei erhöhtem Blutzucker sowie Zellschäden durch Glykotoxine und oxidativen Stress lässt die Nierenfunktion nach. Wenn Diabetes jedoch auf die Nieren schlägt, muss man dieser Schädigung vehement entgegenwirken, um ein Nierenversagen zu verhindern. Dieses Endstadium tritt ein, sobald die Leistungsfähigkeit der Nieren auf zehn Prozent oder weniger absinkt. Dann ist man zum Überleben auf Dialyse oder eine Nierentransplantation angewiesen. Eines der ersten Anzeichen für Nierenschäden ist das Protein Albumin im Urin, das sich über eine Urinprobe nachweisen lässt. Wird dieses Frühstadium der Mikroalbuminurie (Vorliegen kleiner Albuminmengen im Urin) nicht bemerkt oder nicht behandelt, geht die Nierenfunktion immer weiter zurück. Dann steigt der Kreatininwert – ein Anhaltspunkt für die Filterfähigkeit der Nieren – im Urin an. Ein Kreatininwert über 1,5 mg/dl gilt als auffällig. Doch wenn Blutdruck und Zuckerspiegel über Ernährung, Bewegung, Nahrungsergänzungsmittel und Medikamente – einschließlich Angiotensin-II-Rezeptorblockern und ACE-Hemmern (siehe *Ein pharmazeutischer Ansatz,* Seite 280 ff.) beherrscht werden, lassen sich künftige Schäden vermeiden und das Fortschreiten der Erkrankung deutlich verlangsamen.

Ein weiteres Frühzeichen für Nierenversagen ist eine ungewöhnlich niedrige glomeruläre Filtrationsrate. Die Glomerula sind siebartige Gebilde in den Nieren, die v. a. Flüssigkeit, Abbauprodukte und unerwünschte Substanzen aus dem Blut herausfiltern. Wenn die Nierenzellen durch Glykotoxine geschädigt werden, geht die Filterfähigkeit der Glomeruli zurück. Dann können sich im Körper überschüssige Flüssigkeit, Giftstoffe und andere Substanzen ansammeln. Als normal gilt eine glomeruläre Filtrationsrate von mindestens 90 Milliliter pro Minute. 60 bis 90 Milliliter zeigen eine leichte, 30 bis 59 Milliliter eine mäßige und 15 bis 29 Milliliter eine starke Einschränkung der Nierenfunktion an. Weniger als 15 Milliliter pro Minute gelten als Nierenversagen.

Eine Studie aus dem *Journal of the American Society of Nephrology* von Januar 2007 ergab, dass übergewichtige Diabetiker (besonders bei viel Bauchfett) ein erhöhtes Risiko für eine Nierenerkrankung aufweisen. Die Patienten waren Teilnehmer der wichtigen DCCT-Studie *(Diabetes Control and Complications Trial)*, in der nachgewiesen wurde, dass eine intensive Diabetestherapie das Risiko für Nierenerkrankungen und andere Komplikationen bei Diabetes deutlich zurückgehen lässt. Dieser Analyse zufolge lag das Risiko für eine Nierenerkrankung bei intensiv therapierten Patienten bei 4,5 Prozent, während konventionell behandelte Patienten zu 12,8 Prozent betroffen waren.

Nierenfunktion überprüfen

Da chronisches Nierenversagen sich normalerweise über Monate hinweg entwickelt, sollte die Nierenfunktion besonders bei Diabetes regelmäßig überprüft werden.

Richtig vorbeugen

Schäden an den Nierenzellen sind irreparabel. Man kann jedoch mit gezielten Maßnahmen (weiteren) Schäden vorbeugen und das Fortschreiten der Erkrankung deutlich verlangsamen:

- **Schäden durch Glykierung und freie Radikale eindämmen.** Das bedeutet, dass man seinen Blutzucker durch gezielte Ernährungsumstellung, passende Nahrungsergänzungsmittel und eine angemessene Medikation in den Griff bekommt (siehe Teil II).
- **Blutdruck kontrollieren.** Der Blutdruck sollte im Bereich 120/75 mm Hg liegen. Eventuell brauchen Sie hierzu blutdrucksenkende Medikamente wie ACE-Hemmer oder Angiotensin-II-Rezeptorblocker. Diese Wirkstoffe wirken auch der Mikroalbuminurie entgegen und reduzieren die Glykierung.
- **Harnwegsinfektionen vermeiden.** Solche Infektionen treten bei Diabetikern gehäuft auf und können die Nieren stark schädigen. Gehen Sie daher schon bei ersten Anzeichen für eine Blasen- oder Nierenentzündung sofort zum Arzt. Typi-

sche Symptome sind Fieber, Schüttelfrost, Flankenschmerzen, Schmerzen im mittleren Unterbauch oberhalb des Beckens, häufiges Wasserlassen, Brennen beim Wasserlassen, trüber Urin, Blut im Urin und ständiger Harndrang.

- **Kreatinin- und Albuminwerte prüfen lassen.** Eine Mikroalbuminurie und ein erhöhter Kreatininwert können auf erste Nierenschäden mit nachlassender Nierenfunktion hindeuten. (Achtung: Ein erhöhter Kreatininwert zeigt sich u. a. auch bei Dehydrierung und bei Menschen mit viel Muskelmasse.)

Diabetische Neuropathie

Die diabetische Neuropathie ist das Ergebnis von Nervenschäden infolge eines chronisch erhöhten Blutzuckerspiegels, Glykierung und oxidativem Stress durch freie Radikale. Typische Warnzeichen sind Taubheitsgefühle, Schmerzen und Muskelschwäche, besonders im Bereich der unteren Extremitäten. Aber auch im restlichen Körper kann die Erkrankung verheerende Folgen haben.

Normalerweise unterscheidet man bei der diabetischen Neuropathie die vier Kategorien: peripher, autonom, proximal und fokal.

Rumpfferne Nervenschädigung: periphere Neuropathie

Am häufigsten betroffen ist der Fuß, doch auch Beine, Arme und Hände können von der peripheren Neuropathie betroffen sein. Erste Anzeichen können Unbehagen, Prickeln, extreme Berührungsempfindlichkeit, Koordinationsverlust oder Gleichgewichtsprobleme, Taubheit oder das Gefühl von Nadelstichen sein. Später kommt es zu starken Schmerzen oder Krämpfen, noch später zum Verschwinden der Schmerzen und Taubheitsgefühlen. Wenn die Schmerzen verschwinden, sind die Nervenzellen unter Umständen unwiderruflich zerstört, sodass die betroffene Extremität – z. B. der Fuß – ihre Berührungs- und Schmerzempfindlichkeit dauerhaft einbüßt. Das erscheint zwar als Erleichterung, erhöht jedoch das Risiko lebensgefährlicher Komplikationen, insbesondere durch Infektionen infolge unbemerkter Verletzungen. Deshalb müssen Diabetiker mit peripherer Neuropathie ihre Füße täglich auf Kratzer, Schnittwunden, Schwellungen, Blutungen und Infektionssymptome untersuchen.

Eine Patientin mittleren Alters erschien in der Praxis, bei der es zu einer massiven Fußinfektion kam, nachdem sie auf einen Nagel getreten war. Aufgrund einer schon lange bestehenden peripheren Neuropathie infolge schlecht eingestellten Blutzuckers und überschießender Glykierung spürte sie nicht, wie der Nagel in ihren Fuß eindrang. Schlechte Durchblutung, die bei Diabetikern ebenfalls häufig ist, erhöht zusätzlich das Risiko schlecht heilender Geschwüre an den Füßen.

Unbehandelt kann eine Infektion sich bis auf den Knochen ausweiten und Amputationen der betroffenen Zehen, des Fußes oder des Beins nach sich ziehen. In Deutschland werden pro Jahr 30 000 Amputationen bei Diabetikern vorgenommen. Diese tragische Krankheitsfolge wäre in vielen Fällen vermeidbar, wenn man schon erste Anzeichen einer Infektion genauer beachten würde (siehe Kasten).

Eine sensorische Neuropathie kann auch zu Muskelschwäche oder Muskelschwund führen. Wenn die Nervenzellen, die bestimmte Muskeln aktivieren, zerstört werden, nimmt die Kontraktionskraft und Größe der Muskeln ab. Bei einem Befall der Nervenzellen, die Muskeln dazu bewegen, das Bein anzuheben, kommt es z. B. zum Nachschleifen bei jedem Schritt. Auf diese Erkrankung kann mit Rehabilitationsmaßnahmen eingewirkt werden. Die **femorale Neuropathie,** die manche Typ-2-Diabetiker befällt, beginnt mit Schmerzen auf der Oberschenkelvorderseite. Mit der Zerstörung der Nervenzellen werden die Muskeln so schwach, dass im weiteren Verlauf das Anheben des Beins sowie Treppensteigen und Aufstehen aus dem Sitzen zunehmend schwerer fallen.

Vegetative Nervenschädigung: autonome Neuropathie

Von der autonomen Neuropathie sind Nerven betroffen, welche die Funktion verschiedener Organe und Organsysteme steuern, darunter Herz, Blutgefäße, Verdauungssystem, Harnwege, Sexualorgane, Schweißdrüsen und Augen. Eine Er-

Grundregeln der Fußpflege

- Füße jeden Tag mit warmem (nicht heißem) Wasser und Seife waschen. Besonders zwischen den Zehen gut abtrocknen.
- Füße täglich auf Schnittwunden, Blasen, Rötungen, Schwellungen oder andere Auffälligkeiten untersuchen. Die Fußsohlen können Sie mit einem Spiegel betrachten oder von einer zweiten Person ansehen lassen.
- Schützen Sie Ihre Füße immer durch Schuhe oder Hausschuhe. Tragen Sie Socken ohne Nähte, um die Füße nicht zu reizen.
- Die Zehennägel müssen kurz und sauber sein. Sie sollten in Form der Zehen geschnitten und mit einer Sandfeile geglättet werden. Achten Sie darauf, die Haut nicht zu verletzen, sonst entsteht leicht eine Infektion. Wenn Sie sich in der Nagelpflege nicht routiniert und sicher fühlen, nehmen Sie immer medizinische Fußpflege in Anspruch.
- Gehen Sie regelmäßig (!) zur Fußpflege.
- Tragen Sie keine engen oder schlecht sitzenden Schuhe. Beim Stehen sollten Sie die Zehen in den Schuhen bewegen können.

krankung der autonomen Nerven kann dazu führen, dass die Betroffenen die Warnsignale und Symptome einer Unterzuckerung (Hypoglykämie) nicht mehr wahrnehmen (mehr dazu in *Ein pharmazeutischer Ansatz*, Seite 268). Die autonome Neuropathie bei Diabetes äußert sich mit charakteristischen Symptomen.

Magenlähmung (Gastroparese)

Der Vagusnerv ist insbesondere für den Transport der Nahrung durch den Verdauungstrakt zuständig. Wenn er durch Glykierung und freie Radikale, aber auch durch andere Begleiterscheinungen langer Zuckereinwirkung geschädigt wird, arbeiten Magen- und Darmmuskeln nicht mehr richtig zusammen, und die Nahrung wird erheblich langsamer weitertransportiert. Diesen Zustand nennt man Gastroparese, zu deutsch Magenlähmung. Weil der Magen sich dabei nicht mehr normal in den Darm entleert, ist die Überwachung des Blutzuckers schwieriger. Zu den Symptomen gehören ein rasches Sättigungsgefühl (schon nach sehr geringen Nahrungsmengen), Übelkeit, Erbrechen unverdauter Speisen, Blähungen und Gewichtsverlust.

Herz-Kreislauf-Störungen

Nervenschäden an Herz und Gefäßen beeinflussen die Anpassungsfähigkeit des Körpers in Bezug auf Blutdruck und Pulsfrequenz. Schäden an den Nerven, die den Blutdruck regulieren, können z. B. einen raschen Blutdruckabfall beim Aufstehen mit Bewusstlosigkeit bewirken (orthostatische Hypotonie).

Blasenprobleme

Bei Schäden an den Nervenzellen, welche die Blase versorgen, kann diese oft nicht mehr vollständig entleert werden. Dann können sich Bakterien in Blase und Nieren vermehren und Harnwegsinfektionen hervorrufen. Auch das Gefühl für den Füllungszustand der Blase und die Kontrolle über die Blasenmuskeln kann verlorengehen.

Sexualstörungen

Männer wie Frauen können eine nachlassende Sexualfunktion erleben, auch wenn der sexuelle Antrieb selbst unverändert bleibt. Bei Männern kommt es insbesondere zu Erektionsstörungen (erektile Dysfunktion), während Frauen weniger leicht erregbar sind und Probleme mit dem Orgasmus oder der Scheidenfeuchtigkeit haben.

Sehstörungen

Bei Befall der Augennerven reagieren die Pupillen mitunter schlechter auf veränderten Lichteinfall. Nachts oder in dunkler Umgebung verschlechtert sich die Sehfähigkeit – siehe auch *Augenerkrankungen*, Seite 89 ff.

Rumpfnahe Nervenschädigung: proximale Neuropathie

Die proximale (oder lumbosakrale Plexus-)Neuropathie betrifft – meist einseitig – die Nerven in Oberschenkel, Hüfte und Gesäß. Die Schädigung führt zu Schwächegefühl und Schmerzen in den Beinen, die sich typischerweise mit Fortschreiten der Erkrankung verschlimmern. Ohne Hilfe können sich die Betroffenen oft kaum noch aus sitzender Position erheben. Ein weiteres Anzeichen für diese Neuropathie ist unerklärlicher Gewichtsverlust.

Herdförmige Nervenschädigung: fokale Neuropathie

Die fokale Neuropathie ist eine oft unberechenbare und schmerzhafte Erkrankung, bei der bestimmte Regionen - meist im Bereich von Kopf, Rumpf oder Beinen - schmerzen und/oder geschwächt werden. Zu den möglichen Symptomen gehören einseitige Lähmungserscheinungen im Gesicht (Fazialisparese), Doppelbilder, Augenschmerzen oder starke Schmerzen in einem bestimmten Bereich wie Bein, Brust oder unterem Rücken. Diese Form der Neuropathie ist möglich, aber nicht typisch für Diabetes.

Prävention und Behandlung der Nervenschädigung

Sowohl für die Vorbeugung als auch zur Behandlung eignen sich mehrere wichtige Ansätze.

- Die Nervenschädigungen durch Glykierung lassen sich durch einen **gut eingestellten Blutzucker** eingrenzen.
- Die Aufnahme von **Glykotoxinen** aus der Nahrung sollte

durch entsprechende Ernährung vermieden werden (siehe *Diät ist keine Lösung*, Seite 117 ff. und *Blutzuckerfreundliche Ernährung*, Seite 148 ff.).

- Gegen Glykierung und oxidativen Stress kann man auf **Nahrungsergänzungsmittel** und wenn nötig **Medikamente** zurückgreifen.

Augenerkrankungen

Die Augen und die Blutgefäße, welche sie mit Nährstoffen und Sauerstoff versorgen, zählen zu den empfindlichsten Strukturen im Körper. Deshalb überrascht es nicht, dass sie ein erhöhter Blutzuckerspiegel erheblich beeinflussen kann. Tatsächlich treten Augenerkrankungen wie Netzhautschädigungen, grauer und grüner Star bei Menschen mit chronisch erhöhtem Blutzucker und Diabetes stark gehäuft auf.

Bei Gregory, einem 61-jährigen Landschaftsgärtner, wurde mit 56 Jahren die Diagnose Typ-2-Diabetes gestellt. Er sagte, er würde sich in Bezug auf Bewegung »recht gut« schlagen, während seine Ernährung »verbesserungswürdig« sei. Außerdem gab er zu, dass er schon fast drei Jahre nicht mehr beim Augenarzt gewesen war. Das änderte sich kurz vor seinem letzten Geburtstag, als ihm auffiel, dass er nur noch verschwommen sah. Er fürchtete das Schlimmste und ging sofort zum Arzt. Dort erfuhr er, dass beide Augenlinsen durch den erhöhten Blutzucker geschädigt seien. Eine verbesserte Blutzuckerkontrolle könnte die Situation jedoch verbessern. Auch wenn Gregory sich um seine Augen sorgte, war er froh, etwas unternehmen zu können.

»Ich war in Bezug auf meinen Blutzucker nachlässig gewesen«, sagte er, »aber ich wollte damit nicht mit dem Augenlicht bezahlen.« Sofort begann er, genauer auf seine Ernährung zu achten und mindestens zweimal täglich seinen Blutzucker zu messen. Nach drei Monaten waren die Sehstörungen verschwunden, und sein Blutzucker hatte sich deutlich verbessert. Gregory war begeistert.

»Es geht nur darum, was man zu sich nimmt. Ich will nicht blind werden, nur weil ich mich weigere, meine Ernährung umzustellen. Das ist es gewiss nicht wert.«

Gregory hatte Glück, denn verschwommenes Sehen kann auch andere, ernstere Augenprobleme wie eine Netzhauterkrankung, grauen oder grünen Star anzeigen. Warten Sie nicht, bis Sie ein Problem »sehen«: Wer hohen Blutzucker, Prädiabetes oder Diabetes hat, sollte seine Augen regelmäßig (mindestens einmal im Jahr) untersuchen lassen, bei Veränderungen der Sehfähigkeit umgehend.

Grauer Star (Katarakt)

Beim grauen Star scheint ein Nebel oder eine Wolke auf der Augenlinse zu liegen. Das Auge kann nicht mehr richtig fokussieren, und das Sichtfeld verschwimmt. Bei Diabetikern tritt die Erkrankung in der Regel früher auf als bei Nichtdiabetikern und schreitet rascher voran. Behandelt wird u. a. operativ durch Einsetzen einer Kunstlinse.

Grüner Star (Glaukom)

Wenn die Flüssigkeit innerhalb des Auges nicht richtig ablaufen kann, steigt der Innendruck an. Diesen Zustand nennt man Glaukom oder grünen Star. Der Druck schädigt Blutgefäße und Nerven im Auge und erzeugt Sehstörungen. Das primäre Offenwinkelglaukom, die häufigste Erkrankungsform, verläuft häufig symptomfrei, bis die Erkrankung bereits deutlich fortgeschritten und ein großer Teil des Sehvermögens verlorengegangen ist. Bei der selteneren Form, dem Engwinkelglaukom, kommt es normalerweise zu Begleiterscheinungen wie Kopfschmerzen, verschwommenem Sehen, Augentränen, Augenschmerzen und farbigen Ringen um Lichtquellen.

Eine Studie an 76 000 Krankenschwestern 1980 bis 2000 (*Nurses' Health Study*) ergab, dass etwa 60 Prozent aller Fälle von primärem Offenwinkelglaukom Patienten mit Typ-2-Diabetes betreffen. Grüner Star wird durch Augentropfen, Laser oder Operation behandelt.

Netzhauterkrankung (Retinopathie)

Die diabetische Netzhauterkrankung stellt eine ernste Augenerkrankung dar, bei der durch dauerhaft erhöhten Blutzucker die Blutgefäße in der Netzhaut – der lichtempfindlichen Sinneszellschicht im Augenhintergrund – durch Glykotoxine und oxidativen Stress geschädigt werden. Die diabetische Netzhauterkrankung entwickelt sich schleichend. Wenn sie nicht rechtzeitig erkannt und behandelt wird, kann sie zur Erblindung führen.

Augenschädigungen

25 Jahre nach der Diagnose Diabetes sind die Blutgefäße in den Augen bei rund 90 Prozent der Patienten geschädigt.

Wegen der langen Entwicklungszeit bleibt jedoch Gelegenheit zur Vorbeugung, insbesondere durch die umfassende Strategie, die Teil II des Buches erläutert. Alle dort beschriebenen Maßnahmen sind erforderlich, um den drohenden Verlust des Sehvermögens nach langjährigen Blutzuckerentgleisungen und den entsprechenden Schäden am empfindlichen Augengewebe durch Glykierung und oxidativen Stress abzuwenden. Außerdem sollten Sie mindestens einmal im Jahr bei einem Arzt mit Erfahrung in diabetesbedingten Augenerkrankungen Ihre Augen überprüfen lassen (einschließlich Pupillenerweiterung).

Zahnerkrankungen

Prädiabetes oder Diabetes machen regelmäßige Zahnarztbesuche notwendig, denn der erhöhte Blutzucker erhöht auch die Wahrscheinlichkeit von Zahnproblemen wie Parodontitis (Zerstörung von Zahnfleisch und Knochen durch Bakterien), Abszesse, Gingivitis (Zahnfleischentzündung), Mundtrockenheit und Verletzungen der Schleimhaut. Das erhöhte Risiko für Zahnfleischentzündungen beruht auf oxidativem Stress und einer Schädigung durch Glykierung. Die Glykotoxine schädigen

Blutgefäße, Kollagen und anderes Gewebe, was auch die Gesundheit von Zahnfleisch und Zähnen beeinträchtigt. Dabei spielt oxidativer Stress eine wichtige Nebenrolle, denn er erhöht die Infektionsgefahr und behindert zugleich die Heilung des empfindlichen Zahnfleischgewebes. Bei dauerhaft hohem Blutzucker ist das Immunsystem geschwächt und das Infektionsrisiko erhöht.

Studien zufolge haben aber umgekehrt auch Zahnprobleme – besonders Parodontitis – einen negativen Einfluss auf die Fähigkeit, den Blutzucker zu regulieren, und erhöhen ihrerseits das Risiko einer weiteren diabetischen Schädigung. Deshalb sind regelmäßige Zahnarztbesuche (mindestens dreimal pro Jahr) zur professionellen Zahnreinigung und Überwachung erforderlich.

Erektile Dysfunktion

Laut einer aktuellen Studie der John Hopkins Bloomberg School of Public Health sind 51,3 Prozent aller Männer mit Diabetes (gegenüber 18,4 Prozent aller Männer) von erektiler Dysfunktion betroffen, also Problemen, eine Erektion zu erreichen und aufrechtzuerhalten. Die eigentliche Ursache dieser Sexualstörung bei Diabetikern ist noch nicht endgültig geklärt. Unter den unterschiedlichen Theorien geht der neueste Ansatz davon aus, dass die erektile Dysfunktion bei Diabetikern durch einen Mangel an Stickstoffoxid im vegetativen Kerngebiet des Zwischenhirns ausgelöst wird. Einen ähnlichen Ansatz verfolgen Wissenschaftler am Brady Urological Institute der Johns Hopkins University. Sie gehen davon aus, dass ein Überangebot des Moleküls O-GlcNAc bei Menschen mit hohem Blutzucker die Funktion eines Enzyms (endotheliale NO-Synthase) beeinträchtigt, das für das Zustandekommen und die Erhaltung einer Erektion verantwortlich ist.

Auch ein niedriger Testosteronspiegel spielt bei Erektionsstörungen von Diabetikern eine Rolle. Ein Drittel aller Männer mit Diabetes hat überdurchschnittlich wenig Testosteron im Blut. Daher sollten zuckerkranke Männer ihren Hormonspiegel überprüfen lassen und möglicherweise eine Hormontherapie in Erwägung ziehen (siehe auch *Ein pharmazeutischer Ansatz,* Seite 275 ff.).

Fazit

Diabetische Folgeerkrankungen sind vermeidbar oder weitgehend beherrschbar, wenn man Entzündungen, oxidativen Stress und Glykierungsfolgen durch lang andauernde, hohe Blutzuckerwerte und Glykotoxine aus der Nahrung regulieren kann. Die Strategien dazu sind in Teil II detailliert beschrieben. Das Tragische an den erhöhten HbA_{1c}-Werten bei Diabetes ist weniger ihr Auftreten, sondern vielmehr ihr massiver, geradezu vernichtender Einfluss auf das Leben der Betroffenen, obwohl sie größtenteils vermeidbar wären.

Teil II

Ein integrativer Ansatz für Prävention und Therapie

Den Blick schärfen: Diabetes-Früherkennung

Die Statistik malt ein alarmierendes Bild: In Deutschland geht man davon aus, dass jeder sechste Deutsche vom metabolischen Syndrom betroffen ist. In der deutschen KORA-Studie aus dem Jahr 2000 erwies sich jede fünfte Frau und jeder vierte Mann als Prädiabetiker, zusätzlich wurde bei 9,7 Prozent der Männer und 6,9 Prozent der Frauen ein bisher nicht erkannter Diabetes festgestellt. Je nach Hochrechnung kommen hierzu noch acht bis neun Millionen diagnostizierte Diabetiker.

Demnach sind über 40 Prozent der Bevölkerung in Deutschland von Diabetes und dessen unmittelbaren Vorstufen betroffen. Deshalb sind wirksame Vorbeugungs- und Behandlungsmethoden notwendiger denn je. Die folgenden Kapitel erklären die Einzelheiten eines vielschichtigen, umfassenden und nachweislich erfolgreichen Ansatzes zur Wiederherstellung der Gesundheit bei Prädiabetes, zur Abwendung von Diabetes oder zum optimalen Umgang mit der Erkrankung.

Sie erhalten einen Überblick über die Tests, denen sich jeder unterziehen sollte, um das persönliche Risiko für oder das Vorliegen von Prädiabetes, Insulinresistenz oder manifestem Diabetes zu bestimmen. Anschließend wird Ihnen ein neuartiges Programm vorgestellt, das sich aus einer Antiglykierungsdiät, wenigen Minuten Bewegung pro Tag, wissenschaftlich erforschten Nahrungsergänzungsmitteln, Veränderungen der Lebensweise und wenn nötig pharmazeutischen Medikamenten zusammensetzt, welche die anderen vier Bausteine des Programms ergänzen. Ein praktischer und umfassender Ansatz, der sicher und einfach umsetzbar ist und sich von jedem anderen Vorgehen bei Prädiabetes und Diabetes unterscheidet.

Es ist nicht nachvollziehbar, wie im Zeitalter fortgeschrittener medizinischer Früherkennungs- und Behandlungsverfahren und der Bereitstellung detaillierter Gesundheitsinformationen über das Internet und andere Quellen die Diagnose Typ-2-Diabetes neun bis zwölf Jahre verspätet gestellt werden kann. Rund ein Drittel der Betroffenen wissen nichts von ihrer Erkrankung. Doch die Statistik lügt nicht.

Sie, Ihre Freunde und Ihre Familie möchten nicht zum Kreis der Diabetiker gehören. Sie können das Risiko tatsächlich ausschalten oder minimieren, indem Sie frühe Vorstufen der Erkrankung erkennen. Dazu brauchen Sie sich nur einigen einfachen Blutuntersuchungen zu unterziehen, in denen wichtige Stoffwechselwerte ermittelt werden. Die Ergebnisse sind für Sie und Ihren Arzt von großer Aussagekraft und Basiswerte zur Beurteilung gesundheitlicher Veränderungen. Blutuntersuchungen bei Diabetes sind zwar nicht unumstritten, aber unverzichtbare Voraussetzung für alle weiteren Schritte – daher widmet sich ihnen der größte Teil dieses Kapitels. Sie werden dabei Überraschendes erfahren, z. B. dass Sie und Ihr Arzt möglicherweise ein unvollständiges Bild Ihres Stoffwechsels erhalten, welche »Geheimnisse« das Blut preisgibt, und wie man diese Informationen nutzen kann, um diabetische Folgeerkrankungen zu vermeiden oder deutlich zu reduzieren.

Warum Früherkennung?

Die Begriffe »Screening«, »Früherkennung« oder »Test« erscheinen vielfach austauschbar, bedeuten aber nicht dasselbe. Bei der Früherkennung geht es darum, ohne Krankheitsverdacht ein erhöhtes Risiko oder das Frühstadium einer bestimmten Erkrankung zu identifizieren, während Tests bei Krankheit oder Krankheitsverdacht zur Diagnosestellung, aber auch zur Beurteilung des Krankheitsverlaufs bzw. des Behandlungserfolgs dienen. Eine effektive Früherkennung muss drei Schlüsselkriterien erfüllen:

- Die Erkrankung stellt ein wichtiges Gesundheitsthema dar und lässt sich mit zuverlässigen Testmethoden nachweisen.
- Der übliche Krankheitsverlauf ist gut bekannt.
- Mit der Früherkennung sind klare, unstrittige Vorteile verbunden. Im Gegensatz zu verspäteter Erkennung und Behandlung sind die Behandlungserfolge überlegen.

All diese Kriterien sind bei Diabetes erfüllt, doch erstaunlicherweise gab es lange Zeit keine größere, randomisierte (zufallsbereinigte), kontrollierte Studie zur Diabetesfrüherkennung bezüglich der Abwendung eines Krankheitsausbruchs bei gefährdeten Menschen.

Erst 2002 wurden die Ergebnisse der Studie *Diabetes Prevention Program* veröffentlicht. Sie unterstrichen, wie eindrücklich erhebliche Veränderungen der Lebensweise (Ernährung, Bewegung und Verhalten, aber auch das Medikament Metformin) den Ausbruch von Diabetes verhindern können. Bei diesem Diabetes-Präventionsprogramm teilten die Forscher 3234 Teilnehmer mit Übergewicht und auffälligen Nüchternzuckerwerten auf drei Gruppen auf:

- Veränderungen der Lebensweise mit dem Ziel, mindestens sieben Prozent Gewicht abzubauen und sich wöchentlich mindestens 150 Minuten zu bewegen;
- 850 Milligramm Metformin zweimal täglich;
- Placebomedikation (Scheinmedikament) anstelle von Metformin.

Im Verlauf der dreijährigen Studie ergab sich, dass bei Veränderungen der Lebensweise 58 Prozent weniger Diabeteserkrankungen zu verzeichnen waren als in der Placebogruppe. Metformin konnte das Risiko um 31 Prozent senken.

Da bei Diabetes die Vorbeugung besonders wichtig ist, soll dieses Kapitel zur Klärung beitragen, ob Sie oder jemand, der Ihnen nahesteht, von Insulinresistenz – dem Schlüsselfaktor für Typ-2-Diabetes – bedroht ist. Wer Symptome oder Anzeichen von Prädiabetes und/oder metabolischem Syndrom aufweist (siehe *Prädiabetes und metabolisches Syndrom,* Seite 49 ff.), sollte sich unbedingt einer Früherkennungsuntersuchung zur Insulinresistenz unterziehen. Dies gilt besonders für

Übergewichtige über 45 Jahren mit sitzender Lebensweise und einem Taillenumfang von über 100 cm bei Männern oder über 88 cm bei Frauen, aber auch wenn nahe Verwandte an Diabetes erkrankt sind. All dies sind Risikofaktoren für Diabetes.

Einige einfache Blutuntersuchungen zur Bestimmung des Risikos einer Insulinresistenz bieten einen hervorragenden Ersatz für andere kostspielige und aufwendige Tests. Zwei weitere Tests (Hämoglobin A_{1c} und Fruktosamin) spielen für die Suche und Überwachung von Glykierungsschäden im Körper eine wichtige Rolle. Im Folgenden erfahren Sie auch von weiteren Tests, die in der Regel nicht von Ärzten angeordnet werden, und besprechen ihre Bedeutung für die Diabetesfrüherkennung. Einer davon ist nur für Männer konzipiert.

Testverfahren

Viele Menschen meinen, dass zur Beurteilung des Stoffwechsels eine Nüchternzuckerbestimmung ausreicht.

Tatsächlich ist die Nüchternzuckerbestimmung zwar wichtig und sinnvoll, erfordert jedoch zur Entdeckung einer Insulinresistenz zusätzlich die Bestimmung von Nüchterninsulin und Blutfetten.

Alle älteren Erwachsenen sollten daher jährliche Blutuntersuchungen wahrnehmen, bei denen verschiedene Werte ermittelt werden, z. B. ein großes Blutbild, Leberwerte und bestimmte Serumwerte. Daneben gibt es fünf weitere Indikatoren für die Stoffwechselgesundheit, die miteinander in Verbindung stehen:

- Nüchternplasmaglukose
- Nüchterninsulin
- Lipide (Cholesterin und Triglyzeride)
- Hämoglobin A_{1c} (HbA_{1c})
- CRP (C-reaktives Protein)

Sobald Sie und Ihr Arzt Ihre Grundwerte für all diese Faktoren kennen, lässt sich Ihr Stoffwechsel korrekt beurteilen. Gleichzeitig haben Sie Vergleichswerte für spätere Untersuchungen, deren Abstände sich nach Lebensweise, Gesundheitszustand und individuellen Risikofaktoren für Insulinresistenz und Diabetes richten.

Nüchterninsulin

Der Nüchterninsulinspiegel wird nicht routinemäßig überprüft, doch die Ermittlung dieses Wertes bedeutet eine wichtige und einfache Hilfe zur Beurteilung des Risikos einer Insulinresistenz. Komplizierte Methoden, die meist nur an speziell ausgestatteten medizinischen Forschungszentren verfügbar sind, sind dazu nicht notwendig. Bestimmt man den Nüchterninsulinspiegel zum gleichen Zeitpunkt wie den Nüchternzuckerwert, so ergibt sich eine rasche, ziemlich exakte Momentaufnahme des Risikos einer Insulinresistenz. Die Gefährdung ist hoch, wenn beide Nüchternwerte – Insulin und Blutzucker – hoch ausfallen und ein Taillenumfang von über 100 cm (Männer) bzw. 88 cm (Frauen) hinzukommt.

Als hoch gelten Insulinwerte ab 15 µU/ml (Mikroeinheit pro

Milliliter), aber bereits Werte ab 10 µU/ml deuten auf ein Risiko hin. Achtung: Ein erhöhter Insulinspiegel deutet nicht nur auf Insulinresistenz hin, sondern kann auch auftreten bei Akromegalie, Cushing-Syndrom, Insulinom, Fruktose- und Galaktoseunverträglichkeit sowie als Nebenwirkung verschreibungspflichtiger Medikamente wie Levodopa, »Pille« oder Kortikosteroiden.

Wenn Ihr Blutzuckerspiegel schon längere Zeit erhöht ist, ein anfänglich hoher Insulinspiegel aber sinkt, geht die Reaktionsfähigkeit der Betazellen bereits zurück. Dann besteht ein Risiko für einen »Burnout« der Betazellen und damit Diabetes. Für viele Ärzte ist ein niedriger Insulinspiegel Anlass genug, »altmodische« Medikamente wie Sulfonylharnstoffe zu verschreiben, mit denen die empfindlichen Betazellen dazu gebracht werden, mehr Insulin zu erzeugen. Da jedoch das Versagen der Betazellen und die Insulinresistenz als ursächliche Probleme für Typ-2-Diabetes verantwortlich sind, sollten entgegen dieser Praxis – wenn überhaupt – aktuelle Wirkstoffe zur Verbesserung der Betazellfunktion angewandt werden (siehe *Ein pharmazeutischer Ansatz,* Seite 262 ff.).

Blutfette (Lipide)

Die Bestimmung von Blutfetten hilft, das persönliche Risiko für metabolisches Syndrom, Insulinresistenz und Herzerkrankungen genauer einzuschätzen. Wie beim Nüchternzuckertest darf man vor der Blutentnahme für die Lipidbestimmung zehn bis zwölf Stunden keine Nahrung zu sich nehmen. Zu den ermittelten Werten gehören **Gesamtcholesterin, HDL-Choles-**

Niedriger Testosteronspiegel bei Männern in Zusammenhang mit Typ-2-Diabetes und Insulinresistenz

Männer mit Insulinresistenz und Typ-2-Diabetes zeigen besonders häufig einen niedrigen Testosteronspiegel. Im Juni 2006 wurde im *European Journal of Endocrinology* eine Studie veröffentlicht, der zufolge eine **Testosteronersatztherapie** bei Männern mit niedrigem Testosteronspiegel und Typ-2-Diabetes die Insulinresistenz verringert und die Blutzuckereinstellung erleichtert. Schon vor einigen Jahren ergab eine schwedische Studie, dass Testosterongaben bei übergewichtigen Männern mittleren Alters mit merklichem Rückgang des Bauchfetts, der Insulinresistenz, des diastolischen Blutdrucks und des Cholesterins einhergingen. Daher gilt: Lassen Sie Ihren Testosteronwert überprüfen.

terin, LDL-Cholesterin und Triglyzeride.

Cholesterin wird oft zu Unrecht verteufelt, obwohl es eigentlich eine lebenswichtige Substanz darstellt. Es trägt entscheidend zu Funktionen wie der Erzeugung von Steroiden bei (Hormonen wie Östrogen, Progesteron, DHEA und Testosteron), ist aber auch an der Produktion von Gallensäure und der Bildung der Zellmembranen beteiligt. Überschüssiges Cholesterin wird mit einem erhöhten Herz- und (auch) Schlaganfallrisiko in Verbindung gebracht. Mittlerweile allerdings gibt es interessante, kontrovers diskutierte Belege dafür, dass Cholesterin zwar an Herzerkrankungen beteiligt sein mag, jedoch nicht die tatsächliche Ursache darstellt.

Im Blut wird Cholesterin von den Lipoproteinen HDL (high-density lipoprotein), LDL (low-density lipoprotein) sowie VLDL (very low density lipoprotein) transportiert. An dieser Stelle wollen wir nur über die ersten beiden Sorten sprechen. LDL-Cholesterin gilt als das schädliche Cholesterin, weil erhöhte LDL-Werte mit Erkrankungen der Herzkranzgefäße (Koronare Herzkrankheit) einhergehen können. HDL transportiert überschüssiges Cholesterin zur Weiterverarbeitung in die Leber zurück und wird als »gutes« Cholesterin eingestuft.

Die Vorgaben zu Ernährung und Lebensweise in diesem Buch können Ihnen helfen, gesunde Triglyzerid- und Cholesterinwerte zu erreichen.

Nicht selten haben Typ-2-Diabetiker keine auffälligen LDL-Werte. Wir wissen jedoch, dass die besonders kleinen, dichten LDL-Partikel bei Diabetikern sehr oft der Entwicklung von Arteriosklerose Vorschub leistet, selbst wenn keine hohe Gesamtmenge an LDL im Blut festzustellen ist. Die Form des LDL-Cholesterins bei Typ-2-Diabetikern oxidiert besonders leicht und trägt damit zur Arterienverkalkung bei.

In den USA gestattet der neuartige **VAP-Test** (Vertical Auto Profile) mittlerweile die Ermittlung der Größe unterschiedlicher Cholesterinpartikel im Blut, darunter auch des LDL-Cholesterins. Mehr darüber erfahren Sie von Ihrem Arzt oder (in englischer Sprache) auf www.atherotech.com.

Grenzwerte für die Auswertung des Blutfettspiegels

- **Gesamtcholesterin:** Unter 200 mg/dl werden als optimal angesehen. Bei Werten über 240 mg/dl hingegen ist von einem erhöhten Herzrisiko auszugehen.
- Bei Diabetes sollte ein **LDL-Wert** unter 100 mg/dl angestrebt werden, um das Herzinfarkt- und Schlaganfallrisiko zu senken.
- Hohe **HDL-Werte** scheinen das Herz zu schützen. 60 mg/dl oder mehr weisen auf ein reduziertes Herzrisiko hin; Werte um 40 mg/dl auf ein durchschnittliches Risiko. Niedrige HDL-Werte sind typisch für Patienten mit Insulinresistenz.
- Bei **Triglyzeridwerten** über 130 bis 150 mg/dl erhöht sich das Risiko einer Insulinresistenz.
- Ein **Triglyzerid-HDL-Verhältnis** unter 2 spricht für ein geringes Herzrisiko. Das Verhältnis von Triglyzeriden zu HDL ist ein oft unterschätztes, sehr aussagekräftiges Prognosekriterium für eine Herzerkrankung. Je niedriger der Triglyzeridwert bzw. je höher der HDL-Wert, desto kleiner fällt diese Zahl aus. Menschen mit einem hohen Quotienten sind deutlich häufiger von Insulinresistenz bedroht.

Hämoglobin A_{1c} (HbA_{1c})

Der überaus wichtige **HbA_{1c}-Test** sollte für ältere Menschen zu den Standarduntersuchungen zählen. Auch jeder, bei dem Prädiabetes oder Diabetes festgestellt wurden, sollte sich alle drei bis vier Monate diesem Test unterziehen, mit dem das Ausmaß der Glykierung und indirekt damit auch das gegenwärtige und künftige Risiko für diabetische Folgeerkrankungen festgestellt werden kann. Der Test wurde bereits Ende der 70er-Jahre entwickelt und ist seit Jahrzehnten bekannt, wird jedoch leider immer noch zu wenig genutzt. Er bietet zuverlässige, exakte und wichtige Informationen über Glykierung und deren weitreichende Folgen.

Der HbA_{1c}-Test ähnelt einer kleinen Zeitmaschine, denn er gestattet dem Arzt einen Rückblick auf die letzten drei bis vier Monate mit Auswertung der Glykierung, die im Körper in diesem Zeitraum stattgefunden hat. Deshalb ist seine Aussagekraft zu potenziellen Schäden im Körper weit höher als die schlichte Konzentration auf den Blutzuckerspiegel. Der Blutzucker hat zwar einen wichtigen Einfluss auf das Ausmaß der Glykierung im Körper, ist jedoch nicht der einzige Faktor, der hierzu beiträgt. Wir kennen viele Fälle, in denen der Blutzucker akzeptabel, der HbA_{1c}-Wert aber dennoch erhöht war.

Ein Grund für die Aussagefähigkeit der HbA_{1c}-Bestimmung liegt darin, dass Glukose sich an Proteine wie die der roten Blutkörperchen anheftet. Der HbA_{1c}-Test misst den durchschnittlichen Glukosegehalt im Blut während der letzten zwölf Wochen – der durchschnittlichen Lebensdauer roter Blutkörperchen, bevor diese wieder aus dem Kreislauf entfernt werden. Deshalb ist diese Zuckerform schon eine ganze Weile im Umlauf und liefert ein exakteres Bild über die Schäden durch Glykierung im letzten Vierteljahr als nur der Nüchternzuckerwert.

Über den HbA_{1c}-Test gibt es kontroverse Diskussionen. In den meisten Labors gilt ein Wert zwischen 4,0 und 5,9 Prozent für gesunde Menschen als normal. Gesundheitsexperten halten bei Prädiabetes oder Diabetes oft auch einen Wert von maximal 7,0 Prozent (das entspricht einem durchschnittlichen Blutzuckerwert von bis zu 150 mg/dl) für ein »gesundes« Ziel. Die International Diabetes Federation und das American College of Endocrinology empfehlen 6,5 Prozent als Grenzwert. Ältere Menschen und Diabetiker sollten hingegen einen HbA_{1c}-Wert deutlich unter 6,0 Prozent anstreben.

Im September 2005 erschienen in den *Archives of Internal Medicine* die Ergebnisse einer Studie der John Hopkins University, denen zufolge das Herzinfarktrisiko bereits bei einem HbA_{1c}-Wert über 4,5 Prozent deutlich erhöht ist. »Normal« ist daher keineswegs gleichbedeutend mit »optimal«: Für ein langes und gesundes Leben (Diabetes beschleunigt die Alterung) sollte sich der Zielwert unter 5,0 Prozent bewegen.

Da es für die Labors bisher kein standardisiertes Messverfahren gibt, sollten alle HbA_{1c}-Tests von demselben Labor ausgeführt werden oder von Labors, die nach der DCCT-Referenzmethode standardisiert arbeiten. Wer immer denselben Arzt oder dieselbe Klinik aufsucht, kann von einheitlichen Testverfahren ausgehen. Wer allerdings umzieht oder den Arzt wechselt, sollte sich erkundigen, welches Labor den Test auswertet, damit die Werte mit den bisherigen vergleichbar sind.

Obwohl der HbA_{1c}-Test in der Regel nützliche Hinweise liefert, kann er fehlerhaft ausfallen, wenn Sie während der letzten sechs Wochen Ihre Ernährung oder Behandlung umgestellt haben oder schwanger sind, denn in solchen Zeiten schwanken Glukose- und Insulinspiegel häufig. Auch Blutarmut (Anämie) oder Blutverlust in den letzten Wochen können zu Ungenauigkeiten führen. In solchen Fällen kann man stattdessen einen **Fruktosamintest** durchführen.

Fruktosamintest

Der Test auf Fruktosamin (glykiertes Serumalbumin) ist seit den 80er-Jahren bekannt, jedoch nicht sehr gebräuchlich. Er eignet sich zur Messung der Glykierung, wenn die Testergebnisse des HbA1c-Tests – z. B. aufgrund einer Anämie – unzuverlässig ausfallen können. Auch der Fruktosamintest gestattet einen Rückblick mit Bestimmung des Ausmaßes glykierungsbedingter Schäden, allerdings nicht über zwölf, sondern nur etwa drei Wochen. Das liegt daran, dass dieser Test die Glukosemenge misst, die sich an Albumin und andere Serumproteine anheftet, welche nur etwa 17 bis 21 Tage im Blutkreislauf verbleiben. So lassen sich schnellere Veränderungen feststellen als über den HbA1c-Test. Leider existiert kein Standardreferenzbereich für den Fruktosamintest, sodass er in der Praxis schwerer zu interpretieren ist als der HbA1c-Wert. Der Arzt sollte sich bei der Deutung am Referenzbereich des jeweiligen Labors orientieren, der Alter, Geschlecht, Vergleichspopulation (z. B. werden Schwangere mit Schwangeren verglichen) und Testmethode berücksichtigt. Insbesondere werden Veränderungen der Werte beurteilt. Wenn der Fruktosaminspiegel ansteigt, sind die Schäden durch Glykierung erhöht, wenn er auf einen normaleren Wert zurückgeht, schlägt die Behandlung vermutlich an.

Nüchternzuckermessung

Die Nüchternzuckermessung (Nüchternplasmaglukosebestimmung) zählt zu den verbreitetsten Stoffwechseltests. Nach zehn- bis zwölfstündiger Nahrungskarenz wird eine Blutprobe entnommen, um den Zuckerspiegel im Blut zu bestimmen. Ein Wert bis zu 100 mg/dl gilt als normal – optimal ist für den Stoffwechsel ein Wert zwischen 79 bis 85 mg/dl. 100 bis 126 mg/dl zeigen eine gestörte Glukosetoleranz (GGT) oder Prädiabetes an. Bei über 126 mg/dl geht man von Diabetes aus.

Beträgt der Nüchternzucker über 100 mg/dl und haben Sie sich auch den anderen empfohlenen Tests unterzogen, kann Ihr Arzt die Ergebnisse insgesamt einschätzen.

HbA_{1c}-Test

Bei der Diagnose Prädiabetes oder Diabetes sollte immer unverzüglich ein HbA_{1c}-Test durchgeführt werden, um abschätzen zu können, wie stark der Körper durch Glykierung geschädigt wurde.

Falls der Arzt bei einem Ergebnis über 100 mg/dl einen oralen Glukosetoleranztest (oGTT) anordnet, sollten Sie unbedingt auch nach einem HbA_{1c}-Test fragen.

CRP (C-reaktives Protein)

Im Januar 2003 akzeptierten die Centers for Disease Control and Prevention und die American Heart Association den Test auf CRP (C-reaktives Protein) als Früherkennungstest für Schäden an den Koronararterien, den Blutgefäßen, welche dem Herz sauerstoffreiches Blut zuführen. Im Fall einer Schädigung kommt es zur Koronaren Herzkrankheit (KHK), einer Unterversorgung des Herzens insbesondere mit Sauerstoff. Die Entzündungen, die dieser Test anzeigt, sind ein wichtiger Risikofaktor für Schäden an den Koronararterien, aber auch für Schlaganfall und andere altersbedingte Erkrankungen. Wenn der CRP-Test ernster genommen würde, ließen sich mehr Herzprobleme verhindern.

Der CRP-Test misst die Konzentration eines speziellen Proteins, das die Leber bei bestehenden Entzündungen im Körper erzeugt.

CRP-Test

Da Entzündungen ein Schlüsselfaktor für Diabetes und diabetische Folgeerkrankungen wie Herzerkrankungen sind, sollte man immer wissen, ob der CRP-Spiegel erhöht ist.

Der durchschnittliche CRP-Wert in der Bevölkerung liegt zwischen 1,0 und 3,0 mg/dl, doch es gibt wissenschaftliche Belege dafür, dass diese Durchschnittswerte keineswegs ideal sind. Beim gesunden Menschen sollte der Blutspiegel möglichst unter 1,0 mg/dl liegen. Aktuelle Ergebnisse aus dem *New England Journal of Medicine* zeigten, dass sich das Herzinfarktrisiko bei besonders niedrigen CRP- und LDL-Werten deutlich verringert.

Testergebnisse verbessern

Die gute Nachricht lautet, dass eine frühe Kenntnis gesundheitlicher Probleme das Risiko künftiger Komplikationen deutlich reduzieren kann, wenn man sein Leben entsprechend umstellt und die Maßnahmen ergreift, die in den folgenden Kapiteln beschrieben werden. Dabei spielt es keine Rolle, ob man Prädiabetes oder dem metabolischen Syndrom vorbeugen oder beide Entwicklungen umkehren möchte – oder ob man nach Ausbruch von Diabetes wenigstens das Ausmaß der Krankheitsfolgen reduzieren möchte. Wer seine Testergebnisse in den gesunden Bereich bringt, kann das Fortschreiten der Erkrankung und ihrer Folgen verlangsamen oder gar verhindern.

Blutzucker messen

Die Messung des Blutzuckers gestaltet sich heutzutage denkbar einfach. Es gibt zahlreiche Geräte für zu Hause und unterwegs, die eine einfache, bequeme Bestimmung gestatten. Hinzu kommen speziellere, aber ebenso einfach zu bedienende Überwachungsgeräte, falls Ihr Arzt eine engmaschigere Blutzuckerkontrolle empfiehlt.

Wer Prädiabetes oder Diabetes hat, sollte den eigenen Blutzuckerspiegel gezielt überwachen. Diabetiker brauchen dazu mindestens vier Messwerte pro Tag, z. B. vor dem Frühstück, zwei Stunden nach dem Frühstück, zwei Stunden nach dem Mittagessen und abends. Das scheint auf den ersten Blick viel verlangt, doch nur so ist eine optimale Blutzuckereinstellung zu erreichen. Die jedoch ist unerlässlich, wenn Sie Blindheit, Neuropathie, Nierenversagen, Herzinfarkt und anderen Folgen hoher Blutzuckerwerte bestmöglich vorbeugen wollen. Typ-1-Diabetikern oder insulinpflichtigen Schwangeren empfehlen wir eine besonders strenge Blutzuckerbeobachtung (siehe

Nüchternblutzucker – Definition

- 70 bis 99 mg/dl: normal (für optimal halten wir einen Wert zwischen 70 und 85 mg/dl)
- 100 bis 125 mg/dl: Prädiabetes
- Ab 126 mg/dl: Diabetes

Quelle: American Diabetes Association

Kasten). Auch bei jeder Umstellung oder Veränderung der Behandlung sollten Sie häufiger messen. Generell müssen Typ-2-Diabetiker, die eine gute Blutzuckereinstellung anstreben, ihren Blutzucker sehr häufig bestimmen.

Tragbare Blutzuckermessgeräte für den häuslichen Gebrauch

Es kommen ständig neue, verbesserte Blutzuckermessgeräte auf den Markt, immer kleiner, schneller und komfortabler, die mittlerweile auch für einen genauen Wert immer weniger Blut benötigen (und daher weniger Schmerzen bereiten). Früher musste man mit einer kleinen, scharfen Nadel, einer Lanzette, in die Fingerkuppe stechen und den Blutstropfen dann auf einem Teststreifen in ein Messgerät einlegen. Solche Teststreifen für Diabetiker sind mit Substanzen wie Dehydrogenase, Glukoseoxidase oder Hexokinase versehen, die mit dem Blutzucker reagieren. Das Messgerät bestimmt, wie viel Glukose in dem Tropfen Blut vorliegt und zeigt innerhalb von zehn bis fünfzehn Sekunden das Ergebnis an. Tragbare Messgeräte unterscheiden sich im Hinblick auf Größe, Schnelligkeit, Preislage, Speicherumfang und die Möglichkeit einer PC-Anbindung. Manche haben sogar eine Alarmfunktion, die einen an die Messung erinnert.

Die Fingerkuppen sind der übliche Ort für den Einstich, weil sich Blutzuckerveränderungen hier viel rascher zeigen als in Proben aus anderen Regionen wie Schenkel, Oberarm, Unterarm, oder Daumenballen. Daher sind die Messwerte zuverlässiger. Am raschesten verändern sich die Werte nach dem Sport oder nach dem Essen.

Pflege und Kalibrierung

Damit das Messgerät korrekte Werte liefert, muss es sauber gehalten und genau eingestellt werden. Die meisten Geräte enthalten ein Programm, mit dessen Hilfe man die Eichung überprüfen kann. Wir empfehlen auch dringend, Ihr Gerät zu Untersuchungsterminen beim Arzt mitzubringen, damit Sie die ermittelten Werte mit denen der Arztpraxis vergleichen können.

Die Teststreifen reagieren sehr empfindlich auf Licht, Feuchtigkeit und Hitze. Zum Schutz vor Beschädigung müssen sie im geschlossenen Behälter aufbewahrt werden. Sie sind zudem speziell für das jeweilige Messgerät entwickelt. Achten Sie daher darauf, dass die Codenummer des Messgeräts und die der Teststreifen übereinstimmen. Ansonsten sollten Sie unverzüglich mit Ihrem Arzt oder Apotheker Kontakt aufnehmen und dafür sorgen, dass Sie die richtigen Streifen bekommen.

Blutzucker-Langzeitmessung

Ein neuartiges Gerät zur Blutzucker-Langzeitmessung (continuous glucose monitoring system – CGMS®) erleichtert Patienten und Ärzten die Diabeteseinstellung. Zum Zeitpunkt der Entstehung dieses Buches wurden erst wenige Geräte zugelassen (Medtronic MiniMed und Guardian RT), doch es dürften schon bald weitere Geräte auf den Markt kommen. Die genannten Systeme ermitteln den durchschnittlichen Blutzucker über bis zu drei Tage, wobei sie innerhalb von 24 Stunden bis zu 288 Messungen durchführen.

Das CGMS besteht aus einem winzigen Sensor, der unter die Bauchhaut implantiert wird und mit einem Pflaster an Ort und Stelle gehalten wird. Dieser Sensor überträgt seine Ergebnisse auf einen handlichen Monitor, den man am Gürtel tragen kann, und der bis zu 72 Stunden lang alle fünf Minuten den aktuellen Blutzuckerwert anzeigt oder speichert. Zusätzlich notieren die Patienten alle eingenommenen Medikamente, Sport und Mahlzeiten und können die entsprechenden Zeitpunkte auch durch Knopfdruck am Monitor anzeigen. Nach drei Tagen wird der Sensor vom Arzt entfernt und die gespeicherten Informationen werden auf einen Computer übertragen. Dort kann man sich eine grafische Auswertung ansehen und den Behandlungsplan individuell anpassen.

GlucoWatch

2001 wurde in den USA ein armbanduhrähnliches Messgerät zugelassen, die GlucoWatch. In Deutschland ist eine Zulassung nach gegenwärtigem Stand nicht zu erwarten. Dieses Gerät ermittelt den Blutzucker zwölf Stunden lang alle 20 Minuten, indem es winzige Spuren Feuchtigkeit von der Haut aufnimmt und mit nicht spürbaren Stromstößen Veränderungen erkennt. Es kann die traditionellen Messungen aus Fingerkuppenblut jedoch nicht ersetzen: Die Ergebnisse sind oft ungenau, die Messung kann die Haut reizen, und sie funktioniert nur zwölf Stunden lang. Manche Diabetiker verwenden die GlucoWatch jedoch, weil sie nachts zu gefährlichen Unterzuckerungen (Hypoglykämie) neigen, und das Gerät so programmiert werden kann, dass es bei sehr niedrigem Zuckerspiegel Alarm schlägt.

Fazit

Wir können nicht genug betonen, wie wichtig es ist, mit zunehmendem Alter die nötigen Vorsorgeuntersuchungen auf Stoffwechselerkrankungen wie Diabetes wahrzunehmen. Die Bestimmung von Nüchternzucker, Blutfetten, Insulin, CRP, Testosteron (bei Männern) und HbA_{1c} liefert wichtige Informationen für stoffwechselbedingte Risiken. Besonders wichtig sind Blutuntersuchungen, wenn Diabetes bei Ihnen in der Familie liegt sowie bei Übergewicht, großem Bauchumfang oder anderen Anzeichen einer Stoffwechselerkrankung. Leider ergeben sich oft unangenehme Überraschungen. Doch jede Früherkennung bietet Gelegenheit, diabetischen Gesundheitsschäden vorzubeugen oder – bei ausreichend früher Diagnose – den Krankheitsverlauf rückgängig zu machen.

Diät ist keine Lösung

In diesem Kapitel geht es darum, wie man die eigenen Gene über die Ernährung so ausrichtet, dass Insulinresistenz, Betazellfunktion, Blutzuckerspiegel und Glykierung positiv beeinflusst werden. Jetzt denken Sie vielleicht: »Kohlenhydrate zählen und Fettzufuhr beschränken, das kenne ich doch schon alles«, oder »Ich hoffe, jetzt kommt nichts über glykämischen Index und glykämische Last. Ich habe diese ewigen Tabellen so satt!«

Daher soll dieses Kapitel einige wichtige Missverständnisse zum glykämischen Index richtig stellen und wichtige Informationen zusammenfassen, von denen Sie mit großer Sicherheit noch nie gehört haben. Es erklärt die Glykierung als entscheidende Diabeteskomplikation – und Strategien zur Minimierung der Schäden durch übermäßige Glykierung und Glykotoxine aus der Nahrung. Dazu dient ein einfaches, lebensnahes Ernährungskonzept. Diese Form der Ernährung schmeckt gut, ist leicht umzusetzen und kann v. a. dazu beitragen, das Risiko für diabetische Folgeerkrankungen ganz oder weitgehend zu senken. Nebenbei können Sie auf diese Weise nachhaltig Gewicht abbauen, ohne sich zu quälen. Außerdem erfahren Sie, warum die Zubereitungsart mindestens genauso wichtig ist wie die Auswahl der Nahrungsmittel, und welche Speisen empfehlenswert sind.

Wie wichtig ist der glykämische Index (GI)?

Wenn Sie sich bereits damit auseinandergesetzt haben, sind Sie möglicherweise verwirrt und frustriert, wenn es um Konzept, Begrifflichkeiten und Tabellen rund um die glykämische Last und den glykämischen Index geht. Dies geht anderen auch so. Schon viele Patienten haben uns erklärt, dass diese Hilfen zur Auswahl der »richtigen« Lebensmittel zur Vorbeugung und Behandlung von Diabetes nicht einfach umzusetzen sind. Viele Menschen kapitulieren davor. Tatsächlich können diese Instrumente sogar irreführend sein. Der glykämische Index (GI) ist dafür ein gutes Beispiel. Dieser Faktor gibt an, wie rasch ein bestimmtes Lebensmittel den Blutzucker anhebt. Grundsätzlich geht man davon aus, dass Speisen mit einem hohen GI »schlecht« sind, während solche mit niedrigem GI als empfehlenswert gelten. Sieht man sich jedoch die Tabellen an, haben Cornflakes einen hohen (86 bis 92), Schoko-Erdnuss-Riegel hingegen einen niedrigen GI (41 bis 43). Einfache, gekochte Möhren rangieren sehr hoch (über 92), ein glasierter Schokoladenkuchen jedoch sehr niedrig (38) (siehe http://www.glycemicindex.com/). Heißt das nun, dass man gekochte Möhren und Cornflakes meiden und stattdessen lieber Schokoriegel und Schokoladenkuchen verzehren sollte? Natürlich nicht! Doch bei strenger Auslegung der GI-Tabellen kommt man leicht auf so eine Idee.

Eine weitere Ungereimtheit: Fruchtzucker bzw. Fruktose (ein einfacher Zucker, der in vielen Speisen vorliegt oder ihnen zugesetzt wird) besitzt einen niedrigen GI – niedriger als viele Gemüse-, Vollkorn- und Bohnensorten mit all ihren gesunden Eigenschaften. Im Vergleich zu Glukose mit einem GI von 100, liegt der GI von Fruktose nur bei 20, während normaler Haushaltszucker (Saccharose) einen mäßigen GI-Wert von 55 aufweist. Doch nur wenige wissen, dass Fruktose leicht glykiert. Deshalb ist ein hoher Fruktosekonsum für jeden, der sich bereits auf dem besten Weg zu Diabetes befindet, sehr kritisch anzusehen.

Der gesunde Menschenverstand verrät bereits, dass Schokoladenkuchen oder Schokoriegel trotz eines niedrigen GI nicht gerade Eckpfeiler der Ernährung sein sollten. Diese Extrembeispiele betonen eine wichtige Tatsache: Die GI-Einstufung informiert zwar darüber, wie der Blutzucker auf bestimmte Nahrungsmittel hin ansteigt, ist jedoch fehlerhaft und nur von begrenztem Nutzen.

Die Verfechter des GI dürften die Ergebnisse einer Studie irritieren, die im Februar 2006 im *British Journal of Nutrition* erschien. Dort wurde keine signifikante Beziehung zwischen dem GI von Nahrungsmitteln und dem Blutzuckerspiegel von über 1000 Teilnehmern gefunden, die fünf Jahre lang ihre Nahrungszufuhr protokollierten.

Das alles bedeutet nicht, dass die GI- oder GL-Tabellen völlig wertlos sind. Verschiedene wissenschaftliche Belege unterstüt-

GI auf dem Prüfstand: Kein Zusammenhang mit Blutzucker, Appetit und Insulinreaktion

Nahrung mit einem hohen glykämischen Index (GI) oder einer hohen glykämischen Last (GL) gilt gemeinhin als appetitanregend und gewichtsteigernd. Diese Vorstellungen stützen sich vor allem auf die Ergebnisse von sehr kurzfristigen Studien unter Laborbedingungen. Deshalb stellten brasilianische Forscher diese Ideen in einer Studie auf den Prüfstand, die im September 2005 in der angesehenen Zeitschrift *Diabetes Care* erschien. Zwei Gruppen Erwachsener erhielten acht Tage lang unter genau kontrollierten Bedingungen nur Speisen mit hohem bzw. niedrigem GI. Nach Ablauf dieser Frist war in Bezug auf Blutzucker, Insulinreaktion, Appetit oder Nahrungsaufnahme kein signifikanter Unterschied zwischen beiden Gruppen nachweisbar.

zen nämlich den Ansatz, dass eine sehr kohlenhydratreiche Ernährung auf Blutzucker und Blutfette von Menschen mit Insulinresistenz oder Typ-2-Diabetes einen negativen Einfluss hat. Doch die GI- und GL-Listen haben ihre Grenzen und sollten beim Thema Ernährung nicht als Allheilmittel gelten.

Insbesondere berücksichtigen die Werte nicht, dass die meisten Mahlzeiten aus mehreren Komponenten bestehen. Wer isst schon 700 Gramm Möhren (50 Gramm Kohlenhydrate) pur und auf einmal? Oder 250 Gramm Reiskuchen zum Abendbrot? In Wirklichkeit sind unsere Speisen aus einer Vielzahl von Zutaten zusammengesetzt, doch es ist sehr schwierig, den GI- oder GL-Wert einer solchen Mahlzeit zu ermitteln. Zudem spielt auch die Zubereitung eine wichtige Rolle: Wenn man Spagetti z. B. zwölf statt sieben Minuten kocht, steigt ihr GI – je länger die Kochzeit, desto höher der glykämische Index.

Deshalb sollten Sie sich weniger mit GI- und GL-Tabellen auseinandersetzen, wenn Sie diabetische Folgeerkrankungen vermeiden wollen, sondern sich auf eine Weise ernähren, bei der man möglichst wenig Glykotoxine zu sich nimmt.

Ein Ernährungskonzept gegen Glykierung

Die hier vorgestellte innovative Ernährungsweise gestattet die Reduzierung eines Schlüsselfaktors bei Diabetes, der Glykierung. Weniger Glykotoxine mit der Nahrung aufzunehmen, kann die Gesundheit deutlich zum Positiven hin beeinflussen. Das mit einem Speiseplan und Rezepten illustriere Ernährungskonzept kann die negativen Auswirkungen der Glykierung im Körper deutlich mindern.

Der Schlüsselfaktor zur Meidung von Glykotoxinen in der Ernährung ist die Temperatur. Eiweiß- und fettreiche Lebensmittel (besonders solche mit viel gesättigten Fetten wie Fleisch, Geflügel, Fisch und Schalentiere), aber auch fruktosereiche Speisen, die bei hohen Temperaturen zubereitet werden, stecken voller Glykotoxine. Pauschal enthalten Lebensmittel mit

Gefäßschäden und Entzündungen durch Glykotoxine

Für eine Studie wurden nicht rauchende Diabetiker in zwei Gruppen aufgeteilt. Die eine erhielt Speisen mit hohen Glykotoxinanteilen, die andere wurde glykotoxinarm ernährt. Nach der sechswöchigen Studie, die 2002 in *Proceedings of the National Academy of Sciences* erschien, stieg bei den Patienten mit glykotoxinreicher Ernährung das CRP im Serum um 35 Prozent an, der Tumornekrosefaktor Alpha (ein Entzündungsmarker) um 86 Prozent, während ein erwünschter Schlüsselfaktor für die Endothelfunktion zugleich um 20 Prozent zurückging. Bei den Patienten mit geringer Glykotoxinzufuhr hingegen besserten sich all diese Werte.

viel Fett die 30-fache Menge an AGEs (fortgeschrittenen Glykierungsendprodukten), und solche mit viel tierischem Eiweiß immer noch die 12-fache Menge im Vergleich zu kohlenhydratreichen Lebensmitteln. Frisches Obst und Gemüse, Vollkornprodukte, rohe Nüsse und andere pflanzliche, unverarbeitete Nahrungsmittel liefern nur geringe Mengen Glykotoxine.

Seien Sie vorsichtig mit gebratenen, gegrillten oder gebackenen Speisen. All diese Zubereitungsmethoden erfordern hohe Temperaturen und eine eher trockene Umgebung, in der große Mengen Glykotoxine entstehen. Deshalb sollte man Lebensmittel nur ausnahmsweise bei hohen Temperaturen garen –

möglichst nur wenige Male pro Woche und gewiss nicht jeden Tag. Bereiten Sie Ihre Speisen wenn möglich bei Temperaturen unter 121 °C zu, damit sich keine Glykotoxine bilden. Dazu braucht man Flüssigkeit und eine geringe Wärmezufuhr, z. B. beim Pochieren, Dämpfen, Dünsten, schonendem Kochen oder langsamem Schmoren.

Vergleichswerte für den Glykotoxingehalt verbreiteter Speisen

Die einzelnen Werte sind in kU/g (Kiloeinheit AGE pro Gramm der Speise) angegeben.

- Rindfleisch, eine Stunde langsam geschmort: 22 kU/g
- Rindersteak, 15 Minuten gegrillt: 60 kU/g
- Hähnchenbrust, gegrillt: 58 kU/g
- Hähnchenbrust, gebraten: 61 kU/g
- Tofu, roh: 8 kU/g
- Tofu, gebraten: 41 kU/g
- Äpfel: 0,13 kU/g
- Bananen: 0,01 kU/g
- Möhren: 0,1 kU/g

Eckpfeiler der Ernährung

Wenn es um Ernährung und Diät geht, fragen die meisten Leute: »Wie viel Eiweiß brauche ich?«, »Muss ich Kohlenhydrate zählen?«, »Wie viel Fett soll ich zu mir nehmen?« Die Hauptbausteine Ihrer Ernährung (die Mengen an Eiweiß, Kohlenhydraten und Fett) kann man an den persönlichen Bedarf anpassen:

- 15 bis 25 Prozent der Kalorien sollten in Form von **Eiweiß** aufgenommen werden. Bei diabetischer Nierenerkrankung sollten Sie sich am unteren Wert orientieren, da stark eiweißhaltige Nahrung die Nieren belasten kann.
- Essen Sie 25 bis 35 Prozent der Kalorien in Form von **Fett,** in erster Linie einfach ungesättigte Fettsäuren (in größeren Mengen in Oliven, Erdnüssen, Sonnenblumenkernen und Avocados sowie deren Ölen vorhanden), aber auch ausreichende Mengen essenzieller Fettsäuren aus Quellen für Omega-6- und Omega-3-Fette. Da meist ein Ungleichgewicht zwischen letzteren Fettsorten besteht, sollte man sich auf die Speisen mit Omega-3-Fetten konzentrieren. Hierzu zählen Walnüsse, Leinsamen, Leinöl und Fisch. Besonders Lachs, Tunfisch, Sardinen und Makrele enthalten viele langkettige Omega-3-Fettsäuren wie DHA und EPA.
- 45 bis 60 Prozent des Kalorienbedarfs sollten über **Kohlenhydrate** gedeckt werden, in erster Linie komplexe Kohlenhydrate mit einem hohen Anteil an löslichen Fasern.

Diese Angaben sind Anhaltswerte. Sie brauchen Sie sich nicht gründlich einzuprägen und streng Kohlenhydrate zu zählen oder über alles nachzudenken, was Sie zum Mund führen. Behalten Sie die prozentualen Angaben lieber im Hinterkopf und konzentrieren Sie sich auf die nächsten drei Empfehlungen. Dann werden Sie feststellen, dass der Blutzuckerspiegel sich stabilisiert. Sie haben mehr Energie, und nehmen ab. Sie werden weder hungrig noch unzufrieden sein, besonders wenn Sie die Tipps unter *Abnehmen, satt sein und länger leben* (Seite 139 ff.) beherzigen. Daneben werden sich auch andere Dinge zum Positiven verändern, weil Ihre Ernährung zugleich die Betazellfunktion, die Insulinempfindlichkeit und die Gene beeinflusst, die am Zuckerstoffwechsel beteiligt sind.

Lebensmittel ohne Glykotoxine

Wie bereits erwähnt, trägt nicht nur ein erhöhter Blutzucker, sondern auch unsere Nahrung zu diesen Schäden durch Glykierung bei. Glykotoxine aus der Nahrung richten in mehrfacher Hinsicht Schaden an. Man findet sie in Speisen, die bei hohen Temperaturen zubereitet wurden, besonders in Gegrilltem, Gebratenem oder Frittiertem. Sie sammeln sich sehr hartnäckig im ganzen Körper in Gewebe und Organen an. Der Körper nimmt zwar nur einen Bruchteil dieser Stoffe auf, kann einmal aufgenommene Glykotoxine jedoch nur schlecht wieder ausscheiden. Studien zufolge werden zwar etwa 70 Prozent der verzehrten Glykotoxine unverändert wieder ausgeschieden –

der Körper besitzt passende Abwehrmechanismen –, doch von den absorbierten, in den Blutkreislauf aufgenommenen Glykotoxinen tauchen innerhalb von 48 Stunden nur 33 Prozent im Urin wieder auf. Das bedeutet, dass der Rest im Gewebe eingelagert wird, wo er schweren Schaden anrichten kann.

Wenn Sie künftig weniger Glykotoxine zu sich nehmen wollen, müssen Sie Ihre Nahrung entsprechend auswählen und zubereiten.

Proteine

Sinnvollerweise wählt man Nahrungsmittel mit größtmöglichem Nährwert. Greifen Sie deshalb bei den Eiweißquellen zu solchen Lebensmitteln, die nicht nur »gute« Proteine, sondern auch ein gesundes Fettprofil bieten (siehe Tabelle). Bauen Sie mehrmals am Tag eine kleine Menge Proteine in Ihre Ernährung ein, die bei geringer Wärmezufuhr in Flüssigkeit gegart wurden.

Kohlenhydrate: auf lösliche Fasern achten

Das Thema Kohlenhydrate wird meist verwirrend vermittelt: Es gibt »gute« und »schlechte« Kohlenhydrate, einfache und komplexe, solche mit vielen und wenig Ballaststoffen, Zucker und Stärke. Schluss damit! Hier bekommen Sie praktische Tipps, mit denen Sie sich von den Einschränkungen lösen können.

Das hier vorgestellte Ernährungskonzept betont Kohlen-

Empfehlenswerte Proteinquellen

- Bohnen, z. B. Kichererbsen, Adzuki-, Kidney-, Navy-, Pinto-, schwarze und weiße Bohnen
- Linsen und Palerbsen
- Sojabohnen und Sojaprodukte (Tofu in allen Geschmacksrichtungen, Tempeh, Fleischersatzprodukte)
- Seitan (enthält das Klebereiweiß Gluten aus Weizen – bei Weizenunverträglichkeit oder Zöliakie meiden)
- Huhn und Pute aus biologischer Aufzucht
- Eier aus biologischer Erzeugung
- Fisch, insbesondere fetter Kaltwasserfisch wie Lachs und Hering
- Nüsse (Walnüsse, Mandeln, Haselnüsse; keine Erdnüsse). Nüsse und Samen liefern auch größere Mengen essenzieller Fettsäuren.
- Mageres Weidelandrind (besseres Fettsäureprofil). In der Regel werden mit der Ernährung zu viele gesättigte Fette und Omega-6-Fettsäuren aufgenommen, während es uns an Omega-3-Fettsäuren mangelt. Das Fleisch von Rindern mit Grasfütterung liefert gesündere Fettsäuren als das von Rindern, die mit Mais gefüttert und mit synthetischen Anabolika und Wachstumsförderern aufgezogen wurden, damit sie rascher wachsen und reifen.
- Fettarmer Käse und Joghurt aus Biomilch

hydratquellen mit einem hohen Anteil an löslichen Fasern, den »unbesungenen Helden« im Kampf gegen Diabetes und vorzeitige Alterung. Deshalb sollten Sie diesem Bestandteil Ihrer Nahrung mehr Beachtung schenken. Zu den löslichen Fasern gehören Baumharz (Gummi) und dessen Produkte, Schleimstoffe und Pektine, die jeweils vornehmlich in pflanzlichen Zellen zu finden sind. Zu den wichtigsten Vorzügen löslicher Fasern zählt, dass sie zur Blutzuckerregulierung beitragen: Sie binden im Darm Wasser und bilden ein Gel mit der verdauten Nahrung, sodass die Verstoffwechselung und Aufnahme des Zuckers gebremst wird. Diese Verlangsamung trägt zu einer gleichmäßigeren Insulinausschüttung bei. Ein weiterer Vorzug löslicher Fasern ist ihr Beitrag zum Abnehmen. Wer Lebensmittel mit löslichen Ballaststoffen verzehrt, bekommt mehr zu verdauen, sodass das Sättigungsgefühl rascher einsetzt und man nicht so leicht zu viel isst. Die Sättigung erfolgt ohne zusätzliche Kalorien, und wenn man gleichzeitig auch Speisen mit Fett und Cholesterin zu sich nimmt, tragen die löslichen Fasern dazu bei, weniger davon aufzunehmen. Deshalb sind lösliche Fasern eine einfache, billige Methode, den Appetit sowie die Fett- und Zuckeraufnahme zu drosseln.

Wissenschaftlichen Untersuchungen zufolge senken lösliche Fasern den Cholesterinspiegel, der vielen Menschen mit hohem Blutzucker oder Diabetes zu schaffen macht, ohne zugleich das erwünschte HDL-Cholesterin zu senken. Schon eine Erhöhung des täglichen Ballaststoffanteils um zehn Gramm (Erwachsene verzehren durchschnittlich etwa elf Gramm pro

Tag) könnte das Risiko, an einer Herzerkrankung zu sterben, um 17 bis 29 Prozent senken. Zudem beugen Ballaststoffe Verstopfung vor, unterstützen eine gesunde Darmflora und können damit das Darmkrebsrisiko senken. Achten Sie deshalb darauf, bei jeder Mahlzeit mehrere Lebensmittel aus der im Folgenden aufgeführten Tabelle *Quellen löslicher Fasern* einzubauen. Leckere Rezepte finden Sie im Kapitel *Blutzuckerfreundliche Ernährung* (Seite 150 ff.).

Wenn Sie weniger als die empfohlenen **25 bis 30 Gramm Fasern pro Tag** zu sich nehmen, sollten Sie schrittweise ballaststoffreichere Lebensmittel oder Ballaststoff-Ergänzungsmittel in Ihre Ernährung aufnehmen und gleichzeitig mehr Wasser trinken. Bei abrupter Umstellung auf ballaststoffreiche Kost kommt es sonst leicht zu Blähungen, Winden und anderen Magen-Darm-Problemen. Lassen Sie es langsam angehen. Sie können z. B. Ihre Kost um täglich eine Handvoll Bohnen, Linsen oder Erbsen ergänzen. Oder Sie essen mehrmals pro Woche Haferflocken zum Frühstück und ändern jedes Mal die Mischung: Als Beigaben eignen sich z. B.:

- Leinsamen – Leinsamen und Leinöl nicht kochen, denn Hitze kann die empfindlichen essenziellen Fettsäuren zerstören.
- Zimt – ein Gewürz mit gutem Einfluss auf die Blutzuckerregulierung, siehe *Die Kraft natürlicher Nahrungsergänzungsmittel* (Seite 214 ff.)
- Beeren
- gehackte Feigen

Quellen löslicher Fasern

Die Nahrungsmittel sind ohne Fasermengen angegeben, da die Mengen je nach Anbaumethode, Verarbeitung und Lagerung deutlich schwanken können. Folgende Lebensmittel enthalten hohe Anteile löslicher Ballaststoffe:

- Äpfel
- Aprikosen
- Bananen
- Birnen
- Brokkoli
- Dörrpflaumen
- Esskastanien (Maronen)
- Feigen
- Flohsamen (Psyllium)
- Kichererbsen
- Gartenkürbis
- Gerste
- Grapefruit
- Grüne Erbsen
- Haferflocken
- Haferkleie
- Kartoffeln
- Limabohnen
- Linsen
- Mandarinen
- Mango
- Möhren
- Naturreis
- Navybohnen
- Orangen
- Pastinaken
- Pflaumen
- Pintobohnen
- Quinoa
- Reiskleie
- Roggen
- Rosenkohl
- Rote Bete
- Schwarze Bohnen
- Sojabohnen
- Sommerkürbis
- Spargel
- Süßkartoffeln
- Weiße Bohnen
- Wildreis
- Yams
- Zucchini

Nehmen Sie sich ruhig mehrere Wochen Zeit, Ihre Nahrung Schritt für Schritt mit löslichen Fasern anzureichern, bis Sie Ihr Ziel erreicht haben – davon abhängig, wie gut Sie die Umstellung vertragen und wie hoch Ihre gegenwärtige Zufuhr ist.

Gesunde Fette

Alles hat verschiedene Seiten – dies gilt auch für Fett. In Fett sind viele Kalorien gespeichert, und selbst große Mengen »guter« Fette können sich an der Taille niederschlagen. Dennoch braucht der Körper eine gewisse Menge Fett für bestimmte, wichtige Prozesse. Die richtige Menge bekommt man am leichtesten, indem man sich auf die gesunden Fette konzentriert: einfach ungesättigte Fette und essenzielle Fettsäuren aus Omega-3- und Omega-6-Fetten. Hierbei sollte die Gewichtung vor allem auf Omega-3-Fettsäuren liegen, um das meist ungünstige Verhältnis von zu viel Omega-6- und zu wenig Omega-3-Fettsäuren besser auszubalancieren. Aus wissenschaftlicher Sicht erscheint ein Verhältnis von höchstens 4:1, besser noch 3:1 empfehlenswert, also drei- bis maximal viermal so viel Omega-6- wie Omega-3-Fette. In der Praxis liegt das Verhältnis eher bei 10:1. Ein solches Ungleichgewicht scheint jedoch die Entzündungsneigung des Körpers und damit das Risiko für Herzerkrankungen, Arthritis und bestimmte Krebsarten, darunter Prostatakrebs, zu erhöhen.

Insgesamt sollten nicht mehr als zehn Prozent des Kalorienbedarfs über gesättigte Fette und Transfette gedeckt werden, wobei Transfette möglichst vermieden werden sollten. Da Dia-

Ungleichgewicht der Omega-Fettsäuren

Über Jahrmillionen hinweg nahm der Mensch eine Ernährung mit reichlich natürlichen Omega-3-Quellen zu sich (z. B. frei laufendes Wild, Fisch, Meeressäuger, Nüsse und Seetang). Anfang des 20. Jahrhunderts begannen die Nahrungsmittelhersteller der Industrienationen jedoch, unsere Nahrung mit Sojaöl – einer Omega-6-Quelle – zu überschwemmen. Gleichzeitig ging der Verzehr von Fisch und Wild zurück, und es kam zur Massenviehhaltung mit Getreidefütterung (einer weiteren Omega-6-Quelle). Fast Food und stark verarbeitete Lebensmittel mit pflanzlichen Ölen taten ihr Übriges, um das Gleichgewicht zwischen Omega-6- und Omega-3-Fettsäuren in der westlichen Ernährung drastisch zu verändern.

betiker ein hohes Herzrisiko tragen, sollten sie diese Fette idealerweise auf rund sieben Prozent beschränken. Denn zumindest bei stark übergewichtigen Menschen scheint ein hoher Anteil an gesättigten Fetten in der Nahrung die Insulinresistenz zu verstärken.

Da die meisten Menschen zu wenig Omega-3-Fette und zu viel Omega-6-Fette zu sich nehmen, sollte man sich auf die Aufnahme einfach ungesättigter Fette und Omega-3-Fette konzentrieren (siehe Kasten *Empfehlenswerte Fette,* Seite 133). Einfach ungesättigte Fette wie im Olivenöl haben zahlreiche positive Wirkungen. Menschen, deren Hauptfettquelle Olivenöl

Empfehlenswerte Fette

Einfach ungesättigte Fettsäuren

- Avocados
- Cashewkerne
- Erdnüsse
- Haselnüsse
- Macadamianüsse
- Oliven
- Pflanzenöle aus Olive, Sonnenblume, Distel, Mandel, Raps

Omega-3-Fettsäuren

Hoher Gehalt:

- Atlantiklachs
- Hering
- Leinsamen
- Makrele
- Regenbogenforelle
- Sardinen
- Streifenbarsch
- Walnüsse

Mäßiger Gehalt:

- Alaska-Seelachs
- Austern
- Grünes Blattgemüse
- Navy- und Kidneybohnen
- Sojabohnen

Quelle: *USDA National Nutrient Database for Standard Reference, release 15*

darstellt, leiden u. a. seltener an Herz-Kreislauf-Erkrankungen. Omega-3-Fettsäuren besitzen zahllose Vorteile, z. B. eine Senkung der Risikofaktoren für Herz-Kreislauf-Erkrankungen wie Triglyzeride und LDL-Cholesterin, aber auch eine Verbesse-

Körperfunktionen und Fettbedarf

Essenzielle Fettsäuren haben wichtige Funktionen im Organismus, insbesondere:

- Förderung der Nervenfunktion
- Aufnahme fettlöslicher Vitamine (A, D, E und K)
- Gehirnfunktion: Das Gehirn besteht zu 60 Prozent aus Fett und benötigt ein optimales Gleichgewicht aus Omega-3- und Omega-6-Fettsäuren, um zu funktionieren.
- Unterstützung der optimalen Funktion des Immunsystems und damit u.a. Infektabwehr, Wundheilung und Krebsabwehr
- gesunde und schöne Haut, Haare und Nägel

rung der Gehirnfunktion, Hebung der Stimmung, Verbesserung des Blutdrucks, Senkung des Krebsrisikos und der Fettbildung.

Fette, die Sie meiden sollten

Transfette: Diese sind in den Zutatenlisten als gehärtetes oder teilgehärtetes bzw. (teil)hydrogeniertes Pflanzenfett aufgeführt – je weiter vorne sie in der Liste aufgeführt sind, desto höher der Gehalt im Produkt. Transfette findet man in der Regel in kommerziell verarbeiteten Lebensmitteln wie »Knabberartikeln« (z.B. Kartoffelchips, Kekse, geröstete Nüsse), Margarine, Tiefkühlkost (einschließlich Vorspeisen, Fertigsnacks, Beutel- und Fertiggerichten, Dosen- und Backwaren.

Gesättigte Fette finden sich vornehmlich in tierischen Produkten wie Fleisch, Meeresfrüchten, Vollmilch und Vollmilchprodukte sowie Schmalz.

Fazit: Greifen Sie zu Olivenöl, Fisch und grünem Blattgemüse und verzichten Sie auf Fleisch und industriell verarbeitete Lebensmittel. Im Kapitel *Blutzuckerfreundliche Ernährung* (Seite 148 ff.) finden Sie viele Vorschläge und Rezepte, die ein gesundes Gleichgewicht der Fette einbeziehen.

Zubereitung und Bestellung von Speisen

Wer Diabetes durch Essen beeinflussen möchte, sollte immer daran denken, dass nicht nur zählt, *was* man isst, sondern auch, *wie* man es zubereitet. Wenn Sie also die Wahl haben zwischen gebratenen, gegrillten oder gedämpften Möhren oder Maiskolben – bedenken Sie, welche Zubereitungsart weniger Glykotoxine enthält, die Nerven und Blutgefäße schädigen und damit zu den Hauptkomplikationen bei Diabetes beitragen. Wer auf gedämpftes Gemüse gesetzt hat, liegt goldrichtig.

Kochen und dämpfen statt braten und grillen

Im Beispiel lag das Problem nicht bei den Möhren oder dem Mais, sondern bei der Art der Zubereitung. Bei hohen Temperaturen reagiert Zucker (natürlicher, in der Nahrung enthaltener Zucker, aber auch zugesetzter Fruchtzucker und Maissirup) mit Eiweiß und Fetten. Dabei entstehen wie bereits dargestellt fortgeschrittene Glykierungsendprodukte (AGEs) und fortgeschrittene Lipoxidationsendprodukte (ALEs).

Wenn man Lebensmittel bei starker Hitze ohne Wasser, Brühe oder Wein verarbeitet oder gart, bindet sich der Zucker ohne Enzymbeteiligung an Proteine (Kollagen- und Elastinfasern). So entstehen Glykotoxine. Ihr Vorhandensein erkennt man an der Bräunung, die sich bei hoher, trockener Hitze entwickelt. Kekse und Kuchen aus dem Ofen, Grillhähnchen und Bratkartoffeln enthalten immer AGEs und ALEs, die beim Bräunen entstehen und damit das Risiko für diabetische Schädigungen und beschleunigte Alterung erhöhen. Wenn man hingegen mit Flüssigkeit gart, können sich Zucker und Fett nicht ohne Enzymbeteiligung an Proteine anheften.

»Die Vorstellung, dass die Zubereitungsart einen so entscheidenden Einfluss auf meine Zuckerkrankheit haben kann, ist unglaublich«, meint Jean, eine 51-jährige Justizangestellte. »Ich war fassungslos, als ich von Glykierung und Glykotoxinen erfuhr und wie Grillen, Braten und Backen meiner Gesundheit zusetzen. Daraufhin habe ich meine Kochgewohnheiten umgestellt und ich bestelle anders, wenn ich auswärts esse. Nun habe ich meinen Diabetes und mein Leben viel besser im Griff.«

Grundregeln für glykotoxinarmes Kochen

Marinieren: Speisen in Flüssigkeit und Gewürzen marinieren, z. B. in Zitronensaft, trockenem Wein, Brühe, Olivenöl oder Apfelessig. Nach Belieben mit Kräutern und Gewürzen wie Knoblauch, Senf, Thymian, Salbei, Estragon und anderem würzen. Bei marinierten Lebensmitteln treten die Reaktionen, die zur Bildung von Glykotoxinen führen, später ein.

Geringe Hitze: Bevorzugen Sie Speisen, die langsam bei kleiner Hitze und unter Feuchtigkeitszugabe garen durften. Günstige Zubereitungsformen sind z. B. Dünsten, Kochen, Schmoren, Dämpfen, langsames Braten. Verzichten Sie auf gegrillte, frittierte, sehr heiß gebackene oder scharf angebratene Speisen sowie Barbecue.

Salat: Ergänzend sollte es täglich einen großen Salat aus rohem Gemüse und Obst geben.

Zurück zu Möhren und Mais, die man etwa fünf Minuten über kochendem Wasser (100 °C) dämpfen kann, anstatt sie bei hohen Temperaturen (über 200 °C) zu Braten oder zu grillen. Bei hohem Blutzucker verlaufen die biochemischen Reaktionen im Körper, die zur Glykierung führen, normalerweise stark beschleunigt. Wenn man dann noch regelmäßig hoch erhitzte Speisen mit vielen Glykotoxinen zu sich nimmt, heizt man die Verzuckerung weiter an. Bei der Zubereitung von Fleisch bei hohen Temperaturen kommt es zudem zu weiteren Gesundheitsgefahren. So entstehen dabei Giftstoffe, die eine Genmutation auslösen und das Krebsrisiko merklich erhöhen können (siehe Kasten *Grundregeln für glykotoxinarmes Kochen*, Seite 137).

Auswärts essen

Auch im Restaurant ist blutzuckerfreundliche Ernährung leicht zu erreichen. Erkundigen Sie sich beim Bestellen grundsätzlich nach der Garmethode für die einzelnen Zutaten. Wenn Sie nichts Passendes finden, bitten Sie um gesonderte Zubereitung nach Ihren Wünschen. Wird der Fisch z. B. nur gegrillt angeboten, können Sie fragen, ob er auch gedünstet werden könnte. Bestellen Sie gedämpftes Gemüse anstelle von gebratenem oder gegrilltem. Nehmen Sie lieber pochierte Hähnchenbrust oder langsam gekochte Rinderbrühe anstelle von Grillsteak oder Brathähnchen. Tipps für den Restaurantbesuch:

- Meiden Sie Fast Food. Die meisten Fast-Food-Gerichte stecken voller Glykotoxine und fördern damit Diabetes und beschleunigte Alterung. Dies gilt insbesondere für gegrillte Hamburger, Brathähnchen, frittierte Zwiebelringe und Pommes frites.
- Rufen Sie vorher an und bitten Sie darum, dass der Koch Ihnen ein bestimmtes Gericht bei niedrigen Temperaturen und unter Zugabe von Flüssigkeit zubereitet, idealerweise durch Dünsten, Pochieren oder Schmoren.

- Seien Sie erfinderisch. Wenn das Restaurant nichts Passendes anbietet, bestellen Sie einfach mehrere Vorspeisen wie Suppe und Salat sowie verschiedene Gemüsebeilagen.
- Bringen Sie ein eigenes Dressing oder eigene Soße mit. Im Gegensatz zu Salatdressings voller gesättigter Fette und Glykotoxine kann eine frische Vinaigrette aus Oliven- oder Leinöl den Restaurantsalat perfekt ergänzen.
- Wählen Sie als Vorspeise eine leichte Brühe, eine Suppe oder einen frischen Blattsalat mit etwas Olivenöl und Essig.

Abnehmen, satt sein und länger leben

Wer nährstoffreiche, kalorienarme Nahrung zu sich nimmt, braucht nicht zu hungern, sondern wird richtig satt, und kann gerade dadurch sehr effektiv abnehmen und das neue Gewicht halten. Ein stabiles, gesundes Körpergewicht ist ein Schlüsselfaktor nicht nur für die Diabetesvorbeugung, sondern auch für den Umgang mit der Erkrankung. Patienten, die nach ausreichendem Gewichtsabbau keine blutzuckersenkenden Medikamente mehr benötigen, sind gute Beispiele für die Wirkung des Abnehmens und die damit verbundene bessere Blutzuckerregulierung.

Zum Abnehmen gibt es unzählige Ansätze, doch leider werden mehrheitlich Informationen geliefert, die auf fehlinterpretierten wissenschaftlichen Erkenntnissen beruhen oder pseudowissenschaftlicher »Mumpitz« sind. Manche beliebten Ansätze von »Ernährungsexperten« können bei strenger Befolgung lebensbedrohliche diabetische Schädigungen nach sich ziehen.

Ein effektiver Gewichtsverlust beruht schlicht auf einer Tatsache: Man muss einen Weg finden, weniger Kalorien zu sich zu nehmen, und trotzdem satt und zufrieden zu sein. Das Schöne an diesem einfachen Konzept ist, dass man dazu keine Nahrungsgruppen verteufeln muss – wie dies Leitsätze wie »Kohlenhydrate sind Dickmacher« oder »Fett macht fett« vermitteln. Ebenso wenig muss man sich sorgen, nicht »typgerecht« zu essen, akribisch das korrekte Verhältnis von Eiweiß, Kohlenhydraten und Fett berechnen oder auf andere Weise seine Zeit »verschwenden«. Das hier vorgestellte, wissenschaftlich fundierte, aber dennoch innovative, lebenslange Ernährungskonzept können Sie Tag für Tag befolgen. Darüber hinaus beugen Sie damit dem metabolischen Syndrom vor, verlangsamen die Alterung und verlängern auf diese Weise Ihre Lebenszeit.

Ein Sättigungsgefühl ist unschwer zu erreichen. Grundsätzlich gilt: Je mehr Ballaststoffe, Eiweiß und Wasser eine Speise enthält, desto länger macht sie satt. Speisen mit niedriger Energiedichte, also wenigen Kalorien pro Gramm, sättigen damit länger. Sowohl Wasser als auch Fasern erhöhen die Masse, ohne zusätzliche Kalorien zu liefern. Deshalb darf man sogar *mehr* essen als zuvor und hat nicht den Eindruck, dass man darben muss. Glücklicherweise gibt es sehr viele faser- und wasserreiche Lebensmittel. Etliche von ihnen tauchen auch in der Liste empfehlenswerter Kohlenhydrate auf (siehe Kasten *Die besten Sattmacher,* Seite 144). Und mit all diesen Lebensmitteln kann man leckere, kreative Speisen zaubern, wodurch man nicht mehr das Gefühl hat, »auf Diät« zu sein – dies ist auch tatsächlich nicht der Fall! Dennoch sollten die Pfunde allmählich auf gesunde Art zu purzeln beginnen.

Energiedichte als Schlüsselfaktor für dauerhaftes Abnehmen

Wer dauerhaft abnehmen möchte, sollte auf die Energiedichte achten. Grundsätzlich haben Nahrungsmittel mit mehr Wasser und Ballaststoffen eine niedrigere Energiedichte. 250 Gramm Möhren wiegen z. B. genauso viel wie 250 Gramm Butter, doch die Möhren haben wegen der geringeren Energiedichte (viel Wasser und Ballaststoffe) viel weniger Kalorien.

Forschungen bestätigen, dass der Verzehr stark wasser- und faserhaltiger Nahrung sich langfristig sehr günstig auf das Gewicht auswirkt. Ein Beispiel sind die Ergebnisse aus zwei aktuellen Studien der Pennsylvania State University, die im Mai und Juni 2007 im *American Journal of Clinical Nutrition* veröffentlicht wurden. Es zeigte sich, dass die Probanden mit dem höchsten Anteil an wasser- und faserreicher Nahrung im Verlauf von sechs Monaten am deutlichsten abnahmen. Auch beim Gewichtsabbau im Laufe eines Jahres war diese Gruppe deutlich im Vorteil.

Ein Beispiel: Sie haben frischen Hummus (eine gute Eiweiß- und Ballaststoffquelle), den Sie mit einer Vollkornpita und Alfalfasprossen oder Gurke verzehren möchten. Ersetzen Sie die Pita durch wasser- und faserreichen Romanasalat: Zwei große Romanablätter waschen. Eines dünn mit Hummus bestreichen, mit Sprossen und dünn geschnittenen Gurkenscheiben belegen, das andere Blatt darauf legen und die Blätter mit dem Hummus zusammenrollen. Schon haben Sie einen köstlichen Hummusimbiss mit weniger Kalorien, aber mehr Wasser und Fasern als bei einer Pita.

Man kann dem Hunger auch ein Schnippchen schlagen, indem man vor der Hauptmahlzeit eine kleine, salzarme Gemüsebrühe oder Hühnerbrühe zu sich nimmt oder einen grünen Blattsalat mit Tomaten, Zwiebel, Gurke und anderem wasserreichen Gemüse verzehrt, der mit etwas Olivenöl und Essig angemacht wird. Ein kleiner Salat oder eine Brühe kann ohne viele Kalorien viel zur raschen Sättigung beitragen.

Hier noch ein paar Ideen, wie Sie die Energiedichte Ihrer Nahrung reduzieren und dabei richtig satt werden können:

- Bevorzugen Sie Obst gegenüber Fruchtsaft. Damit erhalten Sie die löslichen Fasern aus den Früchten. Zudem sind handelsübliche Fruchtsäfte bei hohen Temperaturen pasteurisiert, um Bakterien abzutöten. Beim Kochen fruchtzuckerhaltiger Speisen entstehen gesundheitsschädigende Glykotoxine.
- Halbieren Sie die Fleisch- und Käsemenge in den Mahlzeiten zugunsten wasser- und ballaststoffreicher Gemüse. Belegen Sie Ihr Sandwich mit Tomaten- und Gurkenscheiben, Sprossen und Salat.
- Halbieren Sie bei Nudeln die Portion und fügen Sie dieselbe Menge gedämpftes, wasser- und ballaststoffreiches Gemüse hinzu.

- Frischen, nicht pasteurisierten Fruchtsaft mindestens 1:1 mit Mineralwasser verdünnen. Diese Mischung kann man auch in Eiswürfelbehältern oder Eisformen einfrieren und bekommt so eine kleine Süßigkeit.
- Zum Naschen eignen sich Apfel oder Birne viel besser als Kartoffelchips oder Salzstangen, Trauben besser als Rosinen. Frische Früchte enthalten deutlich weniger Kalorien und Glykotoxine als Knabbersnacks, die bei hohen Temperaturen frittiert oder gebacken werden.
- Ersetzen Sie Eier, Käse und Fleisch im Salat durch eine Mischung aus Sellerie, grüner Paprika, geraspelten Möhren, Radieschen oder Zwiebelwürfeln.
- Würzen Sie Kartoffeln und Gemüse mit Tomatenwürfeln oder Salsasoße – oder mit Zitronensaft und Kräutern – statt mit saurer Sahne, Quark, Butter oder Margarine.
- Wenn Ihnen eine Brühe zu dünn erscheint, dicken Sie diese mit püriertem Gemüse an.

Wozu braucht man Nahrungsergänzungsmittel?

Viele Menschen fragen: »Wozu brauche ich Nahrungsergänzungsmittel, wenn ich doch alle nötigen Nährstoffe über die Nahrung bekomme?« Dazu lässt sich feststellen: Die breite Mehrheit der Menschen bekommt *nicht* alle nötigen Nährstoffe über die Ernährung. Wie viele Menschen ernähren sich perfekt? Wie viele Männer, Frauen und Kindern verzehren tat-

Die besten Sattmacher

Susanna Holt, Ph.D., und ihre Kollegen an der Universität Sydney in Australien haben zum Thema Sättigung geforscht und ein Diätkonzept entwickelt, das sie den Sättigungsindex nennen. Dieser Index ordnet Lebensmittel nach ihrer Fähigkeit, Hunger zu stillen. Als Basiswert gilt Weißbrot. Nahrung, die höher eingestuft ist als Weißbrot, macht besser satt, was niedriger rangiert, sättigt weniger. Nahrungsmittel, die auf dem Index einen Wert über 100 erreichen:

- Gekochte Kartoffeln (an oberster Stelle)
- Weizennudeln
- Linsen
- Gebackene Bohnen
- Trauben
- Orangen
- Äpfel
- Haferflocken
- Frühstücksflocken
- Fisch
- Eier
- Popcorn

Quelle: Holt, S., *European Journal of Clinical Nutrition*, 9/1995, 49: 675–90; Rolls, B. American Journal of Clinical Nutrition, 1/2006, 83: 11–17.

sächlich die empfohlene Mindestmenge von fünf Portionen frischem Obst und Gemüse pro Tag, dazu Vollkornprodukte, Nüsse und hochwertiges Protein? Wer erreicht eine optimale Fettzusammensetzung von unter 4:1 bei Omega-6- und Omega-3-Fettsäuren? Tatsächlich essen die meisten zu viel nährstoffarme Speisen – verfeinerte, industriell verarbeitete Lebensmittel – und zu große Mengen gesättigter Fette und Omega-6-Fettsäuren. Außerdem enthalten frisches Obst und Gemüse und andere frische Nahrungsmittel wegen ungünstiger Wachstumsbedingungen, falscher Lagerung, falscher Zubereitung und schlechter, mineralstoffarmer Böden oft weniger Nährstoffe als angenommen.

»Alarmierend ist die Tatsache, dass Lebensmittel (…), die gegenwärtig auf Millionen Hektar Land angebaut werden, uns nicht mehr ausreichend mit bestimmten Mineralstoffen versorgen. Sie hungern uns aus, egal, wie viel wir davon essen.« Diese Aussage aus dem US-Senat könnte von heute stammen, doch sie ist aus dem Jahr 1936. Leider ist sie trotz der verstrichenen Zeit so wahr wie damals. Die Qualität der Ernten ist sogar noch schlechter geworden. Nach Angaben des amerikanischen Landwirtschaftsministeriums ist der Vitamin- und Mineralgehalt bei Obst und Gemüse von 1963 bis 1992 dramatisch zurückgegangen. So sank bei bestimmten Sorten der Gehalt an Kalzium um 30, an Eisen um 32 und an Magnesium um 21 Prozent.

In den Industriestaaten werden große Mengen Fast Food verzehrt. Was wir uns nicht von unterwegs mitbringen, stecken wir zu Hause in die Mikrowelle. Wir kochen schnell, essen schnell, leben schnell und sind damit auf der Überholspur zum Tod durch Diabetes, Übergewicht und Herzinfarkt. Nahrungsergänzungsmittel sind kein Allheilmittel für eine nährstoffarme Ernährung. Sie tun genau das, was ihr Name aussagt: Ergänzen. Daher sollten Sie einerseits die Ernährungsregeln gegen Glykierung umsetzen, zum anderen Ihre Gesundheit mit ausgewählten, wissenschaftlichen erprobten Mikronährstoffen optimal unterstützen und erhalten.

Fazit

Eine blutzuckerfreundliche Ernährung mit Lebensmitteln, die ohne viele Kalorien satt machen, lässt sich wissenschaftlich belegen, lecker zubereiten und ist leicht für den Rest des Lebens durchführbar. Hier noch einmal die Eckpunkte, an die Sie im nächsten Kapitel denken sollten, in dem Sie Anregungen und Rezepte für eine Ernährung ohne starke Glykierung erhalten:

- Blutzuckerfreundliche Ernährung benötigt weder Verbote noch Diäten.
- Konzentrieren Sie sich auf eine bessere, intelligentere Lebensmittelauswahl und Zubereitungsarten bei niedrigen Temperaturen (nicht über 120 °C und unter Einbeziehung von Flüssigkeit), damit wenig Glykotoxine entstehen. Dazu sollten Sie auf Pochieren, Dünsten oder langsames Schmoren mit Flüssigkeit (Wein, Wasser, Brühe) umstellen. All das trägt dazu bei, eine niedrige Gartemperatur (bis 100 °C) einzuhalten.
- Essen Sie reichlich Frischkost. Gekochte Speisen sollten keiner starken, trockenen Hitze ausgesetzt sein. Auf diese Weise nehmen Sie weniger Glykotoxine auf. Bitte nochmals beachten: Lange Garzeiten mit hohen, trockenen Ofentemperatu-

ren ab 200 °C lassen die Glykotoxinbildung stark ansteigen.

- Essen Sie mehrmals am Tag Speisen mit hohen Anteilen löslicher Ballaststoffe (z. B. schwarze/weiße Bohnen, Erbsen, Naturreis, Haferflocken) oder Omega-3-Fettsäuren (Kaltwasserfische, Walnüsse, Leinsamen).
- Vermeiden Sie protein- und fettreiche tierische Produkte, die bei hohen Temperaturen zubereitet werden. Beispiele sind gegrillte Frikadellen, Hot Dogs, Grillsteak, Grillhähnchen und frittierter Fisch.
- Auch den Verzehr von abgepackten, konservierten, pasteurisierten, homogenisierten und stark verarbeiteten Lebensmitteln einschließlich Wurstwaren und handelsüblichen Backwaren sollten Sie stark reduzieren. Diese Lebensmittel wurden bei der Produktion stark erhitzt und enthalten reichlich Glykotoxine.
- Meiden Sie hoch erhitzten einfachen Zucker, besonders pasteurisierten Fruchtsaft und Limonaden mit Fruktose-Glukose-Sirup (Maissirup). Solche Getränke liefern ebenfalls hohe Mengen Glykotoxine.

Blutzuckerfreundliche Ernährung

In diesem Kapitel erfahren Sie, wie leicht eine blutzuckerfreundliche Ernährung umzusetzen ist. Manche Nahrungsmittel und Zubereitungsmethoden mögen ungewohnt erscheinen. Stellen Sie Ihre Ernährung in diesem Fall langsam um. Wer normalerweise viele gegrillte, gebratene und frittierte Speisen zu sich nimmt oder oft in Fast-Food-Restaurants isst, wird deutlichere Veränderungen beobachten als alle, die bereits viel frisches Obst und Gemüse verzehren und ihre Gerichte ohnehin eher dünsten oder kochen. Sie haben noch nie Gemüse gedämpft, einen frischen Fisch oder eine Hähnchenbrust gedünstet? Dann wird es Zeit, die Küche mit entsprechendem, günstigem Kochgeschirr wie einem Dämpfeinsatz und einer Pochierpfanne auszustatten.

Wenn Sie die empfohlenen Garmethoden einsetzen, können Sie Ihre ernährungsbedingte Zufuhr an Glykotoxinen deutlich senken, und zwar besonders bei der Zubereitung von Speisen, die Fruchtzucker, gesättigte Fette oder Eiweiß enthalten (z. B. Fleisch, Geflügel, Milchprodukte, Backwaren). Gleichzeitig sollten Sie weniger vorgefertigte Lebensmittel zu sich nehmen. Das heißt nicht, dass Sie nicht hin und wieder Pommes frites oder ein Brathähnchen genießen dürfen. Es geht nicht um eine radikale Begrenzung aller glykotoxinreichen Speisen, sondern um eine Ernährungsumstellung, die lebenslang gesunde Auswahl und Zubereitungsmethoden betont.

Sie und Ihre Familie können einfache, leckere und gesunde Gerichte genießen, die Sie selbst zubereiten. Damit tragen Sie dazu bei, die Menge der Glykotoxine zu reduzieren, die Sie täglich zu sich nehmen. Gebratene Frikadellen, Pommes frites, Brathähnchen und Bratkartoffeln darf es gleichwohl zu besonderen Gelegenheiten immer noch geben. Halten Sie sich einfach an die Zubereitungstipps und Auswahlkriterien des letzten Kapitels. Die Rezepte aus dem folgenden Fünf-Tage-Plan stellen einen Ausgangspunkt für eine einfache Ernährungsweise dar, die man lebenslang durchhalten kann. Für jedes Gericht, das mit einem Stern gekennzeichnet ist, gibt es auch ein Rezept.

Fünf-Tage-Plan mit Rezepten

Speiseplan erster Tag

Frühstück

Haferbrei mit einem Esslöffel gemahlener Leinsamen*
eine halbe Grapefruit
grüner Tee

Mittagessen

*Turbochili**
*Rohes Gemüse (Möhrenstreifen, Gurkenscheiben, rote Paprika- und Selleriestreifen) mit Hummus**
Tee

Abendessen

*Grüner Salat (Rucola, Romanasalat und junger Spinat) mit Gurke, Möhrenraspeln, Zwiebel und mediterranem Dressing**
*Nudeln mit Pilzen und Linsen**
*Beerenmus**
(Eis-)Kaffee

Rezepte erster Tag

Haferbrei

1 Portion

¼ l kaltes Wasser
45 g Haferflocken
1 EL gemahlener Leinsamen
½ TL Zimt

Wasser und Haferflocken in einem Topf zum Kochen bringen. Bei kleiner Hitze 3 bis 5 Minuten oder bis zur gewünschten Konsistenz leicht köcheln lassen. In eine Schale füllen, Zimt unterrühren und mit Leinsamen bestreuen.

Turbochili

6 Portionen

¼ l Wasser
1 mittelgroße Zwiebel, gewürfelt
2 Knoblauchzehen, zerdrückt
1 kleine Paprika, gewürfelt
150 g frische Tomaten, zerdrückt
320 g schwarze Bohnen, gekocht
120 g milde grüne Peperoni, gewürfelt
1 TL gemahlener Kreuzkümmel (Kumin)

125 Milliliter (ml) Wasser in einer Pfanne erhitzen. Zwiebel, Knoblauch und Paprikawürfel hinzufügen. 5 Minuten bei starker Hitze garen, dabei häufig umrühren. Tomaten, Bohnen, restliches Wasser, Peperoni und Kreuzkümmel hinzufügen und weitere 10 bis 15 Minuten leicht köcheln lassen.

Hummus

ca. ½ Liter

240 g gekochte Kichererbsen
60 ml Zitronensaft
2 EL Tahini (Sesampaste, auch Tahina genannt), roh
3 Frühlingszwiebeln, gehackt
1 EL Knoblauch, gehackt
1 TL gemahlener Kreuzkümmel
½ TL schwarzer Pfeffer

Alle Zutaten im Mixer zu einer weichen Paste verarbeiten. Für eine glattere Konsistenz eventuell ein paar Tropfen Wasser hinzufügen.

Nudeln mit Pilzen und Linsen

4 bis 5 Portionen

500 g Vollkornnudeln
375 ml Nudelsoße, salz- und fettarm
250 ml Linsen, gekocht
90 g Champignons, in Scheiben

125 ml Gemüsebrühe, salzarm
Knoblauchpulver und
schwarzer Pfeffer nach Geschmack

Die Nudeln nach Packungsanweisung zubereiten. Währenddessen die Soße, Linsen, Pilze und Brühe in einer Pfanne schonend erwärmen und nach Geschmack würzen. Nudeln abgießen und mit der Soße anrichten.

Mediterranes Dressing

4 EL Apfelessig
4 EL Olivenöl nativ extra oder Leinöl
6 EL Wasser
20 Mandeln
4 TL gemahlene Leinsamen
2 TL Meersalz
zerstoßene schwarze Pfefferkörner,
Basilikum und Thymian nach Geschmack

Alle Zutaten bis auf die Gewürze mit dem Mixer vermengen. Gewürze anschließend unterheben.

Beerenmus

4 Portionen

1 Päckchen (etwa 360 g) fettarmer, extrafester Tofu, zerkrümelt
500 g aufgetaute, ungesüßte Tiefkühlbeeren nach Wahl

2 EL Agavennektar
1 EL Beerenlikör (nach Bedarf)

Alle Zutaten im Mixer zu einer einheitlichen Creme verarbeiten. Auf Portionsschalen verteilen und im Kühlschrank erkalten lassen.

Speiseplan zweiter Tag

Frühstück

Weizenvollkornflocken, mit gehackten Walnüssen bestreut
fettarme Milch oder Sojadrink für die Flocken
eine Orange oder Beeren
grüner Tee

Mittagessen

*Rote Linsensuppe**
Bioroggen-Knäckebrot
Eisgekühlter Kräutertee

Abendessen

*Pochierter Fisch**
*Yams mit Chinakohl**
gedämpfter Brokkoli oder Blumenkohl mit Leinöl
Eiskaffee oder kalter Tee

Rezepte zweiter Tag

Rote Linsensuppe

6 Portionen

1,75 l Wasser
500 g getrocknete rote Linsen
1 große Zwiebel, gehackt
1 TL Kurkuma
1 Prise Cayennepfeffer
2 bis 4 EL frischer Zitronensaft
1 TL gemahlener Kreuzkümmel
Salz und Pfeffer nach Geschmack

Wasser, Linsen, Zwiebel, Kurkuma und Cayennepfeffer in einem großen Topf zum Kochen bringen. Temperatur herunterschalten, teilweise abdecken und 30 bis 40 Minuten leicht köcheln lassen. Vor dem Servieren mit Zitronensaft, Kreuzkümmel, Salz und Pfeffer abschmecken.

Pochierter Fisch

4 Portionen

125 ml trockener Weißwein
125 ml Wasser
90 g frische Champignons in Scheiben
1 TL getrockneter Rosmarin, zerrieben
1 Stange Sellerie in feinen Scheiben

1 Knoblauchzehe, gehackt
1 mittelgroße Möhre in feinen Scheiben
¼ l Gemüsebrühe
450 g frische Lachs- oder Heilbuttsteaks

Alle Zutaten bis auf den Fisch in einer großen Pfanne zum Kochen bringen. Herunterschalten und zugedeckt 5 Minuten leicht kochen lassen. Den Fisch hinzugeben und mit Kochsud bedecken. Zugedeckt etwa 6 bis 8 Minuten garen, bis der Fisch beim Gabeltest leicht in Flocken zerfällt. Fisch und Gemüse mit einem Schaumlöffel in eine Servierschüssel heben und warm halten, während Sie den Kochsud unbedeckt über ca. 5 Minuten auf etwa 80 Milliliter einkochen lassen. Über Fisch und Gemüse gießen.

Yams mit Chinakohl

4 Portionen

2 kleine Yamswurzeln, in mundgerechte Stücke geschnitten
1 Zwiebel, geviertelt und in Scheiben
2 Knoblauchzehen, gehackt
1 EL Worcestersoße
½ TL Chilipaste
2 kleine Köpfe Chinakohl, in feinen Ringen
Saft von ½ Zitrone

Die Yamsstücke in einer Pfanne mit Wasser bedecken. Deckel aufsetzen und über 5 bis 10 Minuten weich kochen. Zwiebel und Knoblauch hinzugeben und ohne Deckel köcheln lassen, bis die Hälfte des Wassers verkocht ist. Worcestersoße, Chilipaste und Chinakohl hinzufügen und auf kleiner Hitze weiterkochen, bis der Kohl weich wird. Mit Zitronensaft würzen und servieren.

Speiseplan dritter Tag

Frühstück

*Spinatomelett**
getrocknete Feigen
Kaffee oder grüner Tee

Mittagessen

*Mexikanischer Bohnensalat**
Albacore-Tunfisch (in Wasser) mit Tomaten und Salat
Eiskaffee

Abendessen

*Gemüsesuppe**
*Langsam geschmortes Olivenhuhn**
*Zucchinipfanne mit Reis**
Kräutertee

Rezepte dritter Tag

Spinatomelett

1 Portion

1 kleine Handvoll Spinat, gehackt
1 kleine Handvoll Champignons, in Scheiben
1 Ei
2 Eiweiß
2 EL fettarme Milch
1 Tomate, gehackt (etwa 150 g)
3 EL fettarmer Mozzarella

Spinat und Pilze dämpfen. Eier mit Milch in einer Schüssel verschlagen. Eine Pfanne mit Olivenöl auswischen und die Eimischung hineingießen. Während das Omelett stockt (fest wird), Spinat, Pilze, Tomaten und Mozzarella in die Mitte geben. Omelett zusammenklappen und weitere 30 bis 60 Sekunden stocken lassen.

Mexikanischer Bohnensalat

4 bis 6 Portionen

Je 1 Tasse gekochte schwarze, weiße und rote Bohnen
1 Tasse Tiefkühlmais, aufgetaut
1 kleine Zwiebel, gehackt
1 kleine rote oder grüne Paprika, entkernt und gewürfelt
60 ml Oliven- oder Leinöl

60 ml Rotweinessig
½ TL Salz
¼ TL Knoblauchpulver

Alle Zutaten in eine Schüssel geben und gut vermengen. Bis zum Servieren kalt stellen.

Gemüsesuppe

4 Portionen

3 bis 4 EL Wasser
4 Knoblauchzehen, gehackt
1 ¼ l Gemüsebrühe, salzreduziert
2 Zweige Thymian
2 Handvoll frischer Spinat, gehackt
1 rote Paprika, in feinen Streifen
80 g grüne Tiefkühlerbsen, aufgetaut
½ Möhre, geraspelt
50 g Tiefkühlmais, aufgetaut
150 g frischer Spargel, in Stücken

Den Knoblauch in einer schweren Pfanne mit etwas Wasser 1 Minute dämpfen oder sautieren (kurzbraten). Brühe und Thymian hinzufügen und aufkochen. Abdecken, Temperatur herunterschalten und 10 Minuten kochen lassen. Spinat, Pfeffer, Erbsen, Möhren und Mais hinzugeben, abdecken und 5 Minuten köcheln lassen. Spargel hinzufügen, abdecken und in 2 bis 4 Minuten zart werden lassen.

Langsam geschmortes Olivenhuhn

4 Portionen

4 Hähnchenbrustfilets ohne Haut und Knochen
125 ml Wein
60 ml Olivenöl
1 EL Oregano
2 Lorbeerblätter
6 Knoblauchzehen, zerdrückt
1 TL schwarzer Pfeffer, gemahlen
1 TL Salz
2 EL Kapern
je 30 g grüne und schwarze Oliven

Die Hähnchenbrustfilets in einen Langsamkochtopf (Slow Cooker) legen. Die übrigen Zutaten vermengen und über das Fleisch gießen. Bei kleiner Hitze in 6 bis 7 Stunden durchgaren.

Zucchinipfanne mit Reis

4 Portionen

60 ml Gemüsebrühe
1 mittelgroße Zwiebel, gehackt
2 TL Jalapeño-Peperoni, fein gehackt
2 Knoblauchzehen, fein gehackt
½ gelbe Zucchini, in Scheiben
½ grüne Zucchini, in Scheiben
60 g frische Maiskörner

240 g braune Bohnen, gekocht
300 g frische Tomaten, gewürfelt (Saft auffangen)
2 Tassen Naturreis, gekocht

Die Brühe bei mittlerer Hitze in eine große Pfanne geben. Zwiebelwürfel, Peperoni und Knoblauch hinzugeben und 2 Minuten dünsten. Zucchinischeiben hinzufügen und weitere 2 Minuten garen. Mais, Bohnen, Tomaten und Tomatensaft hinzugeben, abdecken, Hitze herunterschalten und 8 bis 10 Minuten garen. Über dem Reis anrichten.

Speiseplan dritter Tag

Frühstück

*Bananen-Hafer-Smoothie**
Eine Scheibe Vollkornroggenbrot mit naturbelassener Erdnusscreme
Kräutertee

Mittagessen

*Gerstensuppe mit Pilzen**
*Rohes Gemüse mit fettarmer Guacamole**
(Eis-)Kaffee oder Schwarztee

Abendessen

Spinatsalat mit geraspelten Möhren, Pilzen, Walnüssen und mediterranem Dressing
*Seitanpfanne**
*Melonensmoothie**
grüner Tee

Rezepte vierter Tag

Bananen-Hafer-Smoothie

750 Milliliter oder 3 Becher

2 mittelgroße Bananen
½ l fettarme Sojamilch, Vanille, mit Kalzium
40 g Instanthaferflocken
2 TL Vanilleextrakt
6 Eiswürfel

Alle Zutaten im Mixer vermengen.

Gerstensuppe mit Pilzen

3 Portionen

½ l Reismilch ohne Zusätze
2 EL Gerstenmehl
250 ml gekochte Gerste
120 g Champignons, in Scheiben

¼ TL Knoblauchpulver
¼ TL Salz
je eine Prise getrockneter Majoran, Salbei, Thymian und Dill

Reismilch und Gerstenmehl im Mixer einige Sekunden auf höchster Stufe verschlagen. Gekochte Gerste hinzufügen und 10 Sekunden auf höchster Stufe zerkleinern. Pilze hinzufügen und kurz grob hacken. Die Masse in einen Topf füllen und alle Gewürze hinzufügen. Etwa 5 Minuten leicht kochen lassen, bis die Suppe andickt.

Fettarme Guacamole

ca. 625 Milliliter

150 g frische oder gefrorene grüne Erbsen
1 reife Avocado, geschält
1 mittelgroße Tomate, fein gehackt
1 Knoblauchzehe, fein gehackt
1 Frühlingszwiebel, gehackt
½ TL Chilipulver
½ TL Kreuzkümmel, gemahlen
Saft von 1 Zitrone
1 EL frischer Koriander, gehackt
Salz und schwarzer Pfeffer nach Geschmack

Die Erbsen in kochendem Wasser 2 bis 3 Minuten blanchieren, dann abkühlen lassen. Die Avocado in große Stücke schneiden und zusammen mit Erbsen mit einer Gabel oder einem

Stampfer zerdrücken. Für eine besonders cremige Konsistenz im Mixer zerkleinern. Tomaten, Knoblauch, Zwiebel, Chilipulver, Kreuzkümmel, Zitronensaft und Koriander hinzufügen und mit Salz und Pfeffer abschmecken.

Seitanpfanne

4 Portionen

1 große Zwiebel, gehackt
2 Möhren, gewürfelt
3 kleine Teltower Rübchen, geschält und geviertelt
3 kleine Yamswurzeln, halbiert
225 g Champignons, halbiert
3 getrocknete Tomaten, fein zerrieben
¼ l Gemüsebrühe
1 EL Olivenöl
240 g Seitan (Fleischersatz aus Weizen), in groben Würfeln
Je 1 TL getrockneter Rosmarin, Thymian und Salbei
1 EL Miso (Sojapaste)
1 bis 2 EL Pfeilwurzel
60 ml Wasser
Salz und Pfeffer nach Geschmack

Zwiebel, Möhren, Teltower Rübchen und Yams dämpfen, bis das Gemüse weich zu werden beginnt. In eine Pfanne umfüllen, Pilze, pulverisierte Tomaten, die Hälfte der Brühe und das Öl hinzugeben und 5 Minuten leicht köcheln lassen. Seitan, getrocknete Kräuter, Miso und die restliche Brühe hinzufügen und weitere 10 Minuten kochen, bis das Gemüse zart ist. Wasser und Pfeilwurzel in einer Tasse gut verrühren. Zum Gemüse geben und unterrühren, bis die Flüssigkeit andickt. Mit Salz und Pfeffer abschmecken.

Melonensmoothie

2 Portionen

400 ml Eiswürfel
250 ml Wassermelone ohne Kerne, grob gewürfelt
250 ml Zitronentee (Zimmertemperatur)

Alle Zutaten zusammen im Mixer auf höchster Stufe fein pürieren.

Speiseplan fünfter Tag

Frühstück

*Süßer Quinoabrei mit Beeren**
1 hartgekochtes Ei in Scheiben
grüner Tee

Mittagessen

*Currysardinen**
*Waldorf-Salat**
Kräutertee

Abendessen

*Erbsensuppe **
Korianderhuhn mit Naturreis*
Gemüsesaft mit Zitrone

Rezepte fünfter Tag

Süßer Quinoabrei mit Beeren

2 Portionen

250 g Quinoa
½ l Wasser
50 g Beeren nach Wahl
1 TL Honig
1 TL Zimt
2 Datteln, gehackt

Quinoa waschen, um alle Spelzen zu entfernen (falls nicht bereits im Rahmen der Erzeugung geschehen). Das Wasser zum Kochen bringen und Quinoa einrühren. Abdecken und bei kleiner Hitze 15 Minuten leicht köcheln lassen. Währenddessen die Datteln hacken und mit Beeren, Honig und Zimt vermengen. Diese Mischung in den letzten 5 Minuten der Kochzeit zur Quinoa hinzufügen.

Currysardinen

2 Portionen

1 EL Olivenöl
80 g grüne Paprika, gewürfelt
1 kleine Zwiebel, in Ringen
90 g Champignons, in Scheiben
1 kleine Zucchini, in Scheiben
2 Tomaten, gehackt
2 Dosen Sardinen
Currypulver nach Geschmack

Öl, Paprika, Zwiebel, Pilze, Zucchini und Tomatenwürfel in einer Pfanne bei kleiner Hitze 3 bis 4 Minuten garen, dabei häufig umrühren. Sardinen hinzufügen und weitere 6 bis 10 Minuten köcheln lassen. Mit Currypulver abschmecken. Als Beilage gibt es Naturreis.

Waldorfsalat

2 Portionen

125 g fettarmer Naturjoghurt
¼ TL Vanilleextrakt
½ TL Salz
1/4 TL schwarzer Pfeffer
1 EL Zitronensaft
1 roter Apfel, gewürfelt
1 Stange Sellerie, gewürfelt

85 g Trauben, halbiert
50 g Rosinen
65 g Walnüsse, gehackt
grüner Blattsalat

Joghurt, Vanille, Salz, Pfeffer und Zitronensaft in einer kleinen Schüssel verrühren. Die übrigen Zutaten bis auf den Salat unterziehen. Gut verrühren und auf dem Salat anrichten.

Erbsensuppe

8 Portionen

500 g getrocknete halbe Erbsen
1,5 l heißes Wasser
2 mittelgroße Möhren, fein gewürfelt
2 Stangen Sellerie, in feinen Scheiben
1 mittelgroße Zwiebel, gehackt
2 Knoblauchzehen, zerdrückt
je ½ TL getrockneter Majoran und Basilikum
je ¼ TL gemahlener Kreuzkümmel und schwarzer Pfeffer
1 TL Salz

Alle Zutaten in einen Langsamkochtopf (Slow Cooker) geben, Deckel schließen und drei bis vier Stunden auf hoher Stufe kochen, bis die Erbsen weich sind. Alternativ alle Zutaten in einem großen Topf zum Köcheln bringen, Deckel nicht ganz schließen. Ein bis zwei Stunden kochen, bis die Erbsen zart sind.

Korianderhühnchen

4 Portionen

450 g Hähnchenbrustfilet
1 große Limone
¼ l Weißwein
2 EL Olivenöl
1 grüne oder rote Paprika, gehackt
2 kleine Zwiebeln, gehackt
1 fingerdickes Stück frischer Ingwer, geschält und in feinen Scheiben
2 EL frischer Koriander, gehackt
2 EL Sojasoße, salzreduziert
Naturreis

Jede Hähnchenbrust in acht Stücke schneiden. Die Limone halbieren, eine Hälfte schälen und beide Hälften auspressen. Weißwein in einer Pochierpfanne leicht aufkochen. Das Öl in die Pfanne träufeln, Hähnchenbrust, Pfeffer, Zwiebel und Ingwer hinzugeben und die Pfanne abdecken. Etwa 5 Minuten pochieren, bis das Fleisch in der Mitte nicht mehr rosa ist. Limonenschale, 2 EL Limonensaft, gehackten Koriander und Sojasoße hinzugeben und gut unterrühren. Als Beilage gibt es Naturreis.

»Gesundmacher« Leinsamen und Nüsse

Leinsamen zählen aufgrund ihres hohen Gehalts an Omega-3-Fettsäuren und löslichen Ballaststoffen zu den gesündesten Beigaben überhaupt. Man kann sie gemahlen oder ungemahlen kaufen. Ganze Samen findet man in der Regel bei den Naturkostwaren. Sie sind länger haltbar als in gemahlenem Zustand. Beim Kauf sollte man darauf achten, dass die Ware ganz trocken und luftdicht verpackt ist, und sie zu Hause in einem luftdichten Behälter im Kühlschrank aufbewahren. Wenn Leinsamen in einer Kaffeemühle gemahlen werden, sind sie besser verdaulich, und der Körper kann ihre Nährstoffe besser verwerten. Fertig gemahlener Leinsamen sollte vakuumverpackt sein und möglichst aus dem Kühlregal stammen, weil die Samen nach dem Mahlen besonders oxidationsanfällig sind – immer luftdicht verpackt im Kühlschrank lagern. Leinsamen kann man über das Müsli oder über Gemüse streuen, zum Frühstücksshake hinzugeben oder beim Backen in Muffins, Brot oder Kekse mischen.

Wenn Sie einem gekochten Gericht gemahlenen Leinsamen hinzufügen wollen, sollten Sie das erst nach dem Kochen tun. Die löslichen Ballaststoffe bewirken ein Andicken der Flüssigkeit, und starke Hitze zerstört die empfindlichen essenziellen Fettsäuren. Bei starkem Erhitzen oder Braten mit Leinöl entstehen zudem krebserregende Stoffe. Ergänzen Sie Ihre Ernährung nur allmählich mit Leinsamen: Zunächst lieber nur ein paar Tage einen Teelöffel zum Müsli geben als gleich zwei Esslöffel. Das besonders wertvolle Leinöl niemals hoch erhitzen, sondern erst nach der Zubereitung über die Speisen träufeln.

Auch Nüsse besitzen aufgrund ihrer wertvollen essenziellen (Omega-3-)Fettsäuren und Proteine geradezu therapeutischen Einfluss auf den Stoffwechsel. Ein wissenschaftlicher Vergleich einer Ernährungsweise mit Walnüssen mit zwei anderen Ernährungskonzepten ergab, dass das erwünschte HDL-Cholesterin bei Männern und Frauen mit Typ-2-Diabetes, die 30 Gramm Walnüsse pro Tag aßen (also etwa acht bis zehn Nüsse), im Verhältnis zum Gesamtcholesterin deutlich anstieg. Gleichzeitig sank das belastende LDL-Cholesterin entsprechend ab. Beide Faktoren für Herz-, Kreislauf- und allgemeine Gesundheit wurden demnach günstig beeinflusst.

Forscher an der Universität Harvard fanden ebenfalls heraus, wie wichtig Nüsse bei Typ-2-Diabetes sind. Sie analysierten die Ernährungsgewohnheiten von über 83 000 Frauen aus der *Nurses' Health Study* über einen Zeitraum von 16 Jahren. Dabei lag das Diabetesrisiko der Frauen, die mindestens fünfmal pro Woche 30 Gramm Nüsse zu sich nahmen, um fast 30 Prozent unter dem jener Teilnehmerinnen, die selten oder nie Nüsse aßen. Bei denen, die 30 bis 120 Gramm Nüsse pro Woche verzehrten, war es um 16 Prozent reduziert, bei maximal 30 Gramm um 8 Prozent. Experten sind der Auffassung, dass der Körper über die gesunden Fette aus Nüssen Insulin besser verwerten und so den Blutzuckerspiegel genauer steuern kann.

Fazit

Die Vorschläge und Rezepte in diesem Kapitel sind nur wenige Beispiele für die gesunden, wohlschmeckenden Gerichte, die eine blutzuckerfreundliche Ernährung ausmachen können. Viele Menschen werden nach entsprechender Umstellung mit verbesserten Blutzucker- und Blutfettwerten belohnt. Hinzu kommt der unsichtbare Beitrag zur Vorbeugung gegen die Schäden der Verzuckerung. Dieses Ernährungskonzept eignet sich für die ganze Familie, auch für die Kinder.

Zwölf Minuten Bewegung für Ihr Leben

Wenn bei einem Patienten der Blutzuckerspiegel konstant hoch bleibt, lautet die erste Frage kundiger Ärzte: »Treiben Sie Sport?« Normalerweise erhalten sie die Antwort: »Dazu habe ich keine Zeit.« Der Zeitaufwand ist für die meisten Menschen der wichtigste Einwand gegen die erheblichen Vorteile von mehr Bewegung. Diese leistet jedoch einen sehr wichtigen Beitrag zur Verbesserung von Zuckerstoffwechsel und Insulinempfindlichkeit.

Dieses Kapitel stellt Ihnen ein Bewegungsprogramm vor, welches das Argument »Für Sport habe ich keine Zeit« definitiv entkräftet. Für eine Trainingseinheit brauchen Sie insgesamt nur zwölf Minuten. Der Ansatz ist einfach und wissenschaftlich untermauert, aber dennoch wird er von den meisten Gesundheitsberatern bei der Frage Bewegung und Stoffwechselgesundheit nicht berücksichtigt.

Das Kernstück des Programms stammt aus einem Training, das ursprünglich für Elitesportler entwickelt wurde, doch man braucht keineswegs besonders sportlich zu sein, um davon zu profitieren. Der Ansatz lässt sich nämlich individuell an persönliche Bedürfnisse und eigene Fitness anpassen und hilft Topathleten ebenso wie völlig Untrainierten.

Für alle, die etwas mehr Zeit für Bewegung aufbringen können oder eine schnellere Gangart wünschen, besprechen wir auch andere sportliche Aktivitäten, welche die Insulinempfindlichkeit und die Blutzuckerregulierung verbessern. Außerdem wird erklärt, wie und wann man beim Sport den Blutzucker misst.

Bewegung und Diabetes

Körperliche Aktivität hat auf jeden Menschen weitreichende Auswirkungen und viele Vorteile. Das gilt besonders, wenn man Diabetes vorbeugen, stoppen oder besser beherrschen will.

Verbesserung von Blutzucker und Insulin

Körperliche Bewegung ist deshalb so wichtig, weil man durch sie dazu beiträgt, die Insulinresistenz auf Zellebene umzukehren. Die Zellen sind dadurch wieder besser in der Lage, Zucker aufzunehmen, wodurch sich wiederum die Blutzuckerregulierung insgesamt verbessert.

Tipp

Regelmäßige Bewegung kann Diabetes günstig beeinflussen oder der Erkrankung vorbeugen und bei Diabetikern den Medikamentenbedarf verringern – und zwar sowohl den Bedarf an Antidiabetika als auch an Insulin.

Der Zusammenhang zwischen Bewegung und Blutzucker ist eindeutig. Muskeln brauchen für jede Bewegung Energie – und Zucker ist eine Hauptenergiequelle. Für ihre Bewegung benötigen die Muskeln drei verschiedene Energiequellen: Energiereiche Phospate, Zucker (Glukose, gespeichert als Glykogen) und freie Fettsäuren. Je nach Intensität und Dauer der Beanspruchung werden diese Quellen in unterschiedlicher Zusammensetzung angezapft. Wer schwere Gewichte stemmt, greift z. B. in erster Linie auf das Phosphatsystem zurück. Für einige Kilometer Dauerlauf braucht man v. a. Glukose, während beim Spazierengehen v. a. freie Fettsäuren umgewandelt werden. Die Insulinempfindlichkeit und Zuckeraufnahme der Muskelzellen verbessert man am ehesten, indem man sich auf Bewegungsarten konzentriert, die das Glykogen-/Glukosesystem fordern.

Einfluss auf das metabolische Syndrom

Körperliche Aktivität beeinflusst auch die anderen Faktoren, die bei Insulinresistenz auffällig sind: Blutdruck, Triglyzeridwerte und HDL-Cholesterin.

Gesunder Sport

Viele Studien belegen, dass regelmäßiger Sport Blutdruck, LDL-Cholesterin und Triglyzeridwerte senkt und das HDL-Cholesterin anhebt. All diese Verbesserungen tragen zum Schutz des Herzens bei.

Bewegung hilft auch, Gewicht abzubauen oder nach einer Diät das neue Gewicht zu halten, wenn zugleich weniger Kalorien verzehrt werden. Wer allein durch Kalorienbeschränkung, also ohne Sport, abnehmen möchte, verliert oft fettarmes Muskelfleisch. Dieser Ansatz zeigt daher wenig Wirkung. Regelmäßige Bewegung ist ein wichtiger Bestandteil einer langfristigen Strategie zur Gewichtskontrolle.

Ein weiterer Vorteil regelmäßiger sportlicher Aktivität ist ihr Beitrag zum Stressabbau. Dieser wichtige Aspekt wird oft übersehen. Stress kann den Blutzuckerspiegel direkt wie indirekt negativ beeinflussen und auch auf den Blutdruck einwirken. Studien zufolge lässt Stress den Blutzuckerspiegel bei Typ-2-Diabetikern ansteigen. Bei Typ-1-Diabetikern kann der Blutzucker unter Stress ansteigen oder auch abfallen.

Georgia, eine 49 Jahre alte Marketingmanagerin mit Typ-2-Diabetes hatte zunehmend Mühe, ihren Blutzucker über Ernährung und orale Medikamente im Griff zu behalten. Die Schwierigkeiten begannen, nachdem sie ein größeres Projekt übernommen hatte, bei dem sie jeden Abend noch Arbeit mit nach Hause nahm.

»Der Stress setzte mir zu«, berichtete sie, »und das zeigte sich am deutlichsten an meinem Blutzuckerspiegel. Obwohl meine Ernährung sich nicht veränderte – ich gebe da sehr genau acht –, war der Blutzucker nach dem Essen zu hoch. Ich konnte das Projekt nicht abbrechen, wollte aber auch meine Medikation nicht erhöhen. Was mir fehlte, war Sport.« Georgia begann, jeden Abend nach der Arbeit einen zügigen Spaziergang einzulegen. Der Erfolg stellte sich umgehend ein. »Meine Zuckerwerte gingen sofort herunter«, sagte sie, »aber ich bemerkte noch weitere Vorteile. Ich hatte mehr Energie, konnte mich besser konzentrieren, und die Spannungen im Schulter- und Nackenbereich ließen deutlich nach. Ich begann mit 15 Minuten Gehen und steigerte auf 30 Minuten. Nachdem das Projekt vorbei war, blieb ich dabei! Es hilft mir wirklich, meinen Blutzucker zu regulieren, und ich bin entspannter.«

Stress beeinflusst den Blutzucker häufig indirekt, weil gestresste Menschen oft nicht mehr angemessen auf sich achten. Sie sagen: »Ich arbeite die Mittagspause durch«, oder »Ich habe keine Zeit, meinen Blutzucker zu messen«, oder »Ich habe keine Zeit, mich gesund zu ernähren.« Das Kapitel *Leben mit und ohne Diabetes* (Seite 232 ff.) stellt Ihnen Strategien des Stressmanagements vor, die dazu beitragen können, solche gesundheitsschädlichen Verhaltensweisen umzukehren.

Untersuchung vor dem Start

Bevor Sie mit einer neuen Sportart beginnen, sollten Sie mit Ihrem Arzt sprechen. Daraufhin wird man Ihre Krankengeschichte mit Ihnen durchgehen und den Körper auf Symptome oder Hinweise auf Herz-Kreislauf-Erkrankungen oder Probleme mit Augen, Nieren, Nerven oder Füßen untersuchen. Je nach Befund und Gesundheitszustand werden vielleicht ein Belastungs-EKG oder andere Tests angeordnet, um Ihre Leistungsfähigkeit zu prüfen. In der Regel kann man unter Beachtung einiger Vorgaben sofort loslegen.

Eine ärztliche Vorabuntersuchung ist besonders wichtig,

wenn man bereits an Diabetes erkrankt ist oder (weitere) Vorerkrankungen mitbringt, die beim Sport gefährlich werden könnten. Bei Gefühlsverlust in den Füßen (periphere Neuropathie) kann der Orthopäde z. B. einen besonderen Sportschuh oder spezielle Einlagen empfehlen und Sie dazu anhalten, die Füße vor und nach jedem Training zu untersuchen. Bei hohem Blutdruck wird Ihnen vielleicht geraten, auf intensive Belastung (z. B. das Heben schwerer Gewichte über den Kopf oder Möbel rücken) zu verzichten.

An der Universität Georgia wurden mehrere große Studien durchgeführt, darunter eine Analyse von 70 kontrollierten, randomisierten Untersuchungen mit insgesamt 6807 Teilnehmern. Dabei ergab sich, dass Menschen mit bisher sitzender Lebensweise, die regelmäßig Sport zu treiben begannen – darunter auch Patienten mit Diabetes –, in über 90 Prozent der Fälle weniger müde waren als Menschen, die gar keinen Sport trieben.

Daher heißt einer der ersten und wichtigsten Therapieschritte für Diabetiker und Nichtdiabetiker: regelmäßige Bewegung.

Weniger ist mehr: Fitnesstraining nach Tabata

Das beste Sportprogramm kann nichts bringen, wenn es niemand wahrnimmt. Doch es gibt viele Belege für den Nutzen des hier vorgestellten Bewegungsprogramms, mit dem Sie Herz und Lunge trainieren und dadurch das Risiko für Insulinresistenz und metabolisches Syndrom senken oder Diabetes besser beherrschen können, ohne dazu stundenlang im Fitnessstudio zu schwitzen. Probieren Sie es mit dem **Tabata-Protokoll,** einem Programm, das ursprünglich entwickelt wurde, um bei Elitesportlern so schnell wie möglich eine optimale aerobe (ausreichend Sauerstoff in der Muskulatur) wie anaerobe (Sauerstoffmangel) Kondition zu erreichen.

Dieser innovative Ansatz ist nach Izumi Tabata, Ph.D., benannt, der früher am Nationalinstitut für Gesundheit und Ernährung in Tokio forschte. Zusammen mit dem Cheftrainer des japanischen Speedskating-Teams war er an der Entwicklung einer möglichst optimalen Methode für das Intervalltraining beteiligt, mit der die maximale aerobe Leistungsfähigkeit verbessert wird, also die Grenze, bis zu welcher der Körper Sauerstoff aufnehmen und sauerstoffreiches Blut ins Muskelgewebe transportieren kann. Tabatas Methode verbessert zugleich auch die anaerobe Leistungsfähigkeit. Dies ist das Maß, wie effektiv der Muskelstoffwechsel bei starker Belastung ohne Sauerstoff arbeitet.

Da das Tabata-Training eigentlich als Intervalltraining für Spitzensportler gedacht war, stellt sich natürlich die Frage, ob diese Methode für jeden geeignet und anwendbar ist. In der Reinform ist das Tabata-Training in der Tat sehr anspruchsvoll. In der hier empfohlenen, vereinfachten Form wird die grundsätzliche Struktur der Übungen hingegen zwar beibehalten, doch die Intensität so angepasst, dass sie den eigenen Fähigkeiten entspricht und immer noch sinnvolle Ergebnisse liefert.

Einer der Vorteile eines angepassten Tabata-Intervalltrainings ist, dass man es für viele verschiedene aerobe Sportarten nutzen kann, ob Laufen, Radfahren, Schwimmen, Rudern oder

So funktioniert das Tabata-Training

Eine komplette, modifizierte Tabata-Trainingseinheit umfasst einschließlich Aufwärmen und Abkühlen nur zwölf Minuten:

- **Vier Minuten Aufwärmen** mit dynamischem Stretching und Übungen für die Beweglichkeit der Gelenke. Nutzen Sie die später in diesem Kapitel vorgestellten Übungen oder das, was Ihr Arzt oder die Physiotherapeutin Ihnen empfiehlt.
- **Acht 30-Sekunden-Intervalle** mit jeweils 20 Sekunden (individuell) anstrengender Bewegung, danach 10 Sekunden aktive Ruhephase. Dieser 30-Sekunden-Zyklus wird siebenmal wiederholt. Die acht Zyklen dauern insgesamt nur vier Minuten. Denken Sie daran, dass der Intervallanteil des Programms sehr flexibel ist, denn die Intensität der Anstrengung hängt von Ihnen persönlich ab. Je mehr Sie sich während der 20-Sekunden-Phase anstrengen, desto mehr werden Sie profitieren. Wir raten jedoch dringend dazu, die Anstrengung unbedingt nur ganz allmählich zu erhöhen, besonders, wenn jemand lange keinen Sport mehr getrieben hat. Richtig ist eine allmähliche, kontinuierliche Steigerung der Belastung.
- **Vier Minuten Abwärmen** mit dynamischem und/oder statischem Stretching.

Wasseraerobic, mit dem Crosstrainer oder dem Stepper. Man kann die Aktivitäten auch wechseln: einmal Heimtrainer, am nächsten Tag Crosstrainier, am dritten Schwimmen usw.

Damit haben Sie ein kombiniertes aerobes und anaerobes Konditionstraining für den ganzen Tag, das auch Beweglichkeit und Gelenkigkeit fördert. Das Training sollte mindestens dreimal, besser viermal pro Woche durchgeführt werden und wirkt noch besser, wenn man es mit Krafttraining kombiniert, das noch zur Sprache kommen wird. Natürlich können Sie das modifizierte Tabata-Programm zum Intervalltraining erweitern, indem Sie sich mehr Zeit dafür nehmen. Manche Patienten erzielen bessere Ergebnisse, wenn sie die Abwärmphase verlängern und nach den abschließenden Dehnübungen noch einen zügigen, zehnminütigen Spaziergang einlegen. Wichtig ist, dass Sie Ihre Aktivität an Ihre persönlichen Bedürfnisse anpassen können – ob Sie nun Diabetes vorbeugen, Ihre Insulinempfindlichkeit verbessern, Anzeichen des metabolischen Syndroms (wie Bluthochdruck oder Stammfettsucht) entgegenwirken oder als Diabetiker Ihren Blutzucker besser kontrollieren wollen.

Aktiv werden mit Ihrem persönlichen Tabata-Protokoll

Besprechen Sie jedes neue Sportprogramm vorher mit Ihrem **Arzt.** Das gilt für jeden, ganz besonders für alle, die längere Zeit keinen Sport getrieben haben, Übergewichtige, ältere Menschen und bei vorherigen Herzerkrankungen, Schlaganfall, Bluthochdruck, Atemproblemen, Gelenkersatz oder Osteoporose.

Wählen Sie Aufwärmübungen aus den Kategorien dynamisches Dehnen und Gelenkbeweglichkeit in diesem Kapitel aus. Zum Abwärmen am Ende nehmen Sie statische Dehnübungen dazu. **Auf- und Abwärmübungen** sind wichtig und sollten nicht übersprungen werden. Betreiben Sie als aeroben Sport etwas, das Sie interessiert. Es braucht nicht jedes Mal dasselbe zu sein. Mit etwas **Abwechslung** bleibt das Training interessanter und beansprucht unterschiedliche Muskeln. Trainieren Sie (mit Auf- und Abwärmphase) anfangs mindestens **viermal pro Woche.** Die Übungen oder Sportarten in den Vier-Minuten-Segmenten dürfen wechseln, damit es nicht langweilig wird.

Behalten Sie die **Zeit** im Auge. Im Haus ist es hilfreich, eine Uhr mit Sekundenzeiger zu verwenden, die man beim Workout beobachten kann. Im Freien oder im Schwimmbad müssen Sie selbst zählen. Üben Sie den Takt, indem Sie einen Sekundenzeiger verwenden, damit Sie sich den Rhythmus einprägen.

Beginnen Sie langsam und steigern Sie sich über sechs Wochen hinweg, entsprechend Ihrem gegenwärtigen Gesundheitszustand. Mit der Zeit erhöhen Sie allmählich die Intensität der anstrengenden 20-Sekunden-Phasen, bis Sie das für sich richtige Niveau erreicht haben. Am Anfang kann Ihr Arzt Sie dabei beraten. Wenn Sie mittels dieser Methode schneller abnehmen möchten, empfehlen wir einen Aufbau bis zu maximaler Belastung über sechs Wochen hinweg bei täglichem Training.

Krafttraining

Krafttraining wird gegenüber aerobem Training als eher unwichtig angesehen und gilt gemeinhin nicht als Königsweg zur Verbesserung des Stoffwechselgeschehens. Zu Unrecht, denn für viele Menschen gestaltet sich belastungsarmes Ausdauertraining auf Dauer monoton. Krafttraining bietet hingegen viel Abwechslung und hat ausgezeichnete, oft übersehene Vorteile für eine verbesserte Stoffwechselfunktion und Blutzuckerregulierung.

1997 wurde im *International Journal of Sports Medicine* eine Studie veröffentlicht, bei der Typ-2-Diabetiker drei Monate lang an zwei Tagen pro Woche ein Krafttraining mit Gewichten durchgeführt hatten. Es kam zu einer klaren Verbesserung der Blutzuckerwerte und einem Zuwachs an Muskelmasse. Wenn der Blutzucker sinkt, kommt es nicht mehr so leicht zur Glykierung, sodass auch das Risiko für eine diabetische HbA_{1c}-Erhöhung und entsprechende Komplikationen sinkt. In einer weiteren Studie, die 1998 in *Diabetes Care* erschien, wurden Typ-2-Diabetiker auf zwei Gruppen aufgeteilt. Eine Gruppe nahm an einem Krafttraining teil, die andere trieb keinen Sport. Während des vier- bis sechswöchigen Studienzeitraums trainierten die Teilnehmer der Sportgruppe fünfmal pro Woche mit Gewichten und belasteten dabei Oberkörper- und Beinmuskulatur. Die Ergebnisse zeigten, dass mäßiges Training die Insulinempfindlichkeit um beeindruckende 48 Prozent verbessern konnte.

Krafttraining kann die Alterung der Skelettmuskulatur tatsächlich rückgängig machen! Eine 2007 veröffentlichte Untersuchung verglich Muskelbiopsien gesunder älterer und jüngerer Erwachsener vor und nach einem sechsmonatigen Krafttrainingsprogramm. Vor dem Training waren die älteren Teilnehmer im Schnitt um 59 Prozent schwächer als die jüngeren. Nach dem Training betrug der Unterschied nur noch 38 Prozent. Ein bemerkenswerter Befund war, dass Krafttraining eine direkte Wirkung auf die Genexpression hatte, denn die altersbedingte Schwächung der Skelettmuskulatur und entsprechende Einschränkungen gingen teilweise zurück.

Regeln für das Krafttraining

In Bezug auf Krafttraining empfehlen die *American Diabetes Association* und das *American College of Sports Medicine:*

- Krafttraining sollte mindestens zweimal pro Woche durchgeführt werden.
- Wiederholen Sie jede Bewegungseinheit acht- bis zwölfmal in ein oder zwei Durchgängen.
- Jede Trainingseinheit sollte acht bis zehn Übungen umfassen und die wichtigsten Muskelgruppen erfassen.

Vor dem Start sollten Sie einige weitere Regeln beachten, damit das Training sicher bleibt und Spaß macht:

Sprechen Sie vor Beginn des Krafttrainings mit Ihrem Arzt, besonders, wenn Sie unter Bluthochdruck oder Herz-Kreislauf-Erkrankungen leiden. Wärmen Sie vor jedem Krafttraining durch fünf bis sieben Minuten dynamisches Dehnen und schnelles Gehen die Muskeln auf. Empfehlenswert ist auch eine fünfminütige Abwärmphase mit verschiedenen Dehnübungen.

Für die Übungen brauchen Sie kein Fitnessstudio. Richtig eingewiesen, können Sie auch mit Hanteln oder einem Heimtrainer zu Hause aktiv werden. Allerdings brauchen Sie eine gute Einführung, z.B. durch einen Physiotherapeuten oder qualifizierten Fitnesstrainer im nächsten Fitnessstudio. Vielleicht können Sie auch über den Sportverein oder die Krankenkasse einen Kurs in Krafttraining belegen.

Das Krafttraining können Sie an den Tagen durchführen, an denen Sie kein aerobes Training machen, oder Sie schieben es nach dem Ausdauertraining ein. Probieren Sie aus, was Ihnen am meisten liegt. Vermeiden Sie Bewegungen, die stechende Schmerzen hervorrufen. Ein »Brennen« in den Muskeln ist akzeptabel, Schmerzen in den Gelenken jedoch nicht.

Krafttraining und aerobes Ausdauertraining können sich ausgezeichnet ergänzen: In einer viermonatigen, kontrollierten, randomisierten Studie in Wien kam es bei Typ-2-Diabetikern, die an Krafttraining teilnahmen, zu einer auffälligen Verbesserung des HbA_{1c}-Werts (von 8,3 auf 7,1 Prozent) sowie zu einem signifikanten Absinken von Blutzucker, Insulinresistenz, Gesamtcholesterin und Triglyzeriden. Gleichzeitig stieg der Wert des erwünschten HDL-Cholesterins an. Die Diabetiker in der Kontrollgruppe, die traditionellen Ausdauersport betrieben, zeigten keine auffälligen, positiven Veränderungen.

Dynamisches und statisches Dehnen

Jahrelang wurde das Dehnen vor dem Sport propagiert. Dieser Rat gilt nach wie vor. Es stellt sich nur die Frage nach der richtigen Dehnmethode. Unserer Meinung nach – die durch wohlgehütete Ergebnisse der sportmedizinischen Forschung aus der ehemaligen DDR und der Sowjetunion gestützt wird – sollte man zum Aufwärmen am besten die Gelenke mobilisieren und dynamisch dehnen. Beide Bewegungsmethoden stützen sich zum Aufwärmen von Gelenken und Muskeln auf das ABS-Schema – **A**nstrengung, **B**ewegung und **S**chwung –, um Gelenk- und Muskelverletzungen bestmöglich vorzubeugen. Im Gegensatz zum langsamen, konstanten statischen Dehnen, bei dem traditionell der Muskel mindestens 20 Sekunden in einer statischen (bewegungslosen) Position verharrt, geht es bei Übungen zur Mobilisierung der Gelenke und beim dynamischen Dehnen um **kontinuierliche Bewegungen.**

Die Bedeutung dieser Übungen wird oft unterschätzt, dabei sind sie entscheidend für den Erhalt intakter Gelenke, Sehnen und Bänder, aber auch der Muskelelastizität – in zunehmendem Maß, je älter wir werden. Sie tragen zum Schmieren der Gelenke bei, verbessern den Bewegungsradius und erhalten eine optimale Körperfunktion, indem sie die Zirkulation der Gelenkflüssigkeit anregen. Wir empfehlen, einige dieser Bewegungen zur Gelenkmobilisierung in Ihr Aufwärmprogramm aufzunehmen – z. B. **Armkreisen** und **Armschwingen.** Sehen Sie sich auch die anderen Übungen zum dynamischen Dehnen an, aus denen Sie auswählen können.

Arm schwingen

1. Bringen Sie die Füße schulterbreit in Position.
2. Arme und Schultern entspannen, und die Arme vor dem Körper hin und her schwingen.
3. 20 bis 25 volle Umdrehungen.

Rumpf drehen

1. Schulterbreit stehen, die Hände auf die Hüften setzen.
2. Die Knie leicht beugen, und den Rumpf von einer Seite zur anderen drehen. Die Füße bleiben dabei fest auf dem Boden. Drehen Sie sich so weit, wie es ohne Schmerzen möglich ist.
3. 20 bis 25 Drehungen nach beiden Seiten.

Rücken dehnen

1. Rückenlage auf einer festen, leicht gepolsterten Unterlage (Übungsmatte, gefaltete Decke, dicker Teppich). Beide Knie an die Brust ziehen und mit den Händen von hinten umfassen.
2. Nach vorne rollen, bis die Füße den Boden berühren, dann sofort nach hinten rollen, bis der Kopf beinahe den Boden berührt.
3. 15 bis 20 Mal hin und her rollen.

Bein schwingen

1. Schulterbreit stehen.
2. Ein Bein vorwärts und rückwärts schwingen. Der Oberkörper bleibt dabei senkrecht. So weit wie möglich schwingen, ohne dass der Oberkörper sich bewegt.

3. Bei Gleichgewichtsproblemen kann man sich bei dieser Dehnung mit einer Hand auf einer Stuhllehne oder einem Tisch abstützen. Der Körper soll dabei aber senkrecht bleiben.
4. 15 Wiederholungen mit jedem Bein.

Variante: Das Bein quer vor dem Körper schwingen. Dabei wird eine andere Muskelgruppe gedehnt.

Gelenkmobilisierung und dynamisches Dehnen für Fortgeschrittene

Hampelmann ohne Sprung

1. Die Füße stehen zusammen. Handflächen auf die Außenseite der Oberschenkel drücken.
2. Arme seitlich hochschwingen und über dem Kopf klatschen.
3. Arme und Handflächen in Ausgangsposition bringen. Neunmal wiederholen.

Gebücktes Schulterkreisen

1. Schulterbreit stehen, und den Oberkörper ab der Taille um 45 Grad nach vorne neigen.
2. Den rechten Arm so bewegen, als wollten Sie große Kreise auf den Boden malen. »Malen« Sie zehn Kreise mit dem rechten Arm, dann zehn mit dem linken Arm.
3. Die Übung fünfmal wiederholen. Dabei ändern Sie jedes Mal die Größe der Kreise.

Knie umfassen

1. Aufrechter Stand, die Füße stehen bequem nebeneinander.
2. Rasch ein Knie anheben, an die Brust ziehen und dort umfassen.
3. Das Bein wieder absenken und die Bewegung mit dem anderen Knie wiederholen.
4. Diese Übung zehnmal wiederholen.

Hocke mit Recken

1. Aufrecht stehen, die Füße stehen etwas mehr als schulterbreit auseinander. Die Fußspitzen weisen gerade nach vorne.
2. Langsam den Körper in die Hocke absenken. Dabei bleiben Kopf und Brust aufrecht und die Füße flach auf dem Boden.
3. Während der Bewegung die ausgestreckten Arme nach oben recken.
4. Langsam in den Stand zurückkehren und Arme senken.
5. Die Abfolge fünf- bis zehnmal wiederholen.

Abwärmen mit statischem Dehnen

Statische Dehnübungen eignen sich gut für die Abwärmphase nach dem Training. Achten Sie immer darauf, währenddessen ganz natürlich weiterzuatmen – nicht den Atem anhalten! Beim Abwärmen können Sie auch dynamische und statische Übungen kombinieren.

Brust dehnen

1. Die Füße stehen etwas weiter als schulterbreit auseinander, die Knie sind leicht gebeugt.
2. Arme parallel zum Boden seitwärts strecken. Die Handflächen weisen nach vorne.
3. Die Arme so weit wie möglich nach hinten dehnen und 20 Sekunden diese Position halten.
4. In die Ausgangsposition zurückkehren. Einmal wiederholen.

Oberen Rücken dehnen

1. Die Füße stehen etwas weiter als schulterbreit auseinander, die Knie sind leicht gebeugt.
2. Die Finger so verschränken, dass die Handflächen nach außen weisen. Die Hände so weit wie möglich von der Brust wegschieben. 20 Sekunden in dieser Position bleiben.
3. Übung zweimal wiederholen.

Seitbeuge

1. Die Füße stehen etwas weiter als schulterbreit auseinander, die Knie sind leicht gebeugt. Die Hände stützen sich auf die Hüften.
2. Langsam nach einer Seite beugen, 20 Sekunden in dieser Position verharren, dann in die Senkrechte zurückkehren.
3. Langsam zur anderen Seite beugen, halten, dann in Ausgangsposition zurückkehren.
4. Übung zweimal wiederholen. Dabei nicht nach vorne oder hinten beugen.

Rückseite der Beine dehnen

1. Auf dem Boden sitzend beide Beine gerade nach vorne ausstrecken.
2. Das linke Bein anwinkeln und die linke Fußsohle neben dem rechten Knie aufsetzen. Das linke Bein entspannen, sodass es ganz natürlich seitwärts zu Boden sinkt.
3. Mit geradem Rücken nach vorne beugen. Sie sollten die Dehnung auf der Rückseite des rechten Beins spüren. 20 Sekunden die Position halten.
4. Dehnung mit dem anderen Bein wiederholen und ebenfalls 20 Sekunden halten.

Waden dehnen

1. Beide Arme nach vorne ausstrecken und die Hände in Schulterhöhe flach an eine Wand setzen. Ein Bein vor das andere stellen.
2. Das hintere Bein langsam von der Wand wegschieben, aber gestreckt halten. Das vordere Bein bleibt fest in den Boden gestemmt.
3. Die Hüften weisen gerade nach vorne, das hintere Bein und die Wirbelsäule bilden eine gerade Linie.
4. Dehnung 20 Sekunden halten.
5. Das andere Bein auf die gleiche Weise dehnen und die Übung einmal wiederholen.

Hüfte dehnen

1. Auf dem Boden sitzend beide Beine anziehen. Fußsohlen aneinandersetzen und die Knie seitlich nach unten kippen lassen.
2. Die Hände auf Unterschenkel oder Knöchel legen und beide Knie langsam zum Boden schieben.
3. Die Dehnung 20 Sekunden halten, dann entspannen. Noch zweimal wiederholen. Sie spüren die Dehnung entlang der Innenseite der Oberschenkel und im Lendenbereich.

Fazit

»Qualität statt Quantität« klingt klischeehaft, gilt aber dennoch auch beim Thema Sport. Schon relativ wenig Bewegung kann sich auszahlen, wenn es um die Verhinderung oder Beherrschung von Diabetes geht – ganz zu schweigen von der nachlassenden Stressbelastung und der besseren Lebensqualität durch Sport.

Dies bestätigen auch zwei überzeugende aktuelle Studienergebnisse. In der ersten Studie wurden zwei Gruppen Typ-2-Diabetiker verglichen. Die eine trieb vier Monate lang Sport und brach das Bewegungsprogramm dann ab, wurde aber weiterhin überwacht. Die andere setzte das Programm weitere vier Monate fort. Bei den aktiven Patienten ging der HbA_{1c}-Wert zurück, stieg aber bei der Kontrollgruppe nach Abbruch des Trainings wieder an. Die aktiven Patienten profitierten zudem in Form eines deutlichen Rückgangs der Triglyzeride und des

Gesamtcholesterins, während diese Faktoren in der Kontrollgruppe wieder anstiegen. Eine aktuelle Zehnjahresstudie ergab außerdem, dass die Sterblichkeit bei Diabetikern ab 50 Jahren, die mindestens 1,6 km pro Tag laufen, nur halb so hoch liegt wie bei anderen Diabetikern.

Bleiben Sie also in Bewegung. Dauerhaft. So leben Sie länger, und es geht Ihnen besser.

Die Kraft natürlicher Nahrungsergänzungsmittel

Zu den aufregendsten (und zu wenig genutzten) Fortschritten bei der Optimierung einer gesunden Blutzuckerregulierung gehört der Einsatz natürlicher Nahrungsergänzungsmittel. Innovative Forschungsarbeiten beschreiben ständig neue Möglichkeiten für die Prävention und Behandlung von Stoffwechselkrankheiten, besonders was den Einsatz bestimmter Nährstoffe angeht. Neue Studien belegen die günstige Wirkung einer ergänzenden Nährstoffzufuhr auf die Genexpression und die Verbesserung der Blutzuckerregulierung auf molekularer Ebene. Viele dieser Untersuchungen konzentrieren sich auf die Verwendung von Nahrungsergänzungsmitteln zur Unterstützung der Betazellfunktion, der Insulinempfindlichkeit und eines gesunden Blutzuckerspiegels. Manche Mittel ergänzen verschreibungspflichtige Medikamente in ähnlicher Weise wie die blutzuckerfreundliche Ernährung, die in Kapitel 5 und 6 besprochen wurde. Deshalb halten wir es für unerlässlich, den Stoffwechsel je nach individuellen Erfordernissen durch Nahrungsergänzungsmittel zu unterstützen.

In diesem Kapitel erklären wir die wirksamsten wissenschaftlich untersuchten Substanzen, damit Sie herausfinden können, von welchen Sie voraussichtlich am besten profitieren können.

Wir haben die Nahrungsergänzungsmittel nach ihrer Wirkung in vier Grundkategorien aufgeteilt:

- Betazellgesundheit
- Insulinempfindlichkeit
- Hemmung der Verzuckerung
- Hemmung von Oxidation und Entzündungen

Diese vier Wirkbereiche spiegeln die Schlüsselfaktoren für Stoffwechselgesundheit wider. Da Nahrungsergänzungsmittel jedoch vielfach noch zusätzliche oder ergänzende Wirkungen auf die Gesundheit besitzen, sind diese Unterteilungen stark vereinfachend.

Sprechen Sie immer mit Ihrem Arzt oder Apotheker, bevor Sie Nahrungsergänzungsmittel anwenden – besonders, wenn Sie noch andere Medikamente einnehmen.

Betazellgesundheit

Die Betazellen sind wie beschrieben in der Bauchspeicheldrüse angesiedelt. Ihre Hauptfunktion besteht darin, bei einer bestimmten Menge Zucker im Blut Insulin zu erzeugen. Bei Typ-2-Diabetes stellen die Betazellen ihre Funktion allmählich ein. Die nachfolgenden Nahrungsergänzungsmittel scheinen die Gesundheit der Betazellen zu unterstützen.

Kaffeekirschen

Der morgendliche Kaffee wird aus gerösteten, braunen Kaffeebohnen hergestellt, die ursprünglich Samenpaare in hellroten Kaffeekirschen waren. Die Kaffeekirsche enthält sehr viele Antioxidanzien und andere pflanzliche Nährstoffe, die zusammen als **Polyphenole** bezeichnet werden. Diese Polyphenole (auch: Phenolsäuren) haben sich als hilfreich erwiesen, weil sie sowohl die Blutzuckerregulierung unterstützen als auch freie Radikale bekämpfen und damit Herz und Gefäße schützen. Dennoch sollten Sie Kaffee weder in großen Mengen noch hoch konzentriert trinken, sondern die bessere Darreichungsform wählen.

Mehrere Studien legen nahe, dass Kaffeekonsum sich positiv auf die Blutzuckerregulierung und andere Probleme im Zusammenhang mit Diabetes auswirken kann. Im Dezember 2006 erschienen Ergebnisse einer zwölfjährigen Studie an über 12 000 Erwachsenen mittleren Alters, die zu Studienbeginn keinen Diabetes hatten. Die Erkrankungswahrscheinlichkeit bei Probanden, die vier oder mehr Tassen Kaffee pro Tag tranken, lag um ein Drittel niedriger als bei Studienteilnehmern, die weniger Kaffee zu sich nahmen.

Dieser Studie gingen andere Untersuchungen mit ähnlichen Ergebnissen voraus, die auch noch weiter laufen. Eine davon wurde an der Universität Minnesota durchgeführt, mit einem interessanten Ergebnis: Entkoffeinierter Kaffee konnte das Diabetesrisiko noch wirksamer senken als gewöhnlicher Kaffee.

Zu den gut erforschten Inhaltsstoffen des Kaffees gehören **Chlorogensäure** und **Kaffeesäure,** die zielgenau in den Zuckerstoffwechsel eingreifen: Bei Menschen mit einem hohen Blutzuckerspiegel wird übermäßig viel Zucker aus den Glykogenspeichern der Leber freigesetzt. Eine Drosselung der daran beteiligten Enzyme kann daher den Blutzuckerspiegel senken. Hier setzt Chlorogensäure an: Sie kann ein Enzym hemmen, das maßgeblich an der Synthese von Glukose aus Glykogen beteiligt ist, und auf diese Weise die Menge freier Glukose im Körper reduzieren.

In einer Studie am Zentrum für Moderne Medizin in Moskau erhielten 75 gesunde Freiwillige pro Tag je 90 Milligramm Chlorogensäure oder ein Placebo (Scheinmedikament). Der Blutzuckerspiegel der Teilnehmer der Chlorogengruppe lag 15 bis 20 Prozent unter dem der Placebogruppe. Wissenschaftler haben zudem nachgewiesen, dass Chlorogensäure die Zuckeraufnahme verlangsamen kann.

An der Nationalen Cheng Kung-Universität in Taiwan kamen Wissenschaftler zu dem Schluss, dass Kaffeesäure die Zellen anregt, Glukose einzulagern, und dadurch Zucker aus dem Blut entfernt. Als Forscher des nahe gelegenen Medical College Taipeh Tieren mit Diabetes Kaffeesäure injizierten, sank deren Blutzuckerspiegel.

Die ganze Kirsche übertrifft in ihrer Wirkung noch die Bohnen, die nach der üblichen Entfernung der äußeren Schichten und dem Rösten übrig bleiben. Kaffeekirschen enthalten Polyphenole, die nachweislich gesunde Blutzucker-, Cholesterin- und Triglyzeridwerte unterstützen und Schäden durch freie Radikale entgegenwirken. Hinzu kommen weitere Vorteile, die besonders für Menschen mit Insulinresistenz bzw. Diabetes eine wichtige Rolle spielen. In der Tasse Kaffee kommen nur geringe Mengen dieser Stoffe an, denn ein großer Teil davon geht durch das Ernten, Verarbeiten und Rösten der Kirschen verloren. Man sollte sich außerdem bewusst machen, dass beim Rösten der Kaffeebohnen Glykotoxine (siehe Seite 75 ff.) entstehen, Kaffee daher nicht in jeder Menge und Konzentration gesund ist. Unser Ziel ist, dem Körper möglichst wenig Glykotoxine zuzuführen. Wer daher optimal von der gesamten Kaffeekirsche profitieren will, sollte zu einem Nahrungsergänzungsmittel mit **Kaffeekirschenextrakt** (50 Prozent Gesamtphenolsäuregehalt, dreimal täglich 100 Milligramm) greifen, das alle Polyphenole der Frucht enthält, aber nicht das Koffein sowie die Glykotoxine, die sich bei hohen Temperaturen in den trocken gerösteten Kaffeebohnen bilden.

Ginseng

Unter der Bezeichnung Ginseng werden verschiedene Arten der Gattung *Panax* zusammengefasst. Heilende Wirkungen werden insbesondere dem **Amerikanischen Ginseng** *(Panax quinquefolius)* und dem **Asiatischen Ginseng** *(Panax ginseng)* zugeschrieben. Hinweis: Der zum Teil ebenfalls verwendete Sibirische Ginseng (*Eleutherococcus senticosus*) gehört einer anderen Gattung an und enthält nicht dieselben Inhaltsstoffe wie die *Panax*-Gattung.

In der traditionellen chinesischen Medizin (TCM) wird die Ginsengwurzel seit über 2000 Jahren zur Behandlung von Krankheiten eingesetzt. Man verwendet sie besonders, um das Immunsystem zu stärken und den Körper besser gegen Stress zu feien. Zusätzlich werden gegenwärtig günstige Einflüsse auf Stoffwechsel und Blutzuckerspiegel erforscht.

Eine Forschergruppe an der Universität Toronto fand heraus, dass der Asiatische Ginseng im Vergleich zu einem Placebo die Blutzucker- und Insulinkontrolle bei Typ-2-Diabetikern verbessern konnte. Die Teilnehmer der Doppelblindstudie nahmen täglich sechs Gramm Ginseng oder entsprechende Mengen Placebo zu sich (zwei Gramm pro Mahlzeit). Ihre sonstige Ernährung und Medikation blieb unverändert. Nach Ablauf von drei Monaten hatte der Ginseng Blutzucker- und Nüchterninsulinwerte merklich verbessert.

Eine andere Studie ergab, dass Amerikanischer Ginseng (Panax quinquefolius) die Zerstörung der Betazellen aufhält.

Studien an diabeteskranken Tieren zeigten, dass Extrakt aus Asiatischem Ginseng (Panax ginseng) Blutzucker und Glukosetoleranz sowie Gewichtsabbau günstig beeinflusst.

Obwohl traditionell die Ginseng*wurzel* als Heilmittel verwendet wird, ging aus einer Studie der Universität Chicago 2002 hervor, dass für die Behandlung von Diabetes und Fettsucht auch ein Ginsengbeerenextrakt nützen kann. Als die Wissenschaftler einer Testgruppe mit Diabetes Ginseng verabreichten, verbesserten sich bei den Teilnehmern Blutzuckerspiegel, Insulinempfindlichkeit, Cholesterinspiegel und Gewicht. Gleichzeitig nahm der Appetit ab. Die Forscher folgerten daraus, dass die chemische Zusammensetzung der Beeren sich zwar von den Bestandteilen der Wurzel unterscheidet, die Beeren aber für die Diabetesbehandlung sehr effektiv waren.

Die empfohlene Dosis liegt bei **200 Milligramm Ginsengextrakt pro Tag,** wobei das Präparat auf vier Prozent Ginsenoside standardisiert sein sollte. Manche Menschen reagieren auf Ginseng empfindlich. Die häufigsten unerwünschten Wirkungen sind Erregbarkeit und Nervosität. Beides klingt in der Regel nach wenigen Tagen ab. Kinder, Schwangere oder Stillende sollten Ginseng wegen seiner östrogenähnlichen Wirkung nicht ohne ärztliche Zustimmung einnehmen.

Vitamin D und Kalzium

Die unzähligen gesundheitsfördernden Wirkungen von Vitamin D werden in der Wissenschaft gerade erst zusammengetragen. Neben der Gesunderhaltung der Knochen deuten neuere Studien darauf hin, dass Vitamin D auch Gefäße unterstützt und starke krebsabwehrende Funktionen übernimmt.

An einem gesunden Stoffwechsel kann Vitamin D in unterschiedlicher Weise beteiligt sein, zum einen mit einer Verbesserung der Betazellfunktion und der Insulinresistenz bei Typ-2-Diabetes. Vitamin D hat aber vermutlich auch an der Häufigkeit von Typ-1-Diabetes großen Anteil.

Eine im *Lancet* beschriebene Studie, bei der knapp 11 000 Kinder über zehn Jahre lang beobachtet wurden, unterstrich die Bedeutung von Vitamin D für die Diabetesbehandlung: Kinder, die im ersten Lebensjahr täglich 2000 IE (Internationale Einheiten) Vitamin D erhielten, erkrankten zu 80 Prozent seltener an Diabetes, als Kinder ohne diese Zufuhr.

Auch bei einer Kombination ergänzender Vitamin-D-Gaben mit Kalzium beobachten wir beeindruckende Verbesserungen des Stoffwechsels. In einer Studie an rund 300 Erwachsenen ab 65 Jahren, von denen ein Drittel Prädiabetes aufwiesen, stellte der Arzt Anastassios Pittas, M. D., von der Medizinischen Fakultät Tufts in Boston, New England, fest, dass der Nüchternzucker der Prädiabetiker im Verlauf von drei Jahren deutlich weniger anstieg als in der Placebogruppe, wenn sie täglich 700 IE Vitamin D und 500 Milligramm Kalzium einnahmen.

In einer deutlich größeren Analyse beobachteten Dr. Pittas und seine Kollegen die Entwicklung von 83 779 Frauen aus der *Nurses' Health Study,* die zu Beginn der Untersuchung weder Diabetes noch Herz-Kreislauf-Erkrankungen oder Krebs aufwiesen. 20 Jahre lang wurde alle zwei bis vier Jahre überprüft, wie viel Vitamin D und Kalzium die Frauen zu sich nahmen. Die Forscher ermittelten, dass das Risiko, an Typ-2-Diabetes zu erkranken, bei einer täglichen Zufuhr von über 1200 Milligramm Kalzium und über 800 IE Vitamin D um ein Drittel niedriger lag als bei einer Aufnahme von weniger als 600 Milligramm Kalzium und 400 IE Vitamin D.

Ein weiterer möglicher Zusammenhang zwischen Vitamin D und Diabetes besteht in der Tatsache, dass ein übergewichtiger Körper größere Mengen davon benötigt. Da dieses Vitamin in Wirklichkeit ein fettlösliches Hormon ist, wird es im Fettgewebe eingelagert, sodass weniger davon im Blut zirkuliert.

Insulinempfindlichkeit

Je besser die Zellen des Körpers auf Insulin reagieren, desto wirksamer kann dieser den Blutzuckerspiegel regulieren und hierdurch wiederum das Risiko diabetischer Schädigungen senken. Die folgenden Nahrungsergänzungsmittel steigern nachweislich die Insulinempfindlichkeit.

Gerstenextrakt

Gerstenextrakt enthält die natürliche Faser **Beta-Glucan,** die den Übertritt von Glukose in das Blut verlangsamt und so zu einem gleichmäßigeren Blutzuckerspiegel beiträgt. Im Experiment konnte Gerstenextrakt auch den HbA_{1c}- und Nüchternzuckerwert senken. Bei Patienten mit hohem Cholesterinspiegel und bei Diabetikern konnten 15 Gramm Gerstenextrakt pro Tag Gesamtcholesterin und LDL-Cholesterin erniedrigen und gleichzeitig das HDL-Cholesterin erhöhen.

Schweizer Forscher berichten, dass Diabetiker ihre Blutzuckerspitzen um 50 Prozent reduzieren können, wenn sie Getreide mit zehnprozentigem Beta-Glucan-Anteil verzehren. Ab einer Aufnahme von drei Gramm Beta-Glucan am Tag lässt sich das LDL-Cholesterin besonders wirksam senken.

In einer Studie nahmen 75 Männer und Frauen mit hohem Cholesterinwert sechs Wochen lang täglich entweder sechs Gramm konzentriertes Beta-Glucan oder ein Placebo ein. Die Patienten, die Beta-Glucan erhielten, wiesen gegenüber der Placebogruppe eine deutliche Reduktion von Gesamt- und

LDL-Cholesterin auf. Daraus lässt sich schließen, dass diese Dosis für Menschen mit einem erhöhten Herz-Kreislauf-Risiko hilfreich sein könnte.

Claudia, eine 52 Jahre alte Grafikerin, kannte Gerste bereits, weil sie diese gelegentlich in ihre Ernährung einbezogen hatte, um blutzuckerfreundlich zu essen. Daneben achtete sie auf Bewegung. Als ihr Nüchternzuckerwert sich auf 125 mg/dl zubewegte und diese schließlich überschritt, fragte sie, ob sie statt Medikamenten auch Gerstenextrakt probieren dürfte. Sie begann mit sechs Gramm Gerstenextrakt pro Tag. Nach einem Monat lag ihr Nüchternzucker dauerhaft unter 115 mg/dl, und ihr Gesamtcholesterin war um zehn Punkte gesunken. »Ich freue mich wirklich über diese Ergebnisse«, sagte sie. »Inzwischen ergänze ich meine Ernährung um mehr Gerstenextrakt und lösliche Ballaststoffe aus Hafer. Ich hoffe, dass ich damit den Blutzucker in den optimalen Bereich absenken kann.« Sechs Monate später lag ihr Nüchternzucker häufig um 100 mg/dl, und auch das Gesamtcholesterin war unter 200 mg/dl gesunken.

Einige Menschen reagieren überempfindlich auf Gerste, besonders Personen mit Zöliakie. Wer an Zöliakie leidet oder empfindlich auf Weizen, Roggen oder anderes glutenhaltige Getreide reagiert, sollte mit Gerste und Gerstenextrakt vorsichtig sein.

Carnitin

Carnitin ist ein Umwandlungsprodukt der Aminosäuren Lysin und Methionin. Es ist an der Energieproduktion beteiligt, besonders an der Oxidation von Glukose. Verschiedene wissenschaftliche Studien haben ergeben, dass eine ergänzende Carnitinzufuhr die Insulinempfindlichkeit fördert und den Blutzuckerspiegel optimiert. Carnitin konnte außerdem den Fettanteil im Muskelgewebe senken.

Eine Studie von Experten an der Wayne State University von Detroit, Michigan, wies nach, wie vorteilhaft sich die Carnitineinnahme auf den Stoffwechsel auswirkt. Die Forscher untersuchten die Daten aus zweijährigen placebokontrollierten Studien an über 1200 Patienten mit Diabetes. Sie fanden heraus, dass es bei einer Einnahme von 500 bis 1000 Milligramm Carnitin, dreimal täglich, zu signifikanten Verbesserungen beim Schmerzempfinden kam. Außerdem zeigte sich bei den Teilnehmern eine verbesserte Regeneration von Nervenfasern sowie eine verbesserte Vibrationswahrnehmung – also Verbesserungen im Bereich der diabetischen Neuropathie.

Eine experimentelle Studie ergab kürzlich, dass Carnitin auch der Verzuckerung entgegenwirkt. In dem Experiment wurden Tiere mit großen Mengen Fruktose gefüttert und ein Teil von ihnen mit Carnitin behandelt. Das Mittel konnte die Verzuckerung und die Akkumulierung von AGEs in der behandelten Gruppe deutlich mindern.

In Bezug auf Blutgefäße und Herz sind Carnitingaben sehr hilfreich. Eine aktuelle Studie, die in Drugs and Experimental Clinical Research erschienen ist, wies nach, dass die ergänzende Einnahme von Carnitin sowohl die Lebensqualität als auch die Lebenserwartung von Patienten nach einem Herzinfarkt verbessern konnte. Eine andere Studie aus dem American Heart Journal deutet darauf hin, dass Carnitingaben bei Patienten mit Herzversagen die Überlebensrate erhöhen. Diese und viele andere Untersuchungen stützen die Rolle des Carnitins für den Schutz und die Verbesserung von Herz und Gefäßen. Tierversuche an alternden Tieren und andere Versuchsmodelle legen ferner nahe, dass Carnitin möglicherweise altersbedingten Gedächtnisstörungen und einem entsprechenden Rückgang der Energie entgegenwirken kann. So ergab eine neuere Studie, die in *Proceedings of the National Academy of Sciences* veröffentlicht wurde, dass eine ergänzende Verabreichung von Alpha-Liponsäure und Acetyl-L-Carnitin (eine Carnitinform, die besonders die Gehirnfunktion unterstützt) einem Energiemangel im Gehirn von Versuchstieren entgegenwirken konnte. Eine Studie, die 2006 in *Biogerontology* erschien, zeigte, dass Carnitin und Liponsäure die Energieproduktion des Herzmuskels erheblich verbessern. In *Mechanisms of Ageing and Development* wurde zudem von einem Experiment berichtet, demzufolge Carnitin die alterungsbedingte Dysfunktion des alternden Herzmuskels günstig beeinflusst.

Die empfohlene Menge Carnitin (in Form von L-Carnitin oder Acetyl-L-Carnitin) liegt bei **2000 Milligramm pro Tag.** Man sollte vorzugsweise zu Acetyl-L-Carnitin greifen, das vom Körper besser aufgenommen und verwertet wird. Nebenwirkungen wie Durchfall oder Magenschmerzen sind selten.

Chrom

Der Nährstoff Chrom ist für den Fett- und Kohlenhydratstoffwechsel unverzichtbar. Darüber hinaus unterstützt er den Insulinstoffwechsel und kann damit auch die Insulinresistenz mindern. Außerdem dient Chrom mehreren Enzymen als Coenzym, ermöglicht also erst den Ablauf vieler enzymatischer Reaktionen. Tatsächlich enthält die Ernährung oft weniger als 50 Prozent der empfohlenen Mindestzufuhr von etwa 60 Mikrogramm (µg) Chrom pro Tag.

Wer mit Prädiabetes oder Diabetes zu kämpfen hat, sollte wissen, dass eine unzureichende Chromversorgung ähnliche Symptome hervorrufen kann wie Diabetes und Herz-Kreislauf-Erkrankungen, z. B. einen Anstieg von Blutzucker, Triglyzeriden und Cholesterin. Glücklicherweise belegen viele Studien, dass sich bei Menschen mit niedrigen Chromwerten, die zugleich an Diabetes oder einer gestörten Glukosetoleranz leiden, durch eine ergänzende Chromzufuhr Blutzucker, Insulin und Blutfette verbessern.

2006 erschien eine wissenschaftliche Auswertung zahlreicher Studien an knapp 1700 Patienten, die Chrom einnahmen. Die Forscher kamen zu dem Schluss, dass der Mineralstoff gesunde Blutzucker-, Insulin-, Cholesterin- und Triglyzeridwerte wirksam unterstützt und auch den Bedarf an oralen Antidiabetika verringert.

Für den größtmöglichen Nutzen ist auf die korrekte Dosierung zu achten. 1997 verglich eine Studie in *Diabetes* die Wirkungen zweier unterschiedlicher Dosierungen – 1000 und 200

Mikrogramm sowie eines Placebos. Bei den Patienten, die 1000 Mikrogramm einnahmen, verbesserten sich die HbA_{1c}-Werte schon nach zwei Monaten signifikant, in beiden Behandlungsgruppen nach vier Monaten. Die Patienten mit der höheren Chromdosis wiesen zudem einen niedrigeren Nüchternzucker auf.

Nicht alle Studien zu den Wirkungen von Chrom auf Insulinresistenz, Blutzucker und Diabetes allgemein haben positive Ergebnisse erbracht, was meist daran lag, dass eine unzureichende Dosis verabreicht wurde. Es steht zu hoffen, dass die offenen Fragen zum Einsatz von Chrom bei Diabetes über weitere Studien geklärt werden. Eine Untersuchung, die hierzu beitragen könnte, läuft derzeit unter der Leitung des Arztes und Diabetesexperten William T. Cefalu. Diese auf vier Jahre angelegte Studie der National Institute of Health überprüft die Wirkung von 1000 Mikrogramm Chrom pro Tag an Typ-2-Diabetikern.

Das Institute of Medicine empfiehlt als Mindestdosis 35 Mikrogramm für Männer und 25 Mikrogramm für Frauen, jeweils zwischen 19 und 50 Jahren. Männer und Frauen ab 51 Jahren sollen 30 bzw. 20 Mikrogramm, Schwangere oder Stillende ab 19 Jahren 30 Mikrogramm Chrom zuführen. Wir konnten mit einer empfohlenen Dosis von 600 bis 1000 Mikrogramm täglich ausgezeichnete Resultate erzielen.

Curcumin

Die indische und manch andere asiatische Küche verdankt ihr besonderes Aroma vielfach dem Gewürz Kurkuma, das zugleich über starke antioxidative und entzündungshemmende Eigenschaften verfügt. Eine Schlüsselrolle dabei spielt der Farbstoff Curcumin aus der Kurkuma- oder Gelbwurzel. Curcumin hat in zahlreichen Studien bemerkenswerte Wirkungen gezeigt. So wirkt es im Experiment der Entstehung der diabetischen Retinopathie und der diabetischen Nephropathie entgegen, schützt aber auch Nervensystem, Herz, Gefäße und die Darmschleimhaut.

Studien zu Curcumin und Diabetes erbrachten ermutigende Ergebnisse. In einem Versuch erhielt eine Testgruppe mit Diabetikern 45 Tage lang Curcumin und konnte in dieser Zeit einen deutlichen Rückgang des Blutzuckers verzeichnen. In einer anderen Studie hemmte Curcumin die Entwicklung einer diabetischen Netzhauterkrankung. Im Versuchsmodell konnte der Gelbwurzelfarbstoff auch die Bildung eines grauen Stars (Katarakt) abwenden, weil er vor den Schäden durch überschießende Glykierung schützte. Andere Experimente deuten darauf hin, dass Curcumin die Funktion der insulinerzeugenden Betazellen in der Bauchspeicheldrüse unterstützt.

Wir empfehlen eine Einnahme von **täglich mindestens 800 Milligramm Gelbwurzelextrakt** *(Curcuma longa)*, standardisiert auf 95 Prozent Curcuminoide. Aktuell werden höhere Curcumindosierungen untersucht, die in naher Zukunft erhältlich sein sollten.

Ehe Sie Curcumin einnehmen, sollten Sie mit Ihrem Arzt sprechen, besonders wenn Sie blutverdünnende Arzneimittel (wie Warfarin oder Azetylsalizylsäure) einnehmen, schwanger sind oder stillen, aber auch wenn Sie an Gallensteinen, einem Magengeschwür oder Leber- oder Gallenstauungen leiden. Unerwünschte Wirkungen treten selten auf.

DHEA

DHEA (Dehydroepiandrosteron) wird im Körper erzeugt und von den Nebennieren abgesondert. Es gilt als die »Mutter aller Hormone«, weil es eine Vorstufe für männliche wie weibliche Sexualhormone darstellt, darunter Testosteron und Östrogen. Dennoch ist diese Bezeichnung nicht ganz korrekt, denn der eigentliche Ausgangspunkt für die Produktion aller Sexualhormone ist Cholesterin. Mittlerweile wurde DHEA vermutlich am ehesten wegen seines Einflusses auf die Alterung bekannt.

Ab dem 30. Lebensjahr geht der DHEA-Spiegel im Körper zurück. Mit diesem Rückgang stehen nicht nur Alterungsprozesse, sondern auch ein steigender Blutzuckerspiegel in Verbindung. Forschungen legen nahe, dass DHEA den Zuckerstoffwechsel verbessert, indem es sowohl die Glukoseaufnahme durch die Zellen als auch die Aktivität bestimmter Enzyme beeinflusst, die an der Glukoseproduktion in der Leber beteiligt sind.

Tierversuche und Experimente am Menschen zeigen, dass ergänzende Gaben von DHEA die Insulinempfindlichkeit verbessern und Übergewicht reduzieren. Weitere Tierversuche deuten darauf hin, dass DHEA die Betazellmasse erhöht und die glukoseabhängige Insulinausscheidung im Alter verbessert.

Studiendaten belegen, dass Testosteron die Insulinempfindlichkeit von Männern erhöht. Das legt nahe, dass die Umwandlung von DHEA in Testosteron zumindest teilweise für die positiven Wirkungen von DHEA auf die Insulinfunktion verantwortlich sein könnte.

Ehe Sie DHEA einnehmen, sollten Sie mit Ihrem Arzt Rücksprache halten, um die individuell optimale Dosis festzulegen. Wir empfehlen dringend, den DHEA-Wert einige Wochen nach Beginn der ergänzenden Einnahme zu überprüfen, um sicherzugehen, dass Ihre Werte im optimalen Bereich liegen. Üblicherweise nimmt man **15 bis 75 Milligramm DHEA am frühen Morgen** ein.

Magnesium

Patienten mit metabolischem Syndrom und Diabetes leiden oft unter Magnesiummangel. Magnesium wird von allen Körperzellen benötigt und hat besonderen Anteil an der Regulierung des Zucker- und Insulinstoffwechsels. Ein niedriger Magnesiumspiegel kann die Insulinempfindlichkeit herabsetzen. Die Vorzüge einer ergänzenden Einnahme von Magnesium für den Zuckerstoffwechsel sind durch Forschungen klar belegt.

Eine in *Diabetes Care* veröffentlichte Studie aus dem Jahre 2003 zeigte, dass Magnesiumgaben die Insulinempfindlichkeit, Blutzuckerregulierung und den Blutdruck bei Typ-2-Diabetikern deutlich verbesserten.

Mehrere große Studien, in denen die Daten von über 170 000 Menschen ausgewertet wurden, belegen den Nutzen ergänzender Magnesiumeinnahme und die Wichtigkeit von Magnesium für die Stoffwechselgesundheit. Untersuchungen der Universität Harvard ergaben, dass eine hohe Magnesiumzufuhr über die Ernährung selbst bei übergewichtigen Personen mit einem wesentlich geringeren Risiko für Typ-2-Diabetes einhergeht. In einer dieser Studien liefen die Nachfolgeuntersuchungen über 12 bis 18 Jahre.

Eine Studie an über 4600 Menschen zwischen 18 und 30 Jahren ergab, dass diejenigen, die am meisten Magnesium zu sich nahmen, am wenigsten durch das metabolische Syndrom gefährdet waren. Eine höhere Magnesiumzufuhr ging ebenfalls mit einem geringeren Risiko hoher Blutzuckerwerte, niedriger HDL-Werte oder überschüssigen Bauchfetts einher. In einer weiteren großangelegten Studie (über 25 000 Teilnehmer über einen Zeitraum von zehn Jahren) schien die Kombination aus löslichen Ballaststoffen und Magnesium das Risiko für Typ-2-Diabetes wirksam senken zu können. Magnesium spielt zudem vermutlich eine wichtige Rolle bei der Senkung des Risikos für diabetische Netzhauterkrankung, denn ein Mangel an diesem Mineralstoff ging deutlich gehäuft mit dieser gefürchteten Komplikation einher.

Die empfohlene Magnesiumdosis zur Unterstützung der Stoffwechselgesundheit liegt bei **dreimal täglich 160 Milligramm,** vorzugsweise in Form von Magnesiumcitrat. Bei Mysthenia gravis oder Nierenversagen müssen Sie vor Magnesiumeinnahme Rücksprache mit dem Arzt halten.

Omega-3-Fettsäuren

Bei den Omega-3-Fettsäuren handelt es sich um essenzielle Fettsäuren, das heißt: Der Körper braucht sie, kann sie aber nicht selbst erzeugen. Deshalb müssen wir diese Nährstoffe über die Ernährung aufnehmen oder ergänzend zuführen. Omega-3-Fettsäuren kommen relativ konzentriert in bestimmten Fischarten bzw. Meeresfrüchten vor, aber auch in manchen Pflanzen (siehe *Diät ist keine Lösung*, Seite 131 ff.).

Es scheint paradox, dass das Volk der Inuit (früher: »Eskimos«), das sich von Fischen, Walen und Robben ernährt, zwar enorme Mengen Fett aufnimmt, aber nicht entsprechend viele Herzinfarkte erleidet. Dies liegt zumindest teilweise daran, dass die Inuit große Mengen Omega-3-Fettsäuren zu sich nehmen, welche die Gerinnungsneigung des Blutes reduzieren und gleichzeitig für ein optimales Verhältnis bei Cholesterin und Lipiden sorgen. All dies sind in Bezug auf Diabetes wichtige Eigenschaften.

Omega-3-Fettsäuren, die der Körper verwenden kann, treten in der Nahrung in drei Hauptformen auf: Alpha-Linolensäure **(ALA)**, Eicosapentaensäure **(EPA)** und Docosahexaensäure **(DHA)**. Wenn man Nahrungsmittel verzehrt, die ALA enthalten, wandelt der Körper sie in EPA und DHA um, die er leichter verwerten kann. Dieser Umwandlungsprozess wird jedoch mit zunehmendem Alter schwerer, sodass man DHA und EPA möglichst direkt bereitstellen sollte.

Zahlreiche Forschungsberichte belegen, dass Omega-3-Fettsäuren Entzündungen hemmen, ideale Triglyzerid- und

HDL-Werte unterstützen und den Blutdruck senken. All diese Wirkungen sind für die Gesundheit von Herz, Gefäßen und Stoffwechsel besonders wichtig. Darüber hinaus verbessern diese Fettsäuren auch den Zuckerstoffwechsel, senken den CRP-Spiegel und unterstützen den Fettstoffwechsel – also Faktoren, die eng mit den Diabeteskomplikationen zusammenhängen.

Das amerikanische National Eye Institute und die National Institutes of Health haben in einer gemeinsamen Studie ermittelt, dass Omega-3-Fettsäuren die Gesundheit der Netzhaut fördern. Dies belegt ihren Wert beim Schutz vor der diabetischen Netzhauterkrankung. Neuere Studien lassen darauf schließen, dass die Fettsäuren zudem bei Diabetikern mit kranken Herzkranzgefäßen das Fortschreiten der Plaqueansammlung verlangsamen. Dass Omega-3-Fettsäuren das Risiko eines plötzlichen Herztods um beeindruckende 45 Prozent mindern können, zeigte sich in der GISSI-Präventionsstudie mit über 11 000 teilnehmenden Patienten.

Eine neuere Untersuchung zum Nutzen von Omega-3-Fettsäuren bei der Behandlung von Bluthochdruck ergab, dass diese Fette vor Schlaganfall schützen, und bekräftigte zugleich den Zusammenhang zwischen den herzschützenden Eigenschaften der Omega-3-Fettsäuren und ihrer Fähigkeit, Blutdruck, Gefäßfunktion, Fettstoffwechsel, Entzündungsneigung und Herzfunktion positiv zu beeinflussen. DHA wirkt sich offenbar günstiger auf die Senkung des Blutdrucks und der Herzfrequenz aus, aber auch auf die Verbesserung der Gefäßfunktion.

Zur optimalen Gesunderhaltung von Stoffwechsel, Herz und

Blutgefäßen empfiehlt sich eine Mindestzufuhr von **1400 Milligramm EPA und 1000 Milligramm DHA pro Tag.** Diese Menge erreicht man am leichtesten durch hochwertige Fischölkapseln, die als schadstofffrei deklariert sind, also keine Schwermetalle (wie Quecksilber oder Cadmium), PCBs oder Dioxine enthalten. Man kann und sollte zwar auch mehr ALA konsumieren, z. B. über Walnüsse und Leinsamen bzw. -öl, aber im Hinterkopf behalten, dass diese Omega-3-Fettsäure mit zunehmendem Alter immer schlechter in die wirksamen Formen EPA und DHA umgewandelt wird.

Zimt

Seit den Anfängen der Zivilisation nutzen Menschen das aromatische Gewürz Zimt, um Speisen geschmacklich zu verfeinern und verschiedenen Krankheiten vorzubeugen. In jüngster Zeit jedoch rückten die bemerkenswerten Wirkungen von Zimt auf den Zuckerstoffwechsel in den Blickpunkt.

Am Forschungszentrum für menschliche Ernährung des amerikanischen Landwirtschaftsministeriums in Beltsville wurde festgestellt, dass Zimt bestimmte wasserlösliche Bestandteile – kollektiv als **Polyphenole** bezeichnet – enthält, die den Zuckerstoffwechsel ankurbeln können. Das wiederum hilft, den Blutzuckerspiegel zu senken und Schäden durch freie Radikale zu verhindern. Daneben trägt Zimt zur Senkung der Blutfette bei. Damit unterstützt das Gewürz die Bekämpfung von Stoffwechselproblemen und Herz-Kreislauf-Erkrankungen.

In einer aktuellen klinischen Studie erhielten Erwachsene mit Typ-2-Diabetes 40 Tage lang entweder ein Placebo oder ein, drei oder sechs Gramm Zimt pro Tag. Am Ende des Untersuchungszeitraums wiesen die Patienten, die Zimt bekommen hatten, deutlich niedrigere Werte bei Nüchternzucker, Gesamtcholesterin, LDL-Cholesterin und Triglyzeriden auf. Bei höherer Dosierung zeigte sich der Effekt deutlicher. Triglyzerid- und Zuckerwerte blieben auch 20 Tage nach Abschluss der Behandlung erniedrigt, während LDL- und Gesamtcholesterin sogar noch weiter absanken.

»Ich gebe zu, ich war skeptisch. Aber ich hatte schließlich nichts zu verlieren, also konnte ich es ja mit Zimt probieren«, sagt Bonnie, eine 48-jährige Antiquitätenhändlerin. Über Ernährung und Sport hatte sie ihren Blutzucker nicht vollständig in den Griff bekommen, und ihr Gesamtcholesterinwert verharrte allen Anstrengungen zum Trotz störrisch bei 230 mg/dl. Im April begann sie, täglich zwei Gramm Zimtextrakt einzunehmen. Ende Mai war ihr Cholesterinwert auf 212 mg/dl abgesunken und der Nüchternzucker von rund 145 mg/dl auf durchschnittlich 130 mg/dl.

Zur Wirksamkeit von Zimt bei Diabetes erscheinen immer neue Studien. Kürzlich wurde festgestellt, dass die in Zimt enthaltenen Polyphenole nicht nur den insulinabhängigen Zuckerstoffwechsel um etwa das 20-Fache verbessern, sondern auch als Antioxidanzien wirken. Zudem kamen Forscher der Iowa State University zu dem Schluss, dass diese sekundären Pflanzenstoffe auch die Genexpression positiv beeinflussen, was letztlich zu einer Senkung des Blutzuckerspiegels führt.

Die empfohlene Dosierung für Zimt beträgt **dreimal täglich 125 Milligramm wasserlöslichen Zimtextrakt** (standardisiert auf 0,95 Prozent bzw. 1,2 Milligramm trimere und tetramere A-Typ-Polymere). Wasserlöslicher Zimtextrakt ist der Einnahme von drei bis sechs Gramm Zimt vorzuziehen, weil eine dauerhafte Zufuhr der flüchtigen Bestandteile von Zimt wie Aldehyde, Alkohole und Ester wegen möglicher Chromosomenschäden nicht unbedenklich erscheint. Wasserlöslicher Zimtextrakt ruft hingegen keine unerwünschten Wirkungen hervor.

Schutz gegen Glykierung

Die Verzuckerung oder Glykierung abzuwenden, zählt zu den Hauptzielen eines jeden, der Folgeerkrankungen von Diabetes, aber auch vorzeitiger Alterung vorbeugen will. Neben intelligenten Zubereitungsverfahren zur Verringerung der Glykotoxine in unserer Nahrung gibt es verschiedene Nahrungsergänzungsmittel, die der Glykierung entgegenwirken.

Benfotiamin

Glykotoxine schädigen große wie kleine Gefäße. Wer sich vor den schädlichen Folgen der Verzuckerung schützen will, sollte besonders Benfotiamin in Betracht ziehen.

Diese besondere Vorstufe von **Vitamin B_1** ist kaum bekannt, obwohl sie im Experiment Schäden an Nerven und Blutgefäßen, einschließlich der daraus resultierenden Komplikationen, infolge von Glykierung vorbeugen konnte. Viele Versuche zeigen, dass Benfotiamin Schmerzen infolge nervlicher bzw. entzündlicher Schädigung durch Glykierung lindern, oxidativen Stress abpuffern und verzuckerungsbedingte Schäden am überaus wichtigen Endothel (Gefäßinnenwand) vorbeugen kann.

Eine aktuelle Studie ergab, dass ergänzende Gaben Benfotiamin bei Patienten mit Typ-2-Diabetes, die Mahlzeiten mit reichlich Glykotoxinen erhielten, nachweislich die Durchblutung verbesserten und oxidativen Stress linderten.

Eine andere Studie, die in *Diabetes Care* erschien, belegt die erstaunliche Wirkung von Benfotiamin gegen Entzündungen durch Glykotoxine, Endothelschäden an den Gefäßen und oxidativen Stress bei Typ-2-Diabetikern. Die Probanden erhielten täglich eine stark erhitzte Testmahlzeit mit hohem Glykotoxingehalt und eine Nahrungsergänzung von 1050 Milligramm Benfotiamin am Tag. Die Substanz konnte Gefäßschäden durch Glykotoxine bei den Patienten deutlich verringern.

Eine weitere beeindruckende Studie an Patienten mit schmerzhaften peripheren Nervenschäden (Neuropathie) infolge von Diabetes belegt, dass 100 Milligramm Benfotiamin, viermal täglich, die Neuropathiewerte dieser Patienten merklich verbessern konnten, wobei die wichtigste Wirkung im Bereich der Schmerzlinderung auftrat. Diese aktuelle Studie bestätigt die Ergebnisse einer Untersuchung von 1999, bei der die Neuropathiewerte von Typ-2-Diabetikern mit schmerzhaften peripheren Nervenschäden durch Diabetes nach nur drei

Wochen erkennbar zurückgingen. Jene Patienten erhielten bis zu 320 Milligramm Benfotiamin am Tag, wobei der größte Effekt bei der hoch dosierten Gruppe beobachtet wurde.

Benfotiamin wirkt besonders, indem es die Ansammlung bestimmter Zuckerfolgeprodukte, der sogenannten Triosephosphate, verhindert, die sich in Blutkörperchen und Nervenzellen ablagern und diese schädigen: Benfotiamin aktiviert das Enzym Transketolase, das wiederum Triosephosphate in harmlose Stoffe verwandelt und so die schädlichen Folgen der Glykierung abwendet. Wir sind davon überzeugt, dass Patienten mit diabetesbedingten Schäden an Nerven, Netzhaut oder Nieren von einer ergänzenden Einnahme von Benfotiamin erheblich profitieren können.

In einer neueren Studie konnte eine Verabreichung von **täglich 1050 Milligramm Benfotiamin** die Endothelschäden und oxidative Schäden bei Patienten mit glykotoxinreicher Ernährung massiv reduzieren. Niedrigere Dosierungen haben sich bei Typ-2-Diabetikern im Zusammenhang mit der schmerzhaften peripheren diabetischen Neuropathie als hilfreich erwiesen. Nebenwirkungen von Benfotiamin sind bisher nicht bekannt.

Carnosin und seine Vorstufen

Carnosin ist ein Dipeptid, das aus den zwei Aminosäuren **Beta-Alanin** und **Histidin** besteht und vornehmlich im Gehirn und in der Skelettmuskulatur vorkommt. Carnosin ist deshalb so wertvoll, weil es beschleunigte Alterung hemmt, indem es die

Glykierung unterbricht. Damit verhindert es verzuckerungsbedingte Schäden und wirkt als Antioxidationsmittel oxidativem Stress entgegen.

Für die antioxidativen Eigenschaften des Carnosins gibt es zahlreiche Belege. In einer neueren Studie an menschlichen Zellkulturen schützte Carnosin Nierenzellen vor Schäden durch hohe Glukosewerte. In einer anderen Untersuchung wurde festgestellt, dass Carnosin und seine Vorstufen – Beta-Alanin und Histidin – vermutlich an Prozessen beteiligt sind, die einer Arteriosklerose bei Diabetes durch hohe Zuckerwerte entgegenwirken.

Neben der Fähigkeit, sich an Eiweißmoleküle zu binden und als Schutzschild gegen Zuckermoleküle zu fungieren – also die Verzuckerung zu verhindern –, kann Carnosin auch Enzyme und andere Substanzen dazu veranlassen, beschädigte verzuckerte Proteine unschädlich zu machen. Auf diese Weise schützt das Dipeptid vor Diabeteskomplikationen. Im Vergleich zum verzuckerungshemmenden Wirkstoff Aminoguanidin erwies sich ergänzend verabreichtes Carnosin als ähnlich wirkungsvoll, vermutlich, weil es sehr früh hemmend in den Glykierungsprozess eingreift.

Einige Wissenschaftler bezweifeln die verzuckerungshemmende Wirkung von Carnosin, weil es im Magen-Darm-Trakt durch Enzyme abgebaut werden kann. Eine Sichtung der wissenschaftlichen Literatur ergibt jedoch eindeutig, dass es intakt in den Blutkreislauf aufgenommen werden kann. Darüber hinaus belegen zahlreiche Untersuchungen, dass die Vorläufersubstanzen Beta-Alanin und Histidin den Carnosinwert in die

Höhe treiben. Sollten also tatsächlich noch Zweifel am Wert einer direkten Carnosineinnahme bestehen, kann man stattdessen auf Beta-Alanin und Histidin zurückgreifen.

Die empfohlene Dosierung für Diabetiker beträgt mindestens 1000 Milligramm, besser **3000 bis 6000 Milligramm täglich** oder eine vergleichbare Menge Beta-Alanin und Histidin. Nebenwirkungen sind nicht bekannt.

Antioxidanzien und Entzündungshemmer

Antioxidanzien sind entscheidend an der Abwehr von Schäden durch übermäßigen oxidativen Stress beteiligt. Oxidative Schäden, die durch freie Radikale ausgelöst werden, beschleunigen die Alterung und tragen zu vielen Krankheiten bei, darunter Diabetes, Krebs, Arthritis und Herzerkrankungen. Entzündungshemmende Substanzen können Schäden durch Glykierung und die Erzeugung entzündlicher Substanzen (Zytokine) verhindern, welche die Endothelschicht (innere Zellschicht) der Gefäße schädigen können. An oxidationsbedingten Schäden und Entzündungsprozessen sind Glykotoxine aus trocken zubereiteten, hoch erhitzten Speisen wesentlich beteiligt.

Eine Studie von 2002 aus den *Proceedings of the National Academy of Sciences* ergab, dass eine sechswöchige Ernährung mit reichlich Glykotoxinen bei Diabetikern den CRP-Spiegel (C-reaktives Protein) um 20 Prozent ansteigen ließ und den Spiegel des entzündungsfördernden Zytokins »Tumornekrosefaktor Alpha« sogar um 86 Prozent steigerte. Die Forschung zeigt auch, dass Diabetes weiße Blutkörperchen zur Ausschüttung entzündungsfördernder (proinflammatorischer) Substanzen veranlasst, welche die empfindlichen Endothelzellen in den Gefäßen erheblich schädigen können. Eine Studie von Wissenschaftlern der medizinischen Fakultät Mount Sinai vom April 2007 wies einen Zusammenhang von Glykotoxinen in der Ernährung mit oxidativem Stress, Gefäßentzündungen und Insulinresistenz nach. Deshalb ist es so wichtig, dass Sie sich blutzuckerfreundlich ernähren und diese Bemühungen durch natürliche Nahrungsergänzungsmittel unterstützen.

Alpha-Liponsäure

Alpha-Liponsäure (ALA) ist in Deutschland seit fast 30 Jahren zur Diabetesvorbeugung und -behandlung zugelassen. Daneben schützt dieses hochkarätige Antioxidationsmittel Herz und Gefäße, Nieren und Nerven in eindrucksvoller Weise vor Schäden durch Verzuckerung und Alterung. In einer Studie war z. B. bei Patienten mit schmerzhafter Neuropathie nach fünfwöchiger täglicher Einnahme von 600 Milligramm Alpha-Liponsäure eine deutliche Verbesserung zu vermerken. In einer anderen Untersuchung nahmen Typ-2-Diabetiker drei Monate lang täglich 600 Milligramm Alpha-Liponsäure ein. Am Ende dieses Zeitraums hatten sich die neurologischen Symptome bei 20 Patienten merklich gebessert, fünf Patienten waren symptomfrei.

Margaret, eine 61 Jahre alte High-School-Lehrerin im Ruhestand, hatte im rechten Bein mit einer schmerzhaften Neuropathie zu kämpfen. Mit 55 Jahren war bei ihr Typ-2-Diabetes festgestellt worden, und sie nahm seit drei Jahren ein orales Antidiabetikum. Die Schmerzen im Bein setzten schleichend ein, sodass sie diese zunächst ignorierte und beim Arzt nicht erwähnte. Als sich allerdings ihre täglichen Spaziergänge einzuschränken drohten, reagierte sie besorgt. Neben Metformin wollte sie jedoch kein weiteres Antidiabetikum einnehmen. Deshalb griff sie zu täglich 600 Milligramm Alpha-Liponsäure. Nach sechs Wochen bemerkte sie eine Besserung, und zwei Monate später traten kaum noch Schmerzen auf. Sie konnte ihre täglichen Spaziergänge wieder aufnehmen und auf diese Weise das überschüssige Gewicht wieder abbauen, das sie in der bewegungsarmen Zeit angesetzt hatte.

Alpha-Liponsäure verbessert die Durchblutung, was einen weiteren eindrucksvollen Beitrag zum Kampf gegen Neuropathie und andere Komplikationen bei Diabetes bedeutet. Zudem begünstigt der Stoff Gewichtsabbau und schützt die insulinproduzierenden Betazellen.

Alpha-Liponsäure kommt in zwei unterschiedlichen chemischen Zusammensetzungen (Isomeren) vor, der R- und der S-Form. In Nahrungsergänzungsmitteln liegen die R- und die S-Form in gleicher Menge vor. Der menschliche Körper erzeugt und verwendet allerdings normalerweise R-Liponsäure. Diese Form lässt entzündliche Reaktionen deutlich zurückgehen, ist wirksamer als die Kombination aus beiden Formen und kann andere Antioxidanzien neu aktivieren.

Eine weitere Form der Liponsäure im Körper ist eine Variante der R-Form: R-Dihydro-Liponsäure (R-DHLA). Diese Form scheint ganz bestimmte therapeutische Aufgaben wahrzunehmen, z. B. die Jagd auf freie Radikale.

Die empfohlene Dosis beträgt **täglich 600 Milligramm Alpha-Liponsäure.** Von uns bevorzugt werden **täglich 150 bis 300 Milligramm R-DHLA.**

Bei der Behandlung der diabetischen Neuropathie mit Alpha-Liponsäure ist in der Regel innerhalb von drei bis sechs Wochen eine Besserung zu verzeichnen.

Coenzym Q_{10}

Coenzym Q_{10} (Ubichinon, Q_{10}) ist ein vitaminähnlicher, fettlöslicher Nährstoff, der vom Körper selbst hergestellt wird und in jeder Zelle vorliegt. Er spielt eine entscheidende Rolle bei der Energieproduktion und ist zugleich ein starkes Antioxidationsmittel. Doch mit zunehmendem Alter sinkt der Q_{10}-Spiegel, ebenso wie bei Diabetes und anderen chronischen Leiden, darunter Herz-Kreislauf-Erkrankungen oder Krebs. Über die Nahrung können wir geringe Mengen des Coenzyms z. B. aus tierischen Organen (Leber, Niere), Rindfleisch, Sojaöl, Makrele oder Erdnüssen aufnehmen. Aktuelle wissenschaftliche Arbeiten untermauern die positive Wirkung einer relativ hohen Q_{10}-Zufuhr, weshalb die ergänzende Einnahme vielversprechend erscheint.

Q_{10} liegt chemisch in zwei unterschiedlichen Formen vor, **Ubiquinol** und **Ubiquinon.** Handelsübliche Nahrungsergänzungsmittel enthalten fast immer Ubiquinon. Allerdings ist

Ubiquinol in der Lage, freie Radikale dort zu fassen, wo Entzündungen und Oxidation infolge von Glykierung erhebliche Schäden anrichten. Es ist zudem die vorherrschende Erscheinungsform im menschlichen Gewebe, wie bereits 1994 eine Studie feststellte, die in der Fachzeitschrift *Molecular Aspects of Medicine* erschien. In umfangreichen Versuchsreihen hat sich Ubiquinol als die überlegene Substanz erwiesen, die der Körper besser nutzen kann.

Neuere Arbeiten des Q_{10}-Experten Peter Langsjoen, M.D., lassen darauf schließen, dass der Q_{10}-Wert bei Menschen, deren Herz und Gefäße gefährdet sind (einschließlich Typ-2-Diabetikern), möglichst über 3,5 mcg/ml liegen sollte. Eine aktuelle klinische Studie, die in der Zeitschrift *Regulatory and Toxicology Pharmacology* veröffentlicht wurde, wies nach, dass bereits eine Supplementierung mit nur 150 Milligramm Ubiquinol täglich den Q_{10}-Wert auf 3,84 mcg/ml ansteigen ließ. Die Teilnehmer, die 300 Milligramm am Tag erhielten, erreichten Werte von 7,28 mcg/ml. Diese wünschenswert hohen Werte wurden in nur vier Wochen erreicht.

Solche Ergebnisse stehen im Gegensatz zu neueren Daten aus den Zeitschriften *Archives of Neurology* und *Experimental Neurology*, die zeigten, dass weitaus höhere Ubiquinonmengen erforderlich sind, um vergleichbare Q_{10}-Werte im Blut zu erzielen. In diesen Untersuchungen wurden 1200 Milligramm Ubiquinon pro Tag gebraucht, um eine Konzentration von 3,96 mcg/ml im Blut zu erreichen. Für einen Blutwert von 7,25 mcg/ml mussten die Teilnehmer 2400 Milligramm pro Tag zu sich nehmen.

Zwischen der Q_{10}-Abnahme im Alter und altersbedingten Problemen durch die sinkende Energieproduktion der Zellen besteht ein klarer Zusammenhang. Zudem weiß man, dass Ubiquinol die Alterung in beeindruckender Weise beeinflusst. Einige dieser Wirkungen wurden 2006 in einer Studie über experimentelle Alterung an Tieren nachgewiesen, die in *Experimental Gerontology* erschienen ist. Für solche Versuche setzt man Tiere ein, weil dieselbe Studie am Menschen erst nach 30 oder mehr Jahren Ergebnisse liefern würde.

In diesem Fall wurden Mäuse im Alter von zwei Monaten auf drei Gruppen aufgeteilt, die entweder normales Futter erhielten (Kontrollgruppe) oder Futter, das mit Ubiquinon bzw. Ubiquinol angereichert war. Mit drei Monaten begann die Kontrollgruppe bereits, deutlich zu altern, während sich der Prozess bei zwei anderen Gruppen, die Ubiquinol oder Ubiquinon erhielten, verzögerte. Im Alter von neun Monaten alterten die behandelten Mäuse etwa 45 Prozent langsamer als die Kontrollgruppe.

Besonders interessant ist jedoch, was mit zehn Monaten begann. Zu diesem Zeitpunkt alterten die Mäuse, die mit Ubiquinol gefüttert wurden, um 51 Prozent langsamer als die Placebogruppe und 40 Prozent langsamer als die Ubiquinongruppe. Mit zwölf Monaten waren die Mäuse mit Ubiquinol gesund und fit, während sich bei den Mäusen mit Ubiquinon oder Placebo ähnliche degenerative und Alterungssymptome abzeichneten. Die Mäuse, die Ubiquinol erhalten hatten, alterten noch immer um 22 Prozent langsamer.

Die empfohlene Dosis beträgt **50 bis 300 Milligramm Ubi-**

quinol täglich. Um mit Ubiquinon vergleichbare Blutwerte zu erzielen, braucht man eine weitaus höhere Dosierung, auch bei Rezepturen mit aktuellsten Resorptionseigenschaften.

Granatapfel

Der Saft dieser ungewöhnlichen, dickschaligen Frucht mit ihren vielen Hundert roten Samen enthält weitaus mehr pflanzliche Wirkstoffe und Antioxidanzien als jeder andere Fruchtsaft. Die Wirkstoffe im Granatapfel heißen **Punicalagine** und haben in zahlreichen Versuchsreihen gezeigt, dass sie die Blutdruckregulierung unterstützen, den Spiegel an Antioxidanzien anheben und das Risiko einer Schädigung der Gefäßinnenwände bei Diabetes senken können.

Israelische Wissenschaftler entdeckten, dass bei Typ-2-Diabetikern, die drei Monate lang Granatapfelsaft tranken, der Querschnitt der Intima (Endothel), ein Messfaktor für die Arteriosklerose, deutlich zurückging. In einer anderen Studie an Typ-2-Diabetikern ließ konzentrierter Granatapfelsaft das Gesamtcholesterin, das LDL-Cholesterin und das Verhältnis von Gesamtcholesterin zu HDL-Cholesterin deutlich zurückgehen, was jeweils zur Senkung des Komplikationsrisikos bei Diabetes beitrug.

Granatapfelsaft enthält allerdings auch größere Mengen Fruchtzucker und damit Kalorien. Deshalb eignet sich auch Granatapfelextrakt. Wenn Sie statt des Saftes also lieber Extrakt zu sich nehmen, sollten Sie ein Nahrungsergänzungsmittel wählen, das auf etwa **78 Milligramm** Punicalagine standardisiert ist. Das entspricht ungefähr der Menge Polyphenole, die in klinischen Studien bemerkenswerte Fähigkeiten im Kampf gegen Arteriosklerose entfaltete.

Grüner Tee

Grüner Tee enthält stark antioxidativ wirkende Polyphenolverbindungen, die man **Katechine** nennt. In klinischen Studien konnten diese die Leistungsfähigkeit erhöhen, zur Ausbalancierung des Zuckerspiegels beitragen und vor Arteriosklerose schützen. Forschungsergebnisse legen nahe, dass die Polyphenole im grünen Tee möglicherweise im Darm die Aufnahme des Cholesterins hemmen und dessen Ausscheidung fördern. Besonders das Epigallokatechin-Gallat (EGCG) kann Versuchen zufolge möglicherweise die Insulinaktivität verbessern, Bildung und Wachstum von Fettzellen hemmen, den Zuckerstoffwechsel fördern und Cholesterin- sowie Triglyzeridwerte senken. Vielversprechend sind die Ergebnisse einiger Studien, in denen EGCG dazu beitrug, die Zerstörung von Betazellen zu verhindern. In Versuchen an diabeteskranken Tieren konnte Grünteeextrakt die Glykierung und die Bildung von Glykotoxinen hemmen.

Empfehlenswert sind **725 Milligramm Grünteeextrakt pro Tag.** Der Extrakt sollte mindestens 93 Prozent Polyphenole enthalten. Eine normale Tasse grüner Tee liefert 50 bis 150 Gramm Polyphenole. Manche Grünteesorten enthalten geringe Mengen Koffein. Wenn Sie darauf empfindlich reagieren, bietet sich ein entkoffeinierter Extrakt an.

Melonenextrakt

Superoxid-Dismutase (SOD) ist ein natürliches Enzym mit ausgezeichneten antioxidativen Eigenschaften, das die Zellen vor freien Radikalen schützt. Es wirkt besonders gegen das Radikal Superoxid, eines der zerstörerischsten reaktiven Moleküle der Natur, das maßgeblich an oxidativem Stress und Entzündungen beteiligt ist. Da der SOD-Spiegel mit zunehmendem Alter zurückgeht, verliert der Körper allmählich die Fähigkeit, sich gegen die Angriffe von freien Radikalen und die dadurch verursachten Schäden zur Wehr zu setzen.

Diabetes geht mit überschießenden Entzündungsreaktionen, Oxidation und Glykierung einher. Daher ist es hier besonders wichtig, einen optimalen SOD-Wert aufrechtzuerhalten, denn Diabetes erhöht infolge von Schäden am Endothel und Arteriosklerose das Herzinfarkt- und Schlaganfallrisiko deutlich.

Bis in die jüngste Zeit war SOD oral nur sehr schwer aufzunehmen, weil das Enzym aufgrund seiner molekularen Zusammensetzung im Magen zum Teil abgebaut wird. Inzwischen aber gibt es einen Spezialextrakt mit dem Namen GliSODin®, der das pflanzliche Protein Gliadin aus einer natürlichen SOD-Quelle nutzt, der Melonenart *Cucumis melo.* Diese neue Rezeptur wird unzerstört resorbiert. Bemerkenswerte neue Arbeiten vom französischen Nationalverbund für medizinische Prävention ergaben, dass die orale Verabreichung von GliSODin® bei stark gefährdeten Erwachsenen mittleren Alters die Arteriosklerose zurückgehen lässt. Im Verlauf dieser Studie wurde das

Fortschreiten der Arteriosklerose unter SOD nicht etwa verlangsamt oder aufgehalten, sondern sie bildete sich tatsächlich zurück.

An der auf drei Jahre angelegten Studie nahmen Erwachsene zwischen 40 und 46 Jahren teil, die Risikofaktoren für das metabolische Syndrom aufwiesen. Die Patienten, die 500 Milligramm GliSODin® am Tag einnahmen und außerdem eine gesunde mediterrane Ernährung befolgten, erlebten eine deutliche Besserung ihres Spiegels an Antioxidanzien, insbesondere aber eine Rückbildung ihrer Arteriosklerose. In der Kontrollgruppe indessen, die sich auf dieselbe Art ernährte, aber kein GliSODin® erhielt, gab es Hinweise auf ein Fortschreiten der Arteriosklerose.

Die empfohlene Dosis liegt bei **500 Milligramm GliSODin® täglich.** Der Extrakt enthält Weizeneiweiß und sollte von Menschen mit einer Allergie oder Überempfindlichkeit auf Gluten (Klebereiweiß aus Getreide) nicht angewandt werden.

Molkenprotein (Whey-Protein)

Als Molkenprotein bezeichnet man die nach den Kaseinen wichtigste Eiweißgruppe der Milch, die in höheren Konzentrationen in Molke (Restflüssigkeit der Käseherstellung) anzutreffen ist. Studien zufolge kann es bei Diabetes in verschiedener Hinsicht hilfreich sein. Wissenschaftler haben herausgefunden, dass der Blutzucker bei Typ-2-Diabetikern, die kohlenhydratreiche Mahlzeiten mit Molkenprotein ergänzten, nach dem Essen weniger heftig ausschlug. Das Molkenprotein trug dazu bei, die Insulinausschüttung auf den Blutzuckerspiegel einzustellen. Daneben scheint Molkenprotein einen optimalen Blutdruck zu unterstützen und die Funktion des Immunsystems anzukurbeln, indem es den Glutathionspiegel erhöht. Das körpereigene **Glutathion** ist das wichtigste Antioxidationsmittel in der Leber – dem Organ, das die Hauptverantwortung für die Verarbeitung von Giftstoffen im Körper trägt. Bei Menschen unter oxidativem Stress, mit Lebererkrankungen und Diabetes werden niedrige Glutathionspiegel gemessen. Deshalb sollte man beim Kampf gegen Diabetes und Alterung einen gesunden Glutathionwert anstreben.

Auch das Abnehmen scheint durch Molkenprotein begünstigt zu werden. Das Hormon **Cholecystokinin (CCK)** sorgt dafür, dass man sich nach dem Essen richtig satt fühlt.

Zwei Universitätsstudien stellten fest, dass Molkenprotein dieses Hormon auf einzigartige Weise beeinflusst. In beiden Studien berichteten die Teilnehmer, die Molkenprotein zu sich nahmen, dass sie satter und zufriedener gewesen seien als diejenigen, die Kasein aßen – eine andere Form von Milcheiweiß. Daraus folgerten die Forscher, dass Molkenprotein eine wertvolle Unterstützung beim Abnehmen zu sein scheint.

In einem Tierversuch an Ratten stieg bei der Gruppe, die Molkenprotein erhielt, die Insulinempfindlichkeit an, und es kam zu einer 40-prozentigen Senkung der Plasmainsulinkonzentration im Vergleich zu Tieren, die Fleisch erhielten. Diese Befunde werden auf einen verbesserten Blutzuckerspiegel und geringere Fetteinlagerung zurückgeführt. Die beteiligten Wissenschaftler schlossen daraus, dass Molke eine ausgezeichnete

Proteinquelle darstellt, die einen gesunden Blutzuckerspiegel unterstützt und Gewichtsabbau fördert.

Wir empfehlen ein hochwertiges, bei niedrigen Temperaturen verarbeitetes Molkenprotein-Isolat, das alle wichtigen biologischen Molkenproteine einschließlich des immunfördernden Laktoferrins enthält (eines Proteins aus der Milch mit antioxidativen und entzündungshemmenden Eigenschaften). Die Dosierung beträgt in der Regel **20 bis 40 Gramm Molkenprotein-Isolat am Tag.** Bei starker körperlicher Beanspruchung (z. B. Leistungssport), schweren Erkrankungen, Infektionen oder bei einem Körpergewicht über 180 Kilogramm sollte man höher dosieren.

Fazit

Natürliche Nahrungsergänzungsmittel zählen zu den essenziellen Bestandteilen einer umfassenden Strategie für einen gesunden Stoffwechsel, die auch gesunde Ernährung, Bewegung and andere Faktoren umfasst. Unserer Erfahrung nach können viele Patienten ihre Diabetesmedikation deutlich verringern, wenn sie unseren facettenreichen Ansatz zur Stoffwechseloptimierung nutzen. Falls Sie selbst überlegen, Nahrungsergänzungsmittel in Ihre Diabetesbehandlung zu integrieren, sollten Sie vorher unbedingt ausführlich mit einem entsprechenden Gesundheitsexperten darüber sprechen.

Leben mit und ohne Diabetes

Die Fachwelt ist sich einig: Stress, Depressionen und andere psychische Faktoren haben einen unmittelbaren und bedeutenden Einfluss auf Blutzucker, Insulinspiegel und Stoffwechsel, die laut Forschungsergebnissen durch Stresshormone negativ beeinflusst werden. Dies können Sie jedoch auch als gute Nachricht verstehen, denn damit steht es in Ihrer Macht, etwas dagegen zu unternehmen. Der Stress muss weder Ihr Leben auffressen noch Ihre Gesundheit ruinieren. In diesem Moment haben Sie alles, was nötig ist, um Stress und andere negative psychologische Einflüsse abzuschalten, die neben der Lebensqualität auch Blutzucker, Insulin, Blutdruck, Cholesterin und Hormonspiegel empfindlich stören.

Mit diesem Wissen im Hintergrund möchten wir Ihnen helfen, die krank machenden Depressionen, Ängste und Stressoren in Ihrem Leben zu finden und zu besiegen. Wir erklären, wie man solche Belastungen ins Positive umkehren kann, und ermutigen dazu, eine oder mehrere der beschriebenen Techniken als regelmäßigen Bestandteil Ihres eigenen Lebens zu nutzen.

Diabetes und Depressionen

Kurz nachdem bei Jessica Typ-2-Diabetes festgestellt wurde, verfiel sie in eine Depression. »Meine Großmutter hatte Diabetes und meine Mutter auch«, sagt die 45-jährige Maklerin. »Meine Mutter hat grauen Star und braucht inzwischen einen Gehwagen, weil sie unter Nervenschäden und Schmerzen in den Beinen leidet. Ich sehe sie an und denke: ›Noch ein paar Jahre, dann geht es mir auch so.‹ Ich fühle mich dem Untergang geweiht.«

Mit diesem Gefühl ist sie nicht allein: Diabetiker erkranken doppelt so häufig an Depressionen wie Nichtdiabetiker. Schätzungen zufolge leiden 15 Prozent aller Diabetiker an einer echten Depression, bei 25 Prozent treten im Krankheitsverlauf depressive Symptome auf.

Viele Menschen durchlaufen kurz nach der Diagnose Diabetes eine Trauerphase, die derjenigen nach einem Todesfall ähnelt. Die Stadien der Trauer umfassen Verleugnung, Wut, Niedergeschlagenheit und schließlich Akzeptanz.

Jessica z. B. verlor jede Hoffnung, weil sie glaubte, dass sie angesichts ihrer Familiengeschichte keinen Einfluss auf ihre Zukunft hätte. Außerdem verspürte sie Wut.

»Insbesondere war ich wütend auf mich selbst. Ich hätte das Risiko doch kennen müssen«, gibt sie zu. »Ich hatte Übergewicht, ich bewegte mich zu wenig, und es gab bereits erkrankte Familienmitglieder. Außerdem habe ich es lange geleugnet und bin einfach nicht zu den Untersuchungen gegangen, weil ich das Ergebnis fürchtete.«

Ein ernsthaft unterschätztes Problem

Verleugnung ist in der Tat einer der Gründe, warum Depressionen bei Diabetikern häufig nicht diagnostiziert werden, denn viele darunter erzählen ihrem Arzt nie von ihren Gefühlen. Andererseits jedoch fragen auch viele Ärzte nie nach Depressionen, sodass die Erkrankung unerkannt bleibt. Dies verschlechtert insbesondere die Situation, weil die Diagnose und richtige Behandlung des Problems nicht nur gegen die Depression hilft, sondern auch eine deutliche Besserung im richtigen Verhalten bewirkt. Hierdurch können die Betroffenen auch mit der Erkrankung besser umgehen.

Depressionen beeinflussen neben dem Blutzuckerspiegel auch andere Symptome bei Diabetes. So hat man eine beschleunigte Erkrankung der Koronararterien damit in Verbindung gebracht.

In einer Vierjahresstudie an der Duke University wurden über 900 Patienten mit Typ-2-Diabetes und/oder Depressionen untersucht. Dabei stellten die Wissenschaftler fest, dass eine Kombination von Diabetes, Depression und Herzerkrankung das Sterberisiko eines Patienten um 20 bis 30 Prozent erhöhen kann. Die Ergebnisse dieser Studie von 2007 legen nahe, dass Diabetes und Depression einander verschlimmern, doch es sind weitere Forschungen notwendig, um die genauen Gründe für diese Verbindung zu ermitteln.

Ein weiteres Problem: Diabetiker mit Depressionen achten aufgrund ihrer Niedergeschlagenheit häufig nicht ausreichend auf sich. Es ist nicht ungewöhnlich, dass depressive Menschen

Sind Sie depressiv?

Wer an Depressionen leidet, erkennt diese selbst oft nicht. Wenn Sie drei oder mehr der folgenden Symptome erleben oder ein oder zwei davon seit mindestens zwei Wochen an sich wahrnehmen, sollten Sie wegen Depressionen um Hilfe bitten:

- Dinge, die Sie bisher genossen haben, auch Sex, machen keinen Spaß mehr oder stellen Sie nicht mehr zufrieden.
- anhaltende Traurigkeit und/oder Pessimismus
- veränderter Schlafrhythmus mit häufigem Aufwachen während der Nacht, Einschlafstörungen oder sehr hohem Schlafbedürfnis
- Veränderte Essgewohnheiten: Sie essen mehr oder weniger als früher, unabhängig vom Hunger.
- Konzentrationsschwierigkeiten oder Gedächtnisstörungen
- ständige Müdigkeit oder Energiemangel
- Nervosität, Reizbarkeit, »nicht still sitzen können«
- Schuld: Sie glauben, »gar nichts richtig machen« zu können oder anderen zur Last zu fallen.
- Selbstmordgedanken oder Suizidversuche

mit Prädiabetes oder Diabetes zu Fast Food greifen, Mahlzeiten auslassen, sich nicht genügend bewegen oder vergessen, ihren Blutzuckerspiegel zu messen. Wie Jessica haben sie keine Hoffnung mehr, dass ihr Tun wirklich etwas bewirken kann. Dabei sieht die Wahrheit gänzlich anders aus.

Kognitive Verhaltenstherapie

Viele Jahre herrschte die Meinung vor, dass Antidepressiva die einzige wirksame Sofortbehandlung für Menschen mit mittelgradigen bis schweren Depressionen darstellen. Neuere Studien widerlegen dies jedoch. So kann die kognitive Verhaltenstherapie ebenso wirksam sein wie Medikamente.

Die kognitive Verhaltenstherapie geht davon aus, dass unser Verhalten und unsere Gefühle durch unsere Gedanken angetrieben werden, nicht durch äußere Faktoren wie Menschen oder Ereignisse. Man kann seine Denkweise verändern, damit man sich besser fühlt und verhält. In der Regel arbeiten die Betroffenen mit Psychotherapeuten zusammen, mit denen sie neue Problemlösungsstrategien einüben. Damit kann man stressbehaftete Situationen lösen, aber auch negative Gedankenmuster identifizieren und durch positivere ersetzen. So lernen Patienten zu erkennen, dass sie positive Veränderungen in ihrem Leben bewirken können, die das Risiko für Diabetesschäden senken (siehe auch *Zum Weiterlesen,* Seite 342, mit Literaturempfehlungen zur kognitiven Verhaltenstherapie).

Im Gegensatz zu den meisten anderen Formen der Psychotherapie, die oft jahrelange Arbeit erfordern, hilft die kognitive

Verhaltenstherapie schnell: Im Durchschnitt ist das angestrebte Ziel bereits nach 16 Terminen erreicht. Das liegt v. a. daran, dass die Behandlung stark interaktiv verläuft. Man erlernt in den Sitzungen bestimmte Techniken, die man im Verlauf der Woche übt, und bespricht dann die persönlichen Erfahrungen wieder mit dem Therapeuten.

Wissenschaftler an der medizinischen Fakultät der Washington University in St. Louis, USA, wollten herausfinden, ob Diabetiker, die zugleich an Depressionen leiden, von einer kognitiven Verhaltenstherapie profitieren würden. Insgesamt 51 Patienten erhielten entweder zehn Wochen lang Einzelstunden in kognitiver Verhaltenstherapie oder blieben unbehandelt. Am Ende der Studie war die Depression bei 85 Prozent der behandelten Patienten, aber nur bei 27 Prozent der unbehandelten Teilnehmer zurückgegangen. Sechs Monate später lagen die Werte immer noch bei 70 bzw. 33 Prozent. Darüber hinaus lagen die mittleren HbA_{1c}-Werte bei den behandelten Patienten deutlich niedriger als in der Kontrollgruppe (9,5 Prozent gegenüber 10,9 Prozent).

Im Rahmen einer weiteren Studie erhielten 240 depressive Patienten entweder Antidepressiva (Paxil® mit dem Wirkstoff Paroxetin sowie ein anderes Mittel nach Bedarf), ein Placebo oder kognitive Verhaltenstherapie. Am Ende des 16-wöchigen Studienzeitraums hatten 58 Prozent beider Gruppen – der Medikationsgruppe und der Therapiegruppe – auf die Behandlung angesprochen. Medikation und Therapie erwiesen sich damit als gleichermaßen wirksam. An 104 Patienten, bei denen die Behandlung angeschlagen hatte, führte man eine Folgeuntersuchung durch. Diese Patienten setzten die Behandlung – also Therapie oder Medikation – aus, und man beobachtete, ob erneut depressive Symptome auftraten. Dabei zeigte sich, dass die Patienten, die ihre kognitive Verhaltenstherapie abbrachen, seltener einen Rückfall erlitten (31 Prozent) als diejenigen, die ihre Medikation absetzten (76 Prozent). Die Wirksamkeit der kognitiven Verhaltenstherapie zur Behandlung von Depressionen wird durch immer mehr Studien belegt.

Margarets Geschichte

Margaret war 53 Jahre alt und arbeitete in der Schulverwaltung. Im Jahr nach ihrer Diabetesdiagnose verfiel sie immer mehr in eine Depression. »Ich ging zur Arbeit, machte alles rein mechanisch und ging nach Hause. Zu mehr konnte ich mich nicht aufraffen«, berichtet sie. »Früher habe ich mich sehr aktiv an der Quiltgruppe beteiligt. Ich habe gern gelesen oder im Garten gearbeitet, aber dazu hatte ich einfach weder Energie noch Antrieb.« Zugleich ernährte Margaret sich nicht richtig und unterließ häufig die Zuckertests. Wenn sie sich doch einmal die Zeit dafür nahm, machten die Ergebnisse sie noch mutloser. Margarets älteste Tochter, Cynthia, machte sich Sorgen. Sie überzeugte ihre Mutter, sich an eine Therapeutin überweisen zu lassen.

»Ich gebe zu: Anfänglich wollte ich nicht gehen, aber dann war ich angenehm überrascht«, sagt Margaret. »Die Therapeutin gab mir alle möglichen Aufgaben. Sie ließ mich wirklich arbeiten! So musste ich jedes Mal aufschreiben, wenn ich ei-

Nicht-medikamentöse Behandlungen für depressive Diabetiker

Psychotherapie und speziell die kognitive Verhaltenstherapie ist für Diabetiker mit Depressionen eine wirkungsvolle, aber keineswegs die einzige nicht-medikamentöse Behandlungsoption. Auch andere Methoden haben sich als unterschiedlich erfolgversprechend erwiesen, darunter Nahrungsergänzungsmittel (wie Johanniskraut, L-Tryptophan oder Ginkgo biloba), Lichttherapie, Sport, Techniken zur Stressbewältigung (nachfolgend in diesem Kapitel besprochen), Gebete bzw. die Bitte um spirituelle Führung sowie verschiedene Therapien, die Körper und Seele in Einklang bringen sollen (z. B. geführte Visualisierungen, Selbsthypnose oder Biofeedback). In der Liste *Zum Weiterlesen* (siehe Seite 342) finden Sie Empfehlungen, anhand derer Sie solche Strategien zur Bewältigung einer Depression weiterverfolgen können.

nen negativen Gedanken hatte oder etwas Negatives sagte, und dann diesem negativen Ereignis etwas Positives entgegensetzen und auch das aufschreiben. Diese Übung zeigte mir v. a., wie negativ ich eingestellt war! Während der ersten Tage hatte ich ständig etwas zu schreiben. Mit der Zeit jedoch erwischte ich mich, bevor ich etwas Negatives äußerte und verwandelte es in Positives. Mir kam das anfangs fast idiotisch vor, aber es hat tatsächlich viel gebracht.« Schon wenige Monate nach Beginn ihrer kognitiven Verhaltenstherapie hatte Margaret ihre Ernährung verbessert. Sie bestimmte regelmäßig ihren Blutzucker und hatte die Hobbys wieder aufgenommen, die ihr Spaß machten.

Medikamente für Diabetiker mit Depressionen

Auch Antidepressiva oder andere Medikamente können zur Behandlung einer Depression infrage kommen, vorzugsweise als Kurzzeitmedikation über maximal ein halbes Jahr (siehe *Medikamente gegen Depressionen,* Seite 242 f.). Die meisten Antidepressiva erhöhen die Konzentration oder Wirkung natürlicher Botenstoffe (Neurotransmitter) im Gehirn, insbesondere Serotonin und Noradrenalin. Diese Neurotransmitter werden für die normale Gehirnfunktion, aber auch für die Stimmungsregulierung, benötigt.

Manche Menschen stellen fest, dass sie mithilfe eines Antidepressivums in den ersten Monaten der Therapie genau die Stufe erreichen, auf der sie wieder handlungsfähig sind. Danach können sie die Medikamente absetzen. Mit dieser Strategie konnte Rosemary ihre klinische Depression bewältigen.

»Ich hatte Typ-2-Diabetes, Übergewicht und war depressiv«, berichtete die 45-jährige Schadensreguliererin. »Mein Arzt hatte mir ein Bewegungsprogramm verordnet, das ich nicht befolgte. Ich dachte einfach, ›das hilft sowieso nicht‹. Schließlich liegt das Übergewicht bei mir in der Familie.« Ihr Arzt überwies sie an eine Psychologin und verordnete zusätzlich ein Antidepressivum. Nach zwei Monaten hatte sich Rosemary einer Frauensportgruppe angeschlossen, die sie regelmäßig besuchte. Ihre Stimmung war »100 Prozent besser«. Daraufhin ließ der Arzt das Antidepressivum allmählich ausschleichen. Inzwischen bezeichnet Rosemary die Sportgruppe als »meine neue Droge. Ich habe etwas abgenommen und fühle mich viel besser. Ich bin froh, dass ich kein Antidepressivum mehr benötige. Mein nächstes Ziel ist, auch die oralen Antidiabetika zu reduzieren!«

Manche Diabetiker, die wegen Depressionen behandelt werden, stellen später fest, dass sie nicht nur das Antidepressivum absetzen, sondern auch ihre oralen Antidiabetika reduzieren oder sogar weglassen können. Veränderungen der Medikation – ob gegen Depressionen, Diabetes oder andere Erkrankungen – dürfen jedoch immer nur in Absprache mit einem Arzt vorgenommen werden.

In einer placebokontrollierten Doppelblindstudie der medizinischen Fakultät der Washington University in St. Louis wurden 60 Diabetiker untersucht, die unter Depressionen litten. Am Ende des achtwöchigen Studienzeitraums hatten sich bei denjenigen, die Fluoxetin (Prozac®) erhalten hatten, Depressionen und Blutzuckerspiegel im Vergleich zur Kontrollgruppe deutlich verbessert und stabilisiert. Hintergrund: Das Medikament hemmte die körperliche Reaktion auf das Hormon Kortisol, das der Körper in Stresssituationen erzeugt. In einer neueren Studie derselben Universität erwies sich auch Bupropion (Wellbutrin®) als hilfreich zur besseren Blutzuckerregulierung bei depressiven Diabetikern.

Medikamente gegen Depressionen (Antidepressiva)

Selektive Serotonin-Wiederaufnahmehemmer (SSRI)

Diese Medikamente haben in der Regel weniger unerwünschte Wirkungen als herkömmliche trizyklische Antidepressiva (siehe unten), gehen aber mit Magen-Darm-Problemen, Schlafstörungen und Schwierigkeiten mit Sexualfunktion und Sexualtrieb einher. Bekannte Mittel aus dieser Gruppe sind Citalopram (Cipramil®, Citalopram®, Seropram®), Escitalopram (Cipralex®), Fluoxetin (Fluctin®), Paroxetin (Deroxat®, Seroxat®) und Sertralin (Adjuvin®, Gladin®, Tresleen®, Zoloft®).

Trizyklische Antidepressiva

Diese Wirkstoffe sind weitverbreitet, rufen jedoch lästige Nebenwirkungen hervor. Beispiele aus dieser Klasse sind Doxepin (Aponal®, Sinequan®), Imipramin (Pryleugan®, Tofranil®), Desipramin (Norpramin®, Pertofrane®, Petylyl®), Nortriptylin (Nortrilen®) und Protriptylin.

Monoaminoxidase-Hemmer (MAO-Hemmer)

Diese »altmodischen« Antidepressiva gehen mit einem hohen Nebenwirkungspotenzial einher und werden nur noch selten genutzt.

Andere Antidepressiva
In diese Kategorie fallen verschiedene andere Präparate, die chemisch nicht miteinander verwandt sind. Hierzu zählen Bupropion (Elontril®, Wellbutrin®, Zyban®), Maprotilin (Ludiomil®, Maprolu®) und Trazodon (Thombran®, Trittico®).
Gelegentlich werden auch **angstlösende Medikamente** zu Beginn einer Depressionsbehandlung zusammen mit Antidepressiva verordnet. In diese Gruppe fallen Wirkstoffe wie Alprazolam (Xanax®), Clonazepam (Rivotril®) und Lorazepam (z. B. Somazepam®, Tavor® oder Tolid®). Zu den unerwünschten Wirkungen zählen Benommenheit, Koordinationsstörungen, Müdigkeit und Verwirrung.

Stress und Diabetes

Richard Surwit, Ph. D., gilt als einer der fähigsten Forscher im Bereich Diabetes, Stoffwechsel und Stress. Seit über 20 Jahren untersucht er die Wechselwirkungen zwischen Stresshormonen und Blutzucker und ist davon überzeugt, dass Stress tatsächlich den Blutzuckerspiegel erhöht. Darüber hinaus betont er, dass bereits bei Risikopatienten oder Menschen mit Prädiabetes »psychologische Faktoren dazu beitragen können, die Insulinerzeugung zu drosseln und den Blutzucker zu erhöhen«. Diejenigen Hormone, die in der Psychologie als Stresshormone gelten, sind nämlich dieselben, die den Blutzuckerspiegel deutlich beeinflussen können. Wenn diese Hormone (z. B. Kortisol, Adrenalin, Noradrenalin und das Wachstumshormon GH) entgleisen, können sie den Zuckerhaushalt daher negativ beeinflussen. Zum Glück lassen sich Hormon- und Zuckerspiegel bei Diabetikern durch regelmäßig eingesetzte, einfache Stressbewältigungsmethoden sehr erfolgreich regulieren.

Zunächst möchten wir klar betonen, dass die in diesem Kapitel dargestellten Methoden zur Stressbewältigung kein Ersatz für gesunde Ernährung, Bewegung, Nahrungsergänzungsmittel und/oder Medikamente sind. Dennoch handelt es sich um wissenschaftlich überprüfte Verfahren der Komplementärmedizin, die bei regelmäßiger Anwendung zur geistig-seelischen Gesundheit beitragen, und Verhaltensweisen, die einen aktiven, gezielten Umgang mit der eigenen Erkrankung bewirken.

Um von Verfahren zum Stressabbau zu profitieren, sollte man sich zunächst einmal bewusst machen, wie stressig das eigene Leben wirklich ist. Vielen Menschen ist chronischer Stress zur zweiten Natur geworden, sodass sie sich nicht mehr eingestehen, dass hier ein Problem vorliegt.

Lisa ist 41 Jahre alt, berufstätig und alleinerziehende Mutter von zwei Jugendlichen. Sie hat Typ-2-Diabetes. Ihre Kinder nehmen an außerschulischen sportlichen Veranstaltungen teil, die Lisa nach der Arbeit nach Möglichkeit besucht. Oft bringt sie auch Arbeit mit nach Hause. Seit bei ihrer Mutter im letzten Jahr Krebs festgestellt wurde, verbringt sie viel Freizeit mit deren Pflege in einem Nachbarort. Lisa gibt sich große Mühe, vernünftig zu essen, und misst täglich ihren Blutzucker, doch nachdem es ihr nicht gelungen ist, diesen in einem akzeptablen Bereich zu halten, hat ihr Arzt ihr orale Antidiabetika verschrieben. Sie klagt über ständige Müdigkeit und Schlafstörungen.

Lisa stand chronisch unter Stress, doch erst als eine Diabetesberaterin mit ihr sprach und sie darauf aufmerksam machte, dachte sie darüber nach. »Ich glaube, irgendwie wusste ich schon, dass ich zu viel Stress hatte, aber ich war viel zu beschäftigt, um darüber nachzudenken, geschweige denn, etwas dagegen zu tun.«

Für Lisa brachte ein Stressmanagementprogramm mit täglicher progressiver Muskelentspannung (siehe Seite 247 ff.) die Wende – auch im Umgang mit ihrem Diabetes. »Nach ein paar Wochen progressiver Entspannung bemerkte ich die ersten Erfolge«, erzählt sie. »Mein Blutzuckerspiegel wurde besser, und ich konnte auch besser schlafen. Nach einem Monat hat mein Arzt die Medikation halbiert, und nach drei Monaten brauchte ich gar keine Medikamente mehr. Die progressive Muskelentspannung hat mich so beeindruckt, dass ich sie auch meiner Mutter beibrachte.«

Stress löst die »Kampf-oder-Flucht-Reaktion« im Körper aus, ein Erbe unserer Evolution, das unseren Vorfahren half, im Kampf gegen Mammut und Höhlenbären die Stresshormone Adrenalin und Kortisol und damit alle Kräfte zu mobilisieren. Diese Reaktion ist jedoch in der modernen Gesellschaft nicht mehr angemessen. Bei der Kampf-oder-Flucht-Reaktion finden durch die Ausschüttung von Adrenalin und Kortisol zahlreiche körperliche Veränderungen statt, die sich auf Blutdruck, Atemtempo, Muskelspannung und Puls auswirken und zugleich die Magen-Darm-Tätigkeit verlangsamen. Darüber hinaus erhöht der Körper den Blutzucker, damit ausreichend Energie zur Verfügung steht, die gefährliche Situation zu meistern.

Wenn ein Diabetiker unter chronischem oder anhaltendem Stress steht, können die Stresshormone auf ungesund hohem Pegel bleiben und damit zu Stoffwechselfehlfunktionen, Bluthochdruck, hohen Cholesterin- und Triglyzeridspiegeln sowie Schäden des Immunsystems beitragen.

Entspannungstechniken

Unabhängig davon, welche Entspannungstechnik Sie wählen – ob Meditation, Yoga, Tai Chi, tief Durchatmen oder progressive Muskelentspannung –, funktionieren diese im Grunde alle auf dieselbe Weise. Die bewusste, gezielte Entspannung stoppt die Kampf-oder-Flucht-Reaktion, lässt die Menge der Stresshormone im Blut sinken und gestattet so wiederum allen Körperfunktionen, von Alarmstufe Rot in den Normalbereich zurückzukehren.

Es gibt viele unterschiedliche Methoden zum Stressabbau. Bei einigen wurde wissenschaftlich untersucht, ob sie den Blutzuckerspiegel und andere Faktoren im Zusammenhang mit Diabetes und metabolischem Syndrom wirklich verbessern können. Wir stellen hier drei Techniken – progressive Muskelentspannung, Yoga und Achtsamkeitsmeditation – vor, die sich als erfolgreich erwiesen haben, und erklären, wie Sie diese in Ihr Leben einbauen können.

Progressive Muskelentspannung

Die Technik der progressiven Muskelentspannung wurde ab 1920 von dem Arzt Edmund Jacobson zum Stressabbau entwickelt. Es handelt sich um eine bemerkenswert einfache, aber wirkungsvolle Technik, um Muskelspannung, Angst und Stress zu reduzieren oder ganz abzubauen. Man braucht dazu keine besonderen Vorkenntnisse, sondern nur 10 bis 15 Minuten unterbrechungsfreie Übungszeit. Es geht dabei um die willentliche und systematische Anspannung der Körpermuskulatur mit anschließender Entspannung.

Am besten nehmen Sie die nachfolgenden Anweisungen zur progressiven Muskelentspannung zum späteren Abhören auf. Dabei sollten Sie diese langsam lesen und zwischen den einzelnen Schritten jeweils 15 Sekunden Pause einlegen. Denken Sie daran, dass es in dieser Übung sowohl um die Wahrnehmung der Muskeln als auch um Entspannung geht. Bei den ersten Durchgängen haben Sie unter Umständen Schwierigkeiten, bestimmte Muskeln zu identifizieren. Das ist ganz normal. Entspannen Sie sich und führen Sie die Übungen nach Ihren Möglichkeiten durch. Dann werden diese Ihnen bald in Fleisch und Blut übergehen.

Selbstanleitung zur progressiven Muskelentspannung

- Lege dich bequem hin und schließe die Augen. Der Atem fließt langsam und gleichmäßig.
- Konzentriere dich auf deinen linken Fuß. Die Fußmuskulatur anspannen, die Spannung acht Sekunden halten, loslassen und 15 Sekunden entspannen.
- Konzentriere dich auf deinen rechten Fuß. Die Fußmuskulatur anspannen, die Spannung acht Sekunden halten, loslassen und 15 Sekunden entspannen.
- Konzentriere dich auf deinen linken Unterschenkel und Fuß. Alle Muskeln anspannen, die Spannung acht Sekunden halten, loslassen und 15 Sekunden entspannen.
- Konzentriere dich auf deinen rechten Unterschenkel und Fuß. Alle Muskeln anspannen und die Spannung acht Sekunden halten. Loslassen und 15 Sekunden entspannen.
- Konzentriere dich auf dein gesamtes linkes Bein. Alle Muskeln anspannen und die Spannung acht Sekunden halten. Loslassen und 15 Sekunden entspannen.
- Konzentriere dich auf dein gesamtes rechtes Bein. Alle Muskeln anspannen und die Spannung acht Sekunden halten. Loslassen und 15 Sekunden entspannen.
- Konzentriere dich auf dein Gesäß. Alle Muskeln anspannen, die Spannung acht Sekunden halten, loslassen und 15 Sekunden entspannen.
- Konzentriere dich auf deinen Bauch. Alle Muskeln anspannen, die Spannung acht Sekunden halten, loslassen und 15 Sekunden entspannen.
- Konzentriere dich auf deine Brust. Alle Muskeln anspannen,

die Spannung acht Sekunden halten, loslassen und 15 Sekunden entspannen.

- Konzentriere dich auf deine linke Hand. Die Faust fest zusammenballen und acht Sekunden anspannen. Spannung lösen und 15 Sekunden entspannen.
- Konzentriere dich auf deine rechte Hand. Die Faust fest zusammenballen und acht Sekunden anspannen. Spannung lösen und 15 Sekunden entspannen.
- Konzentriere dich auf deinen gesamten linken Arm. Alle Muskeln anspannen und die Spannung acht Sekunden halten. Loslassen und 15 Sekunden entspannen.
- Konzentriere dich auf deinen gesamten rechten Arm. Alle Muskeln anspannen und die Spannung acht Sekunden halten. Loslassen und 15 Sekunden entspannen.
- Konzentriere dich auf Schultern und Hals. Alle Muskeln anspannen und die Spannung acht Sekunden halten. Loslassen und 15 Sekunden entspannen.
- Konzentriere dich auf dein Gesicht. Das Gesicht fest zusammenziehen und die Spannung acht Sekunden halten. Loslassen und 15 Sekunden entspannen.
- Gehe noch einmal deinen ganzen Körper durch und stelle fest, welcher Bereich sich noch verspannt anfühlt. Konzentriere dich auf diesen Bereich, spanne die Muskeln an und halte die Spannung acht Sekunden. Spannung lösen und 15 Sekunden entspannen.
- Zum Abschluss atmest du eine Weile langsam tief durch und schlägst die Augen wieder auf.

Der günstige Einfluss der progressiven Muskelentspannung auf Blutzuckerspiegel und den HbA_{1c}-Wert wurde in mehreren Studien nachgewiesen. Eine der ersten zeigte bereits 1983, dass diese Technik die Glukosetoleranz signifikant verbessern konnte. Dr. Surwitt und seine Kollegen führten eine 12-monatige Studie an 72 Patienten mit Typ-2-Diabetes durch. Dabei stellten sie fest, dass die Patienten, die Stressbewältigungsmethoden praktizierten (progressive Muskelentspannung, Atemübungen, Imagination), ihren HbA_{1c}-Wert im Vergleich zur Kontrollgruppe um 0,5 Prozent senken konnten. Das gilt als signifikante Minderung in Bezug auf das Risiko für mikrovaskuläre Komplikationen wie die Netzhauterkrankung. Insgesamt konnten 32 Prozent der behandelten Patienten, aber nur zwölf Prozent der Teilnehmer aus der Kontrollgruppe ihren HbA_{1c}-Wert um mindestens ein Prozent senken.

Yoga

In den letzten Jahren konnte Yoga aus der »mystischen« oder »New-Age«-Ecke heraustreten und ist mittlerweile weitverbreitet. Das wirkt sich sehr positiv aus, denn Yoga hat sich als sichere und wirksame Methode zur Reduzierung von Stress und zur symptomatischen Besserung bei ernsthaften Erkrankungen wie Diabetes, Bluthochdruck und Herzkrankheit erwiesen.

Es gibt viele unterschiedliche Ansätze im Yoga, doch alle haben ein gemeinsames Ziel: Körper, Geist und Seele sollen durch das Einüben von Bewegungsabläufen und Haltungen mit dem Atmen und konzentriertem Bewusstsein in Einklang gebracht werden. Am bekanntesten ist das **Hatha-Yoga,** das relativ langsam ausgeführt wird und für Anfänger besonders geeignet ist. Hatha-Yoga konzentriert sich auf sanftes Dehnen und Halten von Stellungen, wobei jede Bewegung durch gezieltes Atmen begleitet wird. Das **Iyengar-Yoga** ist eine Form des Hatha-Yoga, die ähnliche Haltungen umfasst, diese aber länger hält. Dadurch werden Gleichgewicht und Kraft stärker ausgebaut. Beide Yogaformen können nachweislich Stress reduzieren und die Entspannung des ganzen Körpers fördern. Diese Wirkungen sind mittlerweile auch wissenschaftlich belegt.

Forscher an der medizinischen Fakultät der Universität Boston und am McLean Hospital in Belmont haben die Gamma-Aminobuttersäure (GABA), eine Substanz, die an der Stimmungslage beteiligt ist, im Gehirn von Menschen nach dem Praktizieren von Yoga gemessen und mit den Werten einer Kontrollgruppe verglichen, die in dieser Zeit gelesen hatte. Die Yoga-Teilnehmer wiesen einen Anstieg der GABA um 27 Prozent auf, was der Reaktion von Patienten vergleichbar ist, die Antidepressiva erhalten. Bei der Lesegruppe war kein GABA-Anstieg zu verzeichnen.

Andere Studien konnten aufzeigen, dass Typ-2-Diabetiker, die Yoga praktizierten, ihren Nüchternzuckerwert – aber auch HbA_{1c}-Werte, Puls und Blutdruck – signifikant senken konnten. Zugleich verbesserte sich die Nervenfunktion, was einen wichtigen Beitrag gegen eine mögliche Neuropathie darstellt. Als Stockholmer Wissenschaftler an Freiwilligen über einen Zeitraum von vier Monaten die kognitive Verhaltenstherapie mit Yoga verglichen, stellten sie fest, dass alle Teilnehmer in Bezug auf Blutdruck, Puls, Lebensqualität und Stressabbau ähnliche Verbesserungen aufzuweisen hatten. Das heißt, dass beide Ansätze das Bemühen um Stressreduktion unterstützen können.

Weitere Forscher sichteten die Ergebnisse aus 70 Studien zu den Auswirkungen von Yoga auf Herz-Kreislauf-Erkrankungen und das entsprechende Erkrankungsrisiko im Zusammenhang mit einer Insulinresistenz. Dabei fanden sie heraus, dass Yoga insgesamt viele Faktoren mindern kann, die mit Diabetes einhergehen, darunter oxidativen Stress, Insulinempfindlichkeit, Blutfettwerte, Blutdruck und Glukosetoleranz.

Yogakurse werden über Yogaschulen, private Yogalehrer, Volkshochschulen, Krankenkassen und Fitnessstudios praktisch überall angeboten. Häufig gibt es kostenlose Schnupperstunden oder Kurse zu sehr geringen Preisen. Außerdem kann man Yoga über DVDs, Bücher oder Internetfilme erlernen. Wir empfehlen allerdings zumindest für den Anfang Einzelstunden oder einen Gruppenkurs, damit man bei einem guten Lehrer die Grundlagen lernt. Besprechen Sie Ihr Vorhaben zudem wie jedes neue Sportprogramm mit Ihrem Arzt.

Achtsamkeitsmeditation

Die Meditation findet zunehmend Anerkennung als effektive Stressmanagementmethode und wird auch von diesbezüglich offenen Ärzten immer häufiger empfohlen. Sie bietet viele Vorzüge, unerwünschte Nebenwirkungen sind praktisch unbekannt. Wenn man sie einmal erlernt hat, kann man die Methode überall anwenden, wann immer man ein paar Minuten ungestört ist.

Meditieren kostet nichts, schadet nichts und kann auf vielerlei Weise geschehen. Wählen Sie die Methode, die Ihnen am meisten liegt.

Ein Grund für die Anerkennung der Meditation durch die Schulmedizin sind die wissenschaftlichen Belege für ihre Wirksamkeit. Im Rahmen einer Studie an über 90 Frauen mit Fibromyalgie wurde bei denjenigen, die acht wöchentliche Stunden in Achtsamkeitsmeditation erhielten, im Vergleich zu Frauen, die nicht meditierten, eine deutliche Verbesserung depressiver Symptome beobachtet. Auch bei älteren depressiven Erwachsenen kann die Achtsamkeitsmeditation die Depressionen erfolgreich lindern. Bei regelmäßiger, möglichst täglicher Durchführung – kann man damit neben der Erhöhung der Lebensqualität auch seinen Zuckerspiegel positiv beeinflussen.

Bei einer Achtsamkeitsmeditation konzentriert man sich bewusst auf den gegenwärtigen Moment. Jeder Augenblick soll voll erlebt werden. Auf diese Weise lernt man auch, die Diabeteserkrankung besser zu akzeptieren und damit zu leben. Zur Vorbereitung suchen Sie sich einen Ort, an dem Sie mindestens 10 bis 15 Minuten ungestört sein werden. Setzen Sie sich mit geradem Rücken auf einen Stuhl oder auf den Boden, oder legen Sie sich hin. Sobald Sie die Achtsamkeitsmeditation beherrschen, können Sie diese sogar beim Warten an der Supermarktkasse durchführen. Manchen Menschen gelingt dies praktisch überall.

Zu Beginn jeder Übung atmen Sie einige Male langsam tief durch und schließen die Augen. Dann konzentrieren Sie sich auf Ihren Atem. Wahrscheinlich tauchen nun Ablenkungen auf: Gedanken, Umgebungsgeräusche, Schmerzen, Jucken oder störende Gerüche. Ein achtsamer Geist sieht all diese Ablenkungen wie ein objektiver Beobachter, der solche Wahrnehmungen registriert und vorbeiziehen lässt, ohne sich davon aus der Ruhe bringen zu lassen. Bleiben Sie auf diese Weise in der Gegenwart und bewahren Sie Ruhe und Harmonie, atmen Sie.

Meditation hilft uns nicht nur bei der Stressbewältigung, sondern senkt auch Puls und Blutdruck und hebt die Stimmung. Diese Technik gegen Stress kann praktisch von jedermann durchgeführt werden.

Panik, Angst und Diabetes

Fachleute schätzen, dass etwa sieben bis neun Prozent der Bevölkerung im Laufe ihres Lebens an Panikstörungen erkranken. Typische Symptome sind überwältigende Angst, Herzrasen, rasches Atem, Zittern, Schweißausbrüche und das Gefühl, kurz vor dem Sterben zu stehen. Frauen sind doppelt so häufig betroffen wie Männer. Panikattacken gehen häufig mit anderen ernsten Erkrankungen, auch Depressionen, einher.

Diabetiker, die wiederholt von Panikattacken heimgesucht werden, leiden gehäuft an ernsten Komplikationen und können ihre Krankheit nicht so gut beherrschen.

Wissenschaftler aus Seattle untersuchten 4385 Diabetiker. 193 Personen erzählten von Panikattacken, die ihr Verhalten beeinflussten. Im Vergleich zu Diabetikern ohne Panikstörungen wiesen diese Patienten einen höheren durchschnittlichen HbA_{1c}-Wert auf (8,1 Prozent gegenüber 7,7 Prozent) und entwickelten häufiger diabetische Komplikationen.

Wer Panikattacken oder Phasen großer Angst durchmacht, sollte sich unbedingt ärztlich oder psychotherapeutisch behandeln lassen. Wenn eine Panikstörung und andere psychologische Probleme erkannt und behandelt werden, kann sich die Lebensqualität dadurch erheblich verbessern.

Nicht ohne Unterstützung

Ob Diät, Sport, Nahrungsergänzungsmittel, Blutzuckermessung, Stressabbau oder pharmazeutische Behandlung – auch das beste Programm kann nur anschlagen, wenn Sie es tatsächlich befolgen und dauerhaft dabei bleiben. Die Ergebnisse der Disease-Management-Programme **(DMP)** der gesetzlichen Krankenkassen für Diabetiker zeigen, dass regelmäßige Aufklärung und Unterstützung das Diabetesrisiko aller Altersgruppen entscheidend senken können. Die Teilnehmer werden in engmaschige Untersuchungen und Dokumentationen einbezogen und regelmäßig zu den Themen Ernährung, Bewegung und Verhaltensänderungen beraten. Damit können sie ihr Diabetesrisiko deutlich senken. Laut einer Umfrage der AOK Baden-Württemberg 2008 fühlten sich 56 Prozent der DMP-Teilnehmer besser betreut als zuvor, 87 Prozent bewegten sich mehr, 29 Prozent verzeichneten eine deutliche Verbesserung des Gesundheitszustandes.

Es gibt vielerlei Möglichkeiten, Unterstützung zu erhalten. Dabei kann es sich um professionelle Diabetes- oder Ernährungsberater handeln sowie Berufsverbände, Diabetikerorganisationen und deren Ortsgruppen oder Experten vor Ort, die in Zusammenarbeit mit Arztpraxen, Krankenhäusern oder Gesundheitszentren Selbsthilfeprogramme für Diabetiker anbieten. Eher informelle Unterstützung erhält man in Selbsthilfegruppen oder themenbezogenen Onlinegruppierungen. Außerdem geben verständnisvolle, einfühlsame Freunde und Angehörige oft unverzichtbaren moralischen Halt. Nutzen Sie alle Unterstützungsangebote, die Sie brauchen, um Ihre Gesundheit in den Griff zu bekommen. Dabei sollten Sie alle Informationen und Ratschläge jedweder Herkunft sorgfältig abwägen, besonders wenn sie über Online- oder Selbsthilfegruppen kommen – unabhängig davon, wie gut es derjenige oder die jeweilige Gruppe mit Ihnen meint. Menschen mit Prädiabetes, metabolischem Syndrom oder Diabetes haben viel gemeinsam, aber jeder Mensch hat auch sein ganz persönliches medizinisches Profil. Deshalb ist ein sehr individueller Ansatz normalerweise am besten.

Diabetikerschulungen

Für Diabetiker werden die unterschiedlichsten Schulungen angeboten. Anbieter sind insbesondere die örtlichen Kliniken, aber auch spezialisierte Arztpraxen, Diabeteszentren und Krankenkassen. Je nach Einrichtung werden Einzel- oder Gruppenschulungen für Betroffene und/oder Angehörige angeboten, aber auch Beratungen zu allen Aspekten der Erkrankung. Hierzu zählen u. a.:

- grundlegende Informationen über Diabetes
- individuelle Ernährungsplanung
- Umgang mit Stress
- Reiseplanung für Diabetiker
- Gewichtsreduktion
- Auswirkungen der Medikation
- Hilfe bei der Blutzuckermessung
- Schwangerschaft und Diabetes
- Bewegungsangebote

Das nötige Fachwissen liefern Diätassistenten, Diabetesberater, Physiotherapeuten mit Schwerpunkt Sport sowie Ärzte. Die meisten Krankenversicherungen übernehmen die anfallenden Kosten. Fragen Sie Ihre Krankenkasse ob Sie ein Disease-Management-Programm für Diabetiker anbietet, in das Sie sich einschreiben können – in diese Programme sind entsprechende Schulungen integriert.

Betroffenenverbände

Es gibt Verbände und Stiftungen für Diabetiker wie die Deutsche Diabetesstiftung, den Deutschen Diabetiker-Bund oder den Deutschen Diabetikerverband, die Betroffene unterstützen. Eine Übersicht mit Anlaufadressen finden Sie im Anhang unter *Anlaufstellen* (Seite 343 ff.).

Selbsthilfegruppen

Sowohl reale als auch virtuelle Unterstützungs- und Selbsthilfegruppen sind für Menschen, die aus unterschiedlichsten Gründen nicht an anderen Angeboten für Diabetiker teilnehmen können oder solche Gruppen zusätzlich wahrnehmen möchten, mitunter ein Segen.

Gayle freut sich stets auf den Austausch mit anderen Typ-2-Diabetikern in einem Onlineforum für Betroffene. »Vor sechs Monaten wurde bei mir Diabetes festgestellt«, berichtet die 38-jährige Werbefachfrau. »Gleich danach habe ich bei einer Diabetikerschulung mit einer Beraterin gesprochen. Aber ich wohne ziemlich weit außerhalb und fahre nicht gern noch abends in die Stadt. Deshalb kann ich die Programme, die dort angeboten werden, nicht wahrnehmen. Als ich passende Foren und Chatgruppen entdeckte, war ich ganz begeistert. Derzeit nutze ich drei oder vier und habe Freunde gefunden, die mir wirklich halfen, mich weniger allein zu fühlen. Für mich ist das ein zusätzlicher Freundeskreis, in dem wir sogar Rezepte austauschen.«

Selbsthilfe- und andere Gruppen können emotionale Unterstützung leisten und dazu motivieren, Ernährung, Bewegung und andere Gewohnheiten zum Positiven hin zu ändern. Daneben erfährt man dort, wie andere mit ihrer Erkrankung umgehen. Manche Gruppen werden von Fachleuten begleitet oder geführt, in anderen treffen sich Laien. Grundregeln für die Teilnahme an solchen Gruppen sind:

1. Online keine persönlichen Informationen preisgeben, die Rückschlüsse auf Namen, Wohnort oder Arbeitgeber zulassen.
2. Sprechen Sie immer mit Arzt oder Diabetesberater, bevor Sie Empfehlungen oder Vorschläge von Gruppenmitgliedern umsetzen.
3. Falls Sie jemanden aus der Gruppe kennenlernen möchten oder zu einem Gruppentreffen gehen, das online verabredet wurde, wählen Sie einen öffentlichen Ort, an dem viel Betrieb herrscht, und kommen Sie unter Umständen in Begleitung.

Fazit

Prävention oder Behandlung von Diabetes lassen sich erheblich verbessern, wenn man Methoden zum Stressabbau nutzt und die persönliche Stimmungslage verbessert. Beides lässt sich auch ohne Medikamente erreichen. Die Teilnahme an Diabetikerschulungen sowie Unterstützung durch Mitbetroffene und Fachleute sind ausgesprochen hilfreich, um Gesundheit und Wohlbefinden von Diabetikern langfristig zu erhalten. Nutzen Sie unbedingt entsprechende Schulungen, Unterstützungsangebote oder Gruppen.

Ein pharmazeutischer Ansatz

Pharmazeutische Medikamente sind mächtige Waffen im Kampf gegen Diabetes und die damit verbundenen Komplikationen. Doch die beste Medizin ist die Prävention. Im Idealfall sollte man alle bisher besprochenen Methoden einsetzen, um Diabetes von vornherein zu vermeiden.

Während meiner Tätigkeit in der pharmazeutischen Industrie durfte ich im Rahmen weltweiter Medikamentenentwicklungen für das metabolische Syndrom mit vielen medizinischen Kapazitäten, erstklassigen Forschern und engagierten Studienkoordinatoren zusammenarbeiten. In dieser Zeit habe ich viel gelernt. Eine der wichtigsten Lektionen war, dass pharmazeutische Medikamente »Werkzeuge« sind. Wie jedes Werkzeug können sie in der richtigen Situation sehr hilfreich sein, aber es gibt niemals ein Werkzeug für jeden erdenklichen Zweck.

Wenn die Mehrzahl der Typ-2-Diabetiker mindestens ein verschreibungspflichtiges Medikament einnimmt, stellt sich eine Frage: Wie gut erfüllt die konventionelle Medikation ihre Bedürfnisse?

2006 erschien eine Studie in der Zeitschrift *Diabetes Research and Clinical Practice,* die diese Frage – und die Antworten darauf – näher beleuchtete. Die Verfasser prüften bei 532 Patienten mit Diabetes aus der amerikanischen Nationalen Gesundheits- und Ernährungsuntersuchung 2001 bis 2002, wie gut ihre Medikamente gegen Bluthochdruck, Diabetes und Cholesterin die Risikofaktoren für Herz und Gefäße regulieren konnten. Untersucht wurden Blutdruck, Lipide und HbA_{1c}. Insgesamt konnten 50,2 Prozent der Teilnehmer ihren Zielwert für HbA_{1c} nicht erreichen. 64,6 Prozent schafften nicht den gewünschten Wert für LDL-Cholesterin, 52,3 Prozent versagten beim HDL-Cholesterin, 48,6 Prozent bei den Triglyzeriden. Bei 53 Prozent blieb der Blutdruck erhöht. Nur 12,7 Prozent der Frauen und 5,3 Prozent der Männer hatten alle ihre Zielwerte für HbA_{1c}, Blutdruck und LDL erreicht.

Diese Ergebnisse werfen provokante Fragen auf, z. B. ob Diabetiker ihre Medikation auch zuverlässig einnehmen oder die Medikamente nicht richtig wirken.

Landläufig hält man Medikamente – ob gegen Diabetes oder andere Krankheiten – oft nahezu für »Allheilmittel.« Diese Einstellung ist bei Diabetes ein folgenschwerer Fehler. Denn Medikamente wirken am besten im Rahmen einer Gesamttherapie, die Veränderungen der Ernährung, Bewegung und Lebensweise einbezieht. Unser eigentliches Ziel ändert sich nicht: Wir müssen nach Möglichkeit die wahren Ursachen von Diabetes und metabolischem Syndrom (also die miteinander verknüpften Faktoren Insulinresistenz und Betazellversagen) und der diabetischen Schädigungen (also die miteinander verknüpften Faktoren Verzuckerung, oxidativer Stress und Entzündung) in Angriff nehmen und korrigieren.

Zur Behandlung der Hyperglykämie (hoher Blutzucker) werden verschieden geartete **orale Antidiabetika** sowie **Insulin** eingesetzt. Außerdem gibt es Medikamente zur Behandlung verwandter Beschwerden wie Bluthochdruck, hohem Cholesterinspiegel und Herz-Kreislauf-Problemen.

Gegenwärtig existieren innovative neue Medikamente, die gezielt auf die Betazelldysfunktion einwirken, einen Schlüsselfaktor für metabolisches Syndrom und Typ-2-Diabetes. Diese Wirkstoffe stellen den wichtigsten Forschritt der medikamentösen Diabetestherapie der letzten Jahre dar. Sie zielen auf die Inkretine ab (siehe nächster Abschnitt) und umfassen z. B. glukagonähnliche Peptid- und Dipeptidylpeptidase-Hemmer.

Inkretinmimetika

Sie möchten diesen Teil am liebsten gleich überspringen, weil das Kapitel Medikamente Ihnen wie ein Buch mit sieben Siegeln erscheint? Bleiben Sie dabei und machen Sie sich schlau, was es mit diesen Substanzen auf sich hat, damit Sie die Therapieentscheidungen Ihres Arztes als informierter Patient annehmen können. Diese neuen, innovativen Wirkstoffe sind unserer Meinung nach der wichtigste Durchbruch seit Jahren in der Diabetesbehandlung, weil sie eine zentrale Ursache der Erkrankung angehen – die **Betazellfunktion.**

Inkretinmimetika heißen so, weil sie die glukosesenkende Wirkung natürlicher Hormone im Körper, der Inkretine, nachahmen. Das wichtigste Inkretin ist das Glukagon-like-

Peptid GLP-1. Dieses Darmhormon schützt Betazellen, stimuliert die Insulinausschüttung, hemmt die Glukagonausschüttung (blutzuckersteigerndes Hormon der Bauchspeicheldrüse) und kann auch beim Abnehmen helfen, indem es das Sättigungsgefühl verstärkt. Zum gegenwärtigen Zeitpunkt ist der Wirkstoff **Exenatid** (Byetta®) das einzige Medikament aus der Klasse der Inkretinmimetika. Er wurde ursprünglich aus den Speicheldrüsen der amerikanischen Gila-Krustenechse *Heloderma suspectum* isoliert. Diese Echsen fressen sehr unregelmäßig große Mahlzeiten und scheiden dann Exendin-4 aus, eine Substanz, welche die Bauchspeicheldrüse »weckt« und sie dazu bringt, Insulin abzugeben. Damit wurde die Substanz für die Diabetesbehandlung interessant. Im Gegensatz zu jedem bisherigen zugelassenen Wirkstoff scheint Exenatid zu einer Regenerierung der Betazellen beizutragen. Darauf zumindest deuten Tierversuche hin, doch dieser denkbare Durchbruch muss noch durch weitere Forschungsarbeiten bestätigt werden. Therapien, die wie Exenatid am GLP-1 ansetzen, verlangsamen zudem die Magenentleerung, tragen damit zur anhaltenden Sättigung bei, unterdrücken eine weitere Nahrungsaufnahme und hemmen die Überproduktion von Glukose durch die Leber. Mit so vielen wichtigen Eigenschaften stellt Exenatid einen wichtigen Beitrag zum Arsenal der verschreibungspflichtigen Medikamente gegen Diabetes dar.

Eine weitere wichtige, bisher unbekannte Eigenschaft von Exenatid und oralen DPP4-Inhibitoren ist, dass diese Inkretine je nach Blutzuckerspiegel die Insulinausschüttung stimulieren. Altmodische Therapieansätze mit Sulfonylharnstoffen fördern die glukoseunabhängige Insulinausschüttung. Aktuelle Mittel wie Exenatid reagieren auf den Blutzucker, stimulieren die Betazellen also nur bei hohem Blutzuckerspiegel. Deshalb kann ein bereits niedriger Wert nicht mehr auf potenziell gefährliches Niveau absinken.

Die alten Wirkstoffe können mitunter Probleme verursachen. Sulfonylharnstoffe lassen die Betazellen auch bei einem niedrigen Blutzuckerwert von z. B. 50 mg/dl weiter Insulin ausschütten. Jeder zusätzliche Abfall kann zu einer Unterzuckerung (Hypoglykämie) und damit zu Gehirnschäden, Schlaganfall oder sogar zum Tod führen.

Den vielen Vorzügen von Exenatid stehen einige Nachteile gegenüber: Es muss gespritzt werden und kann Übelkeit hervorrufen, die sich allerdings in fast allen Fällen innerhalb von kurzer Zeit nach Behandlungsbeginn wieder legt. Auch Kopfschmerzen, Erbrechen, Durchfall und Nervosität können auftreten.

Dipeptidylpeptidase-Hemmer

Dipeptidylpeptidase-Hemmer **(DPP4-Inhibitoren)** zählen zur breiten Wirkstoffgruppe der Inkretine – mit besonderer Bedeutung bei Diabetes. Zu den DPP4-Inhibitoren zählen insbesondere die jungen Wirkstoffe Vildagliptin (z. B. Galvus®) und Sitagliptin (z. B. Januvia®), weitere werden zurzeit entwickelt. Sie zielen auf DPP4 ab – ein Enzym, das Signale des Körpers zum Ausgleich eines hohen Blutzuckerspiegels blockiert.

Wenn DPP4 blockiert wird, kann insbesondere das blutzuckersenkende Hormon GLP-1 länger im Blut verweilen. Dies wiederum löst eine Flut positiver Wirkungen aus, die denen des GLP-1-Mimetikums Exenatid ähnelt.

Zwei der Experten, die an der Entdeckung der Vorzüge von DPP-4 beteiligt waren, sind der Ansicht, dass Wirkstoffe wie Sitagliptin, welche die Betazellfunktion stimulieren, vermutlich am besten bei Menschen mit Prädiabetes anschlagen. Diese verfügen nämlich noch über ausreichend Betazellen, die man dazu bewegen kann, das Fortschreiten der Erkrankung zu verhindern. Zum Zeitpunkt der Diagnose ist die Betazellfunktion bei Diabetikern bereits auf 50 Prozent des normalen Wertes abgesunken.

Studien zu Sitagliptin zeigen, dass dieser DPP4-Inhibitor den HbA_{1c}-Wert bei Patienten mit hohen Ausgangswerten um fast drei Prozent senken kann. Das ist ein deutlich besseres Ergebnis als bei anderen verfügbaren Medikamenten. Auch Kombinationspräparate aus Sitagliptin und Metformin lassen eine ähnliche, wenn nicht noch stärkere Wirksamkeit erwarten. Wie alle Medikamente haben auch DPP4-Inhibitoren Nebenwirkungen: Wenn sie allein eingenommen werden, kann es zu einer laufenden oder verstopften Nase, Kopfschmerzen, Durchfall und Halsschmerzen kommen.

Wirkstoffe gegen Diabetes (Antidiabetika)

Sulfonylharnstoffe

- Erste Generation: Chlorpropamid, Tolazamid und Tolbutamid
- Zweite Generation: Glipizid (Glibenese®) und Glibenclamid
- Dritte Generation: Glimepirid

Glinide

Nateglinid (Starlix®) und Repaglinid (Novonorm®)

Biguanid

Metformin

Alpha-Glukosidasehemmer

Acarbose (Glucobay®), Miglitol (Diastabol®)

Thiazolidindione

Rosiglitazon (Avandia®), Pioglitazon (Actos®)

Insuline

Aspart (NovoRapid®), Lispro (Humalog®), Normalinsulin (Actrapid®, Berlinsulin® H Normal®, Huminsulin® Normal, Insuman® Rapid), Verzögerungsinsulin (Berlinsulin® H Basal, Huminsulin® Basal, Insulin Novo Semilente®, Insuman® Basal, Protaphan®), Glargin (Lantus®), Ultralente, Lente, Glulisin (Apidra®) und Kombinationen aus 10 bis 50 Prozent Normalinsulin sowie 50 bis 90 Prozent Verzögerungsinsulin

Kombinationspräparate
Rosiglitazon plus Glimepirid (Avaglim®) oder Rosiglitazon plus Metformin (Avandamet®)

Inkretinmimetika
Exenatid (Byetta®)

DPP4-Inhibitoren
Sitagliptin (Januvia®), Vildagliptin (Galvus®)

Sulfonylharnstoffe

Verständlicherweise halten wir wenig von der Stimulierung der Betazellen durch Sulfonylharnstoffe in der Diabetestherapie. Diese Wirkstoffe werden in Europa seit 1948 verwendet, um die Insulinausschüttung anzuregen. Wie bereits erwähnt kommt Hyperinsulinämie (zu viel Insulin im Blut) im Frühstadium von Typ-2-Diabetes häufig vor. Wir glauben, dass die Einnahme von Sulfonylharnstoffen, welche die Betazellen unabhängig von der tatsächlichen Blutzuckermenge zur Insulinausschüttung veranlassen, möglicherweise sogar deren Ermüdung Vorschub leisten, also die Entwicklung der Krankheit beschleunigen. Dieser Verdacht beschäftigt Diabetesexperten schon seit Jahren, aber bis zur Zulassung der Inkretinmimetika und DPP4-Inhibitoren, gab es keine anderen Wirkstoffe, die sich an die Betazellen richteten. Wie geschildert lösen Sulfonylharnstoffe häufig eine Unterzuckerung aus, besonders wenn langfristig wirkende Stoffe der ersten Generation eingesetzt werden. Substanzen der zweiten und dritten Generation (weniger lang wirksam) rufen seltener einen Unterzucker hervor. Es gibt auch Studien, die darauf hindeuten, dass bestimmte Sulfonylharnstoffe, darunter Glyburid und Tolbutamid, das Herzrisiko erhöhen.

Risiko unbemerkte Unterzuckerung

Niedriger Blutzucker lässt sich leicht beheben, indem man Kohlenhydrate zu sich nimmt. Eine lebensgefährliche Komplikation bei langjährigem Diabetes ist jedoch die unbemerkte Unterzuckerung (Hypoglykämie). Hierbei sind Patienten nicht mehr in der Lage, typische Symptome eines niedrigen Blutzuckers wie Übelkeit, Zittern, Schwindel, Benommenheit, Angst und Herzrasen zu spüren. Damit sind sie häufiger anhaltend niedrigen Blutzuckerwerten ausgesetzt, die bis hin zu Bewusstlosigkeit, Schlaganfall und Tod führen können. Veraltete Wirkstoffe wie Sulfonylharnstoffe, die blutzuckerunabhängig die Insulinausschüttung anregen, erhöhen dieses Risiko.

Glinide

In dieser Klasse gibt es nur zwei verfügbare Wirkstoffe, **Nateglinid** und **Repaglinid**, die beide unabhängig vom Blutzuckerwert die Betazellen so stimulieren, dass das Insulin stark ansteigt. Die Aktivität der Glinide erreicht nach einer Stunde ihren Höhepunkt und hält nur drei Stunden an. Deshalb nimmt man sie am besten kurz vor einer Mahlzeit, damit sie dem ansteigenden Zuckerspiegel nach dem Essen entgegenwirken können. Allerdings haben Glinide den Nachteil, dass man sie vor jeder Mahlzeit einnehmen muss. Mögliche Nebenwirkungen sind ein niedriger Blutzuckerspiegel, Übelkeit, Erbrechen, Durchfall, Muskel-, Gelenk- und Kopfschmerzen, grippeähnliche Symptome und Rückenschmerzen.

Biguanid

Das einzige Medikament aus dieser Gruppe und zugleich der am häufigsten verordnete Wirkstoff gegen Diabetes ist **Metformin.** Eine der wichtigsten Eigenschaften von Metformin ist seine Fähigkeit, die Insulinempfindlichkeit im Körper zu verbessern. Außerdem hemmt es die übermäßige Glukoseausschüttung durch die Leber, unterstützt das Abnehmen, verbessert die Endothelfunktion und hat einen günstigen Einfluss auf die Cholesterin- und Triglyzeridwerte. Unter Alleinmedikation kommt es gelegentlich zur Hypoglykämie (abnorm niedriger Blutzuckerspiegel). Metformin wird in der Regel nach dem Essen eingenommen und häufig mit einem Wirkstoff aus der

Klasse der Thiazolidindione kombiniert, die ebenfalls die Insulinempfindlichkeit erhöhen.

Zu den unerwünschten Arzneimittelwirkungen zählen Durchfall, Verstopfung, Aufstoßen und Sodbrennen. Bei obstruktiver Herzerkrankung, Nieren- oder Lebererkrankungen oder bei übermäßigem Alkoholgenuss sollte man Metformin nicht einnehmen. Bei Behandlung mit Metformin sollte man mindestens einmal im Jahr die Nierenfunktion überprüfen und regelmäßig die Blutwerte für Vitamin B_{12} und Folsäure bestimmen lassen, weil Metformingebrauch gelegentlich mit einem Mangel an diesen unverzichtbaren Vitaminen einhergeht.

In sehr seltenen Fällen kommt es bei einer Behandlung zu einer sogenannten Laktatazidose, die sich durch ungewöhnliche Müdigkeit oder starke Benommenheit, Muskelschmerzen, Atemschwierigkeiten, unregelmäßigen oder sehr langsamen Puls und kalte Haut bemerkbar macht. Gefährdet sind insbesondere über 80-Jährige, die ihre Nieren- und Leberfunktion nicht untersuchen lassen, Menschen mit Leber- oder Nierenerkrankungen, einer schweren Infektion, Kreislaufstörungen oder Dehydrierung. Weiterer Risikofaktor ist neben übermäßigem Alkoholgenuss die Injektion eines jodhaltigen Kontrastmittels für eine Röntgenuntersuchung oder andere bildgebende Verfahren.

Alpha-Glukosidasehemmer

Die Wirkstoffe dieser Klasse hemmen die Kohlenhydratverdauung, was wiederum den postprandialen (nach dem Essen) Blutzuckerspiegel senkt. Der Einsatz dieser Mittel kann manche Menschen beim Abnehmen unterstützen. Man kann sie mit Sulfonylharnstoffen, Metformin und/oder Insulin kombinieren. Allerdings kann es zu beträchtlichen Nebenwirkungen kommen: Bis zu 77 Prozent der Patienten leiden unter Blähungen, ein Drittel klagt über Durchfall, und bei bis zu 21 Prozent kommt es zu Magenschmerzen.

Alpha-Glukosidasehemmer haben sich in Bezug auf die Senkung des HbA_{1c}-Werts als wenig effektiv erwiesen. Patienten mit eingeschränkter Nierenfunktion oder Darmstörungen sollten diese Medikamente nicht mehr verwenden. Dasselbe gilt für stillende Mütter.

Thiazolidindione

Wirkstoffe dieser Klasse zielen auf eine Verbesserung der Insulinempfindlichkeit und eine Senkung der Leberglukosewerte ab. Es gibt auch Belege für eine Verbesserung der Cholesterinwerte und eine günstigere Umverteilung des Körperfetts vom Bauch auf die Peripherie. Typische Nebenwirkungen von Thiazolidindionen (TZDs) sind Wassereinlagerungen und toxische Leberschäden. Letztere Gefahr erfordert eine regelmäßige Überwachung der Leberfunktion.

2007 wurde mehrfach eindringlich vor Thiazolidindionen

gewarnt. Im Februar 2007 meldete der Hersteller von Avandia® **(Rosiglitazon)**, dass in einer Studie an über 4300 Patienten mit Typ-2-Diabetes bei den Frauen, die Rosiglitazon einnahmen, signifikant mehr Fuß-, Hand- oder Oberarmfrakturen zu verzeichnen waren als bei denen, die Metformin oder Gyburid erhielten.

Am 21. Mai 2007 informierte das amerikanische Gesundheitsministerium in einer Pressemitteilung darüber, dass Rosiglitazon mit einem erhöhten Herzinfarkt und Herzerkrankungsrisiko in Verbindung gebracht wird. Der entsprechende Artikel im *New England Journal of Medicine* berichtete, dass das Risiko für Herzversagen bei 43 Prozent läge und für einen Tod an einer Herz-Kreislauf-Erkrankung bei 64 Prozent.

Insulin

Für Typ-1-Diabetiker ist Insulin lebenswichtig und muss täglich injiziert werden. Bei der Behandlung von Typ-2-Diabetikern ist unser Ziel jedoch die Nutzung einer umfassenden Therapie zur Erhaltung der Betazellfunktion und Insulinempfindlichkeit, wie wir sie in diesem Buch erklärt haben, um den Krankheitsverlauf umzukehren.

Gegenwärtig verwenden 27 Prozent der Typ-2-Diabetiker Insulin, aber weniger als die Hälfte davon kann damit den HbA_{1c}-Wert unter sieben Prozent drücken.

Bei einer akuten Erkrankung, Operation oder Schwangerschaft jedoch kann Insulin vorübergehend nützlich sein.

Die Art und Dosierung des benötigten Insulins hängt von

der körperlichen Verfassung und Lebensweise ab (Ernährungs- und Bewegungsmuster) und sollte mit dem Arzt geklärt werden. Derzeit lassen sich die Insulinprodukte für Diabetiker wie folgt unterteilen:

- Kurzwirksame Insuline:
  Schnell wirkende Insulinanaloga: Die Wirkung setzt innerhalb von 5 bis 20 Minuten ein und ist nach drei bis fünf Stunden vorüber.
  Normalinsulin (auch: Altinsulin, Humaninsulin): Die Wirkung setzt nach etwa 30 Minuten ein und hält fünf bis acht Stunden an.
- Verzögerungsinsuline: Wirkbeginn nach 1 bis 6 Stunden. Die Wirkung hält 8 bis 30 Stunden an. Verzögerungsinsuline werden nochmals wie folgt unterteilt:
  Intermediärinsuline (NPH-Insuline): Wirkdauer 12 bis 18 Stunden
  Langzeitinsuline: Wirkdauer 12 bis 36 Stunden
  Lang wirkende Insulinanaloga: Wirkbeginn nach 4 bis 6 Stunden, Wirkdauer 16 bis 30 Stunden
- Mischinsuline: Mischungen, meist von Normal- und Intermediärinsulinen: Die Wirkung setzt in der Regel nach 30 Minuten ein und hält 16 bis 24 Stunden an.

Neben diesen länger bekannten Insulinen gibt es auch neue inhalierbare Insuline, meist in Form von Pulver, das über die Lunge eingeatmet wird. Dies ermöglicht eine rasche und einfache Aufnahme. Allerdings ist inhalierbares Insulin nicht für jeden Diabetiker geeignet und teilweise nur ergänzend zum injizierten Insulin einzusetzen. Wegen offener Fragen zu möglichen Lungenschäden bei Langzeitanwendung, der unsicheren Resorption über die Lunge, aber auch aufgrund der hohen Kosten wurde das populärste Präparat im Oktober 2007 aus wirtschaftlichen Gründen vom Hersteller wieder vom Markt genommen. Andere Hersteller stellten die Entwicklung neuer Präparate ein. Zwar sind Inhalativinsuline nicht komplett aus Markt und Entwicklung ausgeschlossen, konnten sich aber bislang nicht durchsetzen.

Kombinationsmittel für Diabetiker

Viele Diabetiker brauchen mehr als ein Antidiabetikum oder nehmen eines der neueren Kombinationsmittel. Dabei werden z. B. Sulfonylharnstoffe mit Metformin oder Thiazolidindionen kombiniert, um Blutzuckerregulierung, Insulinempfindlichkeit und Betazellfunktion zu verbessern.

Es sind verschiedene Kombinationen von Markenpräparaten für Typ-2-Diabetiker auf dem Markt. Dabei handelt es sich allerdings vielfach um einen Versuch der Pharmaindustrie, mehr Profit aus lang erprobten Wirkstoffen zu ziehen, deren Patent abzulaufen droht.

Hormonersatztherapie

Die Hormonersatztherapie kann bei Männern und Frauen im fortgeschrittenen Alter Wechseljahressymptome und -risiken wirksam mindern. Allerdings wurde die früher sehr verbreitete Östrogen-/Progesterontherapie bei Frauen vor einigen Jahren auf besondere Indikationen eingeschränkt, nachdem Studien ergaben, dass sich hierdurch das Brustkrebs-, Thrombose- und Herzinfarktrisiko deutlich erhöht.

Grundsätzlich ist die Gabe von Hormonen (Östrogen, Progesteron bzw. Testosteron) bei beiden Geschlechtern entsprechend den individuellen Vor- und Nachteilen sorgfältig abzuwägen. Bei Männer gehört eine umfassende Überprüfung des Risikos für Prostatakrebs dazu, bei Frauen eine detaillierte Nutzen-Risiko-Analyse mit besonderem Augenmerk auf (mögliche) hormonabhängige Krebserkrankungen von Brust und Gebärmutter. Man sollte unbedingt mit einem in der Hormonersatztherapie erfahrenen Arzt zusammenarbeiten, um eine maximale Wirkung bei minimalem Risiko zu erzielen.

Testosteron beim Mann

Alle Männer sollten sich ab einem gewissen Alter die Zeit nehmen, ihr freies Testosteron, Gesamttestosteron, Estradiol (eine Östrogenvariante) und Dihydrotestosteron (DHT, ein Testosteronabkömmling) bestimmen zu lassen. Ein niedriger Testosteronspiegel geht nämlich häufig mit metabolischem Syndrom und Typ-2-Diabetes einher. Bis zu einem Drittel aller Typ-2-

Niedriger Testosteronspiegel bei Diabetikern

In der Novemberausgabe 2004 des *Journal of Clinical Endocrinology and Metabolism* wurde eine Studie veröffentlicht, der zufolge einer von drei Männern mit Diabetes einen niedrigen Testosteronspiegel aufweist. Forscher der Universität Buffalo und von Kaleida Health in Buffalo, im US-Bundesstaat New York, bestimmten bei 103 männlichen Typ-2-Diabetikern das Serumtestosteron und andere verwandte Hormone. Bei keinem der Männer war bisher ein niedriger Testosteronspiegel nachgewiesen worden. Dabei kam heraus, dass 33 Prozent der Teilnehmer einen niedrigen Hormonspiegel aufwiesen. Mit einem niedrigen Hormonspiegel gehen verschiedene Gesundheitsbeeinträchtigungen wie erektile Dysfunktion, Verlust an Muskelspannung, zunehmendes Bauchfett, geringe Knochendichte, Stimmungstiefs und abnehmende kognitive Leistung einher. Aufgrund der Zusammenhänge zwischen Testosteronmangel, Stammfettsucht und Insulinresistenz empfehlen wir Männern mit Diabetes oder Prädiabetes eine Überprüfung ihres Hormonspiegels.

Diabetiker haben wenig Testosteron im Blut. Das bedeutet oft auch einen Verlust an Knochenmasse und Muskelspannung, mehr Bauchfett, Stimmungs- und Wahrnehmungsveränderungen, aber auch einen nachlassenden Sexualtrieb und erektile Dysfunktion.

Bei vielen älteren Männern, denen es an Testosteron mangelt, kann eine optimale Ersatztherapie einen großen Unterschied bewirken. Studien zufolge verbessern sich dadurch die Risikofaktoren für Herz-Kreislauf-Erkrankungen und Diabetes, darunter Blutzucker, Cholesterin, Blutdruck, Insulinresistenz, Insulinempfindlichkeit und der HbA_{1c}-Wert. Hormonersatz kann auch eine erektile Dysfunktion beheben. Verschiedene Versuchsreihen belegen, dass das Hormon Testosteron die Erektionsfähigkeit und die Fähigkeit, auf eine Behandlung mit Sildenafil (Viagra®) zu reagieren, wiederherstellen kann.

Frauen: natürliches statt synthetisches Progesteron

Für Frauen während oder nach der Menopause ist die Hormonersatztherapie umstritten. 2003 wurden Ergebnisse der WHI-Studie (Women's Health Initiative) veröffentlicht, bei der konjugierte Pferdeöstrogene und synthetische Progesterone (Progestine) verwendet wurden. Diese Studie kam zu unterschiedlichen Ergebnissen und hat viele Fragen aufgeworfen. U. a. fand man Hinweise auf ein erhöhtes Brustkrebs- und Herzrisiko, andererseits aber auch ein sinkendes Risiko für Hüftfrakturen und Darmkrebs. Eine der Ursachen für die Ergebnisse der WHI-Studie ist der Einsatz von synthetischen anstelle natürlicher Progesterone. Alles deutet darauf hin, dass synthetische Varianten wie Medroxyprogesteron-Azetat (MPA) natürlichem Progesteron unterlegen sind.

In der Europäischen Langzeitstudie E3N-EPIC *(National Education System-European Prospective Investigation into Cancer & Nutrition)* wurde das Brustkrebsrisiko im Zusammenhang mit einer Hormonersatztherapie an 54548 Frauen nach der Menopause, die noch nie Hormonersatz erhalten hatten, ermittelt. Bei einer Hormonersatztherapie mit synthetischem Progesteron lag das Brustkrebsrisiko gegenüber der Gruppe, die natürliches Progesteron erhielt, um 40 Prozent höher.

In Bezug auf den Stoffwechsel deuten Studien darauf hin, dass synthetische Progesterone bei Frauen die Insulinempfindlichkeit verschlechtern könnten. Es gibt auch Belege, dass Frauen im gebärfähigen Alter, deren Verhütungsmittel synthetisches Progesteron enthalten, möglicherweise häufiger an Schwangerschaftsdiabetes erkranken. Eine neuere Studie ergab, dass dieses Risiko bei Frauen, die mehr Progestin (synthetische Progesterone) einnahmen, höher lag als bei solchen, die eine niedrigere Dosis einnahmen.

Mittel gegen Glykierung (Verzuckerung)

Da die Glykierung in diesem Buch eine große Rolle spielt, werfen wir einen kurzen Blick auf verschiedene Medikamente, die diesem Prozess direkt entgegenwirken. Einer dieser Wirkstoffe ist **Aminoguanidin.** Diese Substanz verhindert im Experiment

Schäden durch Glykierung bei diabetischer Erkrankung von Nieren (Nephropathie), Netzhaut (Retinopathie) und Blutgefäßen (Angiopathie). Allerdings hat die Substanz Nebenwirkungen. So hemmt sie die Synthese eines wichtigen Moleküls zur Gefäßerweiterung, des Stickstoffmonooxids, sodass die Einnahme mit Risiken für Herz und Kreislauf verbunden ist.

Auch die bekannte **Azetylsalizylsäure** (Aspirin®) hilft gegen die Glykierung. Aspirin hemmt die Ausbildung der diabetischen Retinopathie und laut einer neueren Studie auch die Bildung von Pentosidin, einem Glykierungsendprodukt. Zu den weiteren Stoffen dieser Gruppe zählen z. B. Angiotensin-converting-Enzyme-Inhibitoren (**ACE-Hemmer**), die v. a. als Blutdrucksenker (siehe Seite 280 ff.) angewandt werden.

In Versuchsmodellen haben zwei Substanzen vielversprechende Wirkungen gegen Glykierung erzielt: **Pyridoxamin,** dessen Antiglykierungseffekt im Versuch einen großen Einfluss auf die diabetische Nierenerkrankung hatte, und **ALT-946,** das der Glykierung noch stärker entgegenzuwirken scheint als Aminoguanidin, aber nur begrenzten Einfluss auf die Stickoxiderzeugung hat. Diese Substanzen könnten Ihnen in naher Zukunft begegnen.

Therapie von Herz-Kreislauf-Risikofaktoren

Obwohl Ernährungsumstellung, Nahrungsergänzungsmittel und Lebensweise wichtigen Einfluss auf die Gesundheit von Herz und Gefäßen haben, benötigen Patienten mit Prädiabetes und Diabetes häufig Arzneimittel, um Risikofaktoren wie hohen Blutdruck, hohen Cholesterinspiegel bzw. hohe Triglyzeridwerte einzudämmen.

Medikamentöse Blutdrucksenkung

Spielt es für Typ-2-Diabetiker mit hohem Blutdruck (wir halten einen Blutdruck von unter 125/72 mm Hg für erstrebenswert) eine Rolle, welches Medikament sie einnehmen, um den Blutdruck zu senken und Herz-Kreislauf-Problemen vorzubeugen? Genau diese Frage führte zu **ALLHAT** *(Antihypertensive and Lipid-Lowering Treatment to prevent Heart Attack Trial)*, einer Studie, bei der blutdruck- und lipidsenkende Arzneimittel zur Herzinfarktprävention untersucht wurden. Zum damaligen Zeitpunkt (2002) war es die größte Studie zu Bluthochdruck, die es je gegeben hatte.

Die Fachleute überprüften drei unterschiedliche Medikationsklassen gegen Bluthochdruck: das thiazidhaltige Entwässerungsmittel **(Diuretikum) Chlorthalidon** (Hygroton®, Thalidon®), den **ACE-Hemmer Lisinopril** (Zestril®, Prinivil®) und den **Kalziumkanalblocker Amlodipin** (Norvasc®). Die Studie kam zu dem Schluss, dass das preisgünstige Diuretikum

Chlorthalidon den anderen Medikamenten zur Prävention von Herz-Kreislauf-Erkrankungen bei Patienten mit Prädiabetes und Diabetes überlegen war. 2007 wurde dieses Ergebnis bei einer Validierungsstudie zu ALLHAT erneut bestätigt. Im Vergleich zum ACE-Hemmer und zum Kalziumkanalblocker schützte das Diuretikum ebenso gut vor einem Herzinfarkt und verbesserte darüber hinaus die Überlebenschancen.

Die ALLHAT-Studie unterlag vom Aufbau her verschiedenen Einschränkungen. Frühere Untersuchungen hatten ergeben, dass ACE-Hemmer bei Diabetikern mit Nierenerkrankung das Fortschreiten der Nierenschäden verlangsamen. Weil bei ALLHAT keine Urinproben zur Messung der Mikroalbuminurie genommen wurden, war kein Vergleich der Schutzwirkung von ACE-Hemmern und Diuretika auf die Nieren möglich. Als Mikroalbuminurie bezeichnet man die Ausscheidung von geringen Mengen Albumin – ein Risikofaktor für Nieren-, Stoffwechsel- und Herz-Kreislauf-Erkrankungen. Außerdem wurde nicht berücksichtigt, dass ACE-Hemmer deshalb so interessant sind, weil sie auch vor Schäden durch Glykotoxine schützen.

Neben der ALLHAT-Studie haben andere Arbeiten gezeigt, dass unter dem ACE-Hemmer **Ramipril** im Vergleich zum Placebo die Zahl der Todesfälle um 24 Prozent zurückging. Es kam auch deutlich seltener zu Schlaganfall (33 Prozent), Herzinfarkt (22 Prozent), Tod durch Herz-Kreislauf-Erkrankung (37 Prozent) und Nierenerkrankung (24 Prozent). Diverse Studien weisen darauf hin, dass ACE-Hemmer zum Schutz vor diabetischen Folgeerkrankungen wie Arteriosklerose beitragen, indem sie verhindern, dass das empfindliche Endothel der Blutgefäße durch Glykotoxine geschädigt wird. In der **HOPE-Studie,** bei welcher der Nutzen von Präventionsmaßnahmen im Schutz vor Herzerkrankungen überprüft wurde, wiesen z. B. Patienten, die Ramipril einnahmen, signifikant niedrigere Glykotoxinwerte auf als Patienten der Placebogruppe. Bei einem Modellversuch zu Diabetes konnten zwei verschiedene ACE-Hemmer die Glykotoxinwerte erfolgreich senken. Andere Studien sind zu ähnlichen Ergebnissen gekommen.

Insgesamt sind ACE-Hemmer für Typ-2-Diabetiker eine sehr attraktive Behandlungsoption, weil sie gleichzeitig vor Schäden durch Glykotoxine bewahren, den Blutdruck senken und die Nieren schützen.

Eher mit Vorsicht ist hingegen die Klasse der **Betablocker** zu betrachten: Bei einer Untersuchung an über 143 000 Patienten ohne Diabetes zeigte sich, dass Patienten, die Betablocker erhielten, viel wahrscheinlicher an Diabetes erkranken als solche, die ACE-Hemmer oder die ebenfalls als Blutdrucksenker verbreiteten Angiotensin-Rezeptorblocker erhielten. Kalziumkanalblocker lagen dazwischen. Sie schützen zwar nicht so wirksam wie ACE-Hemmer oder Angiotensin-Rezeptorblocker, jedoch besser als Betablocker.

Behandlung hoher Cholesterinwerte

Diabetiker erleiden deutlich häufiger einen Herzinfarkt oder Schlaganfall als Menschen ohne Diabetes. Sie haben praktisch immer hohe Triglyzeridwerte, wenig erwünschtes HDL-Cholesterin und hohe unerwünschte LDL-Werte, mit der Neigung zur Bildung kleiner, dichter LDL-Partikel, welche die Arterien verstopfen.

Brauchen nun alle Patienten mit Insulinresistenz und Typ-2-Diabetes unabhängig von ihrem Cholesterinwert ein Statin zur Cholesterinsenkung, nur weil Insulinresistenz einen erheblichen Risikofaktor für Herz und Gefäße darstellt? Wer sich diese Frage stellt, sollte weiterlesen.

Statine werden zur Behandlung hoher Fettwerte am häufigsten verschrieben – insbesondere bei erhöhten LDL-Werten, deren Senkung das Hauptanliegen der Cholesterinbehandlung ist. Verschiedene großangelegte Studien zu Statinen, darunter drei große, ältere Untersuchungen und drei neuere, haben auch Diabetiker einbezogen. Leider lässt sich aus den Ergebnissen aufgrund von Mängeln im Design, offenen Fragen zur Statistik und der teilweise geringen Anzahl der Teilnehmer mit Diabetes keine klare Aussage darüber ableiten, ob Diabetiker von einer Behandlung mit Statinen überhaupt profitieren.

Das beste Argument für den Einsatz von Statinen zur Senkung des Herzrisikos bei Diabetes sind die Ergebnisse der placebokontrollierten Doppelblindstudie **CARDS** *(Collaborative Atorvastatin Diabetes Study)*, an der über 2800 Männer und Frauen teilnahmen. Bei täglicher Einnahme eines Statins sank die Anzahl ernsthafter Herz-Kreislauf-Ereignisse gegenüber der Placebogruppe um 37 Prozent. Besonders wichtig ist, dass dieser Vorteil für die Patienten unabhängig von ihren Ausgangswerten für LDL-Cholesterin und Triglyzeride zu Beginn der Studie beobachtet wurde.

Aus den Ergebnissen der CARDS-Studie schließen wir, dass Patienten mit Typ-2-Diabetes unbedingt mit ihrem Arzt abklären sollten, ob sie ihr Herzinfarktrisiko und andere größere Herz-Kreislauf-Risiken durch Einnahme eines niedrig dosierten Statins beeinflussen sollten. Wir meinen auch, dass bei Diabetikern wie Nichtdiabetikern die niedrigstmögliche Dosierung des Statins zur Erreichung der Zielwerte für das Cholesterin gewählt werden sollte.

Bei Einnahme eines Statins empfehlen wir ergänzend Q_{10} (siehe Seite 223 ff.). Statine verbrauchen Q_{10}, und die ergänzende Einnahme trägt in hohem Maße dazu bei, viele Nebenwirkungen dieser Mittel – wie Muskelschmerzen oder Gedächtnisprobleme – zu mindern oder ganz zu vermeiden.

Eine höchst gefährliche, aber seltene Nebenwirkung bei der Einnahme hoher Dosen starkwirksamer Statine ist eine bestimmte Form von Muskelzerfall, die sogenannte Rhabdomyolyse. Wenden Sie sich daher sofort an Ihren Arzt, wenn Sie Statine einnehmen und starke Muskelschmerzen bekommen oder eine Muskelschwäche bemerken.

Nikotinsäure (Niacin bzw. Vitamin B_3) ist frei verkäuflich als Nahrungsergänzungsmittel in drei Formen erhältlich: Nikotinsäure, Nikotinamid und Inositol-Hexaniacinat. Hoch dosiert (in der Regel **1,5 bis 3 Gramm pro Tag**) kann Nikotinsäure Triglyzeride senken und HDL-Cholesterin ansteigen lassen. Dann kann es jedoch u. a. zu Hautrötung und Lebervergiftung kommen. Wer mehr als zwei Gramm Niacin pro Tag oder mehr als 500 Milligramm gleichzeitig mit Statinen einnimmt, sollte vorsichtshalber in gewissen Abständen seine Leberfunktion

Empfohlene Cholesterinwerte und einige Behandlungsoptionen

LDL: < 100 mg/dl (wer vor kurzem einen Herzinfarkt oder akute Herzprobleme hatte, sollte weniger als 70 mg/dl anstreben.)
HDL: > 60 mg/dl für Männer wie Frauen
Triglyzeride: < 100 mg/dl

Behandlungsmöglichkeiten
Statine: Atorvastatin (Sortis®), Fluvastatin (Cranoc®, Locol®), Lovastatin (Mevinacor®), Pravastatin (Mevalotin®, Pravasin®), Rosuvastatin (Crestor®), Simvastatin (Denan®, Zocor®)
Fibrate: Bezabifrat (Befibrat®, Bezacur®, Bezabifrat®, Cedur®), Fenofibrat (Cil® 200 mg, Durafenat®, Fenofibrat®, Lipidil®, Normalip® pro), Gemfibrozil (Gevilan®)
Nikotinsäure: Vitamin B_3 oder Niacin

überprüfen lassen. Nikotinsäure kann auch die Blutzuckerregulierung negativ beeinflussen.

Nikotinamid hingegen trägt möglicherweise zur Blutzuckerregulierung bei und kann bei bestimmten stark gefährdeten Gruppen evtl. eine Diabeteserkrankung verhüten. Die Studien kommen bisher zu widersprüchlichen Ergebnissen. **Inositol-Hexaniacinat** führt seltener zur Hitzewallungen, kann die Lipide jedoch geringer beeinflussen als Nikotinsäure.

Fazit

Unser Ziel ist eine umfassende, nachweislich erfolgreiche Strategie gegen das metabolische Syndrom. Bei Menschen, die bereits Insulinresistenz oder Diabetes haben, wollen wir den Krankheitsverlauf rückgängig machen. Medikamente können dieses Ziel unterstützen. Wir raten Ihnen dringend, mit Ihrem Arzt zu besprechen, welche Substanzen und Maßnahmen in Ihrem persönlichen Fall am sinnvollsten sind. Wir glauben, dass manche neuen Medikamente wie die DPP-4-Hemmer und Inkretinmimetika zusammen mit dem bekannten Wirkstoff Metformin interessante Eigenschaften und Wirkungen besitzen und deshalb sinnvolle Optionen sind. Die beste Lösung jedoch bleibt die Prävention.

Patientengeschichten

Larry

Larry ist 61 Jahre alt. Er ist Arzt, lebt in Dallas in Texas und berät den ganzen Tag Patienten mit Fragen zum optimalen Umgang mit der eigenen Gesundheit oder der ihrer Angehörigen. Er kennt sich gut aus und hat Zugang zu den aktuellsten Nahrungsergänzungsmitteln, verschreibungspflichtigen Medikamenten und derzeit zugänglichen Wellnessangeboten.

Im Juni 2005 stellte Larry fest, dass er selbst an Typ-2-Diabetes erkrankt war. Zu diesem Zeitpunkt wusste er bereits, wie gefährlich Verzuckerung und Glykotoxine sind, und stellte daher unverzüglich seine Ernährung um, um entsprechenden Folgeschäden vorzubeugen. Er und seine Frau beschlossen, ihre Ernährungsweise komplett zu verändern. Statt Gegrilltem und Gebratenen gab es Gedünstetes und Geschmortes. Zugleich schränkten die beiden den Verzehr von eiweiß- und fettreichen Speisen ein. »Das Kochen übernimmt meist Gloria«, sagt Larry. »Deshalb war es für sie einfach logisch, auch die eigene Ernährung anzupassen. Auch ihr tut das sehr gut. Ich möchte nicht, dass sie je an Diabetes erkrankt.« Neben der Ernährungsumstellung nahm Larry den DPP-4-Inhibitor Sitagliptin ein.

Larrys Einsatz schien sich auszuzahlen: Seinen Blutzucker bekam er ausgezeichnet unter Kontrolle, was sich in einem beeindruckenden HbA_{1c}-Wert von 5,1 Prozent niederschlug. Dennoch blieben Serumcholesterin und Lipidprofil über dem wünschenswerten Bereich. Im April 2006 lag sein HDL-Cholesterin bei 47 mg/dl und der Grundwert für das Serumtriglyzerid bei 237 mg/dl. Auch wenn der HDL-Wert keinen Anlass zur Besorgnis gab (Männer sollten einen Wert über 40 mg/dl aufweisen), sollte diese erwünschte Cholesterinform möglichst hoch liegen. Larrys Triglyzeridwert lag deutlich über dem oberen Grenzwert für Gesunde (150 mg/dl), weshalb er sich am meisten sorgte.

Larry musste sich entscheiden: Täglich ein Statin einnehmen oder ein natürliches Nahrungsergänzungsmittel ausprobieren. Er informierte sich, welches Mittel ihm helfen könnte, seine Werte zu verbessern und wählte hochwertige Omega-3-Fettsäuren in Form eines Produkts mit den günstigsten Fettsäuren aus Fischöl, Oliven und Sesam. Nachdem er dieses Präparat fünf Monate eingenommen hatte, waren seine Triglyzeride auf 128 mg/dl abgesunken und sein HDL-Wert auf 79 mg/dl angestiegen. Das bedeutete einen bemerkenswerten Rückgang von 46 Prozent bei den Triglyzeriden und eine Verbesserung beim HDL um 40 Prozent. Larry nimmt weiterhin das Fischölpräparat, hat seinen Blutzucker gut im Griff und kann beeindruckende HbA_{1c}-Werte vorweisen. Auch Gloria zeigt trotz familiärer Veranlagung zu Typ-2-Diabetes ebenfalls gesunde HbA_{1c}-Werte und einen Nüchternzucker im 80er-Bereich. Insbesondere die Ernährungsumstellung hat ihrer Ansicht nach »sehr viel dazu beigetragen«, dass bisher keinerlei Anzeichen für Diabetes bei ihr auftraten.

Melanie und Brad

Ehepaare haben meist vieles gemeinsam – Musikgeschmack, die Liebe zur Natur, Lieblingsspeisen oder dieselben Lieblingsfilme. Manche kämpfen sogar mit denselben Gesundheitsproblemen – wie Melanie und Brad: Sie leiden beide an Typ-2-Diabetes.

Beide sind Mitte 30 und arbeiten Vollzeit. Melanie arbeitet als PR-Managerin und Brad unterrichtet Mathematik an einem College. Bei ihm wurde Ende 2005 Typ-2-Diabetes festgestellt, nachdem er sich im Rahmen einer Pflichtuntersuchung seines Colleges einem Nüchternzuckertest unterzogen hatte. Brad hatte zwar mäßiges Übergewicht, doch in seiner Familie gab es bisher keinen Fall von Diabetes. Allerdings war er adoptiert, sodass er seine biologischen Eltern nicht kannte. Da sein Nüchternzuckerwert über 150 mg/dl lag und die Werte nach dem Essen in Richtung 300 mg/dl hochschnellten, verschrieb sein Arzt ihm sofort Metformin und Glyburid.

Einige Monate darauf ließ auch Melanie einen Nüchternzuckertest bei sich durchführen. Sie war ebenfalls etwas übergewichtig und wusste, dass sie ihren Blutzucker regelmäßig überprüfen lassen sollte, weil es in ihrer Familie bereits Typ-2-Diabetiker gab. Allerdings hatte sie das Thema jahrelang ignoriert. Erst Brads Diagnose brachte sie dazu, einen Termin zu vereinbaren. Anfang 2006 teilte Melanies Arzt ihr mit, dass ihr Nüchternzucker 124 mg/dl betrug. Er verschrieb ihr das Antidiabetikum Metformin und vereinbarte für sie einen Termin bei einer Diabetesberaterin, die sie in der Blutzuckermessung unterwies und über die richtige Ernährung aufklärte. Melanie begann, sorgfältig täglich ihren Blutzucker zu messen.

Während der ersten Monate mit Metformin lag Melanies Blutzuckerspiegel nüchtern bei durchschnittlich 129 mg/dl, nach dem Essen bei 148 mg/dl. Angesichts ihrer Familiengeschichte hielt Melanie diesen Bereich für »nicht gut genug«. Sie fand, dass sie die Erkrankung gezielter behandeln müsse. Nach einem Gespräch mit dem Arzt nahm sie täglich ergänzend Zimtextrakt ein, der auf wasserlösliche Polyphenole standardisiert war. Nach nur drei Monaten mit Zimtextrakt verbesserte sich ihr Nüchternzuckerwert auf durchschnittlich 98 mg/dl und der postprandiale (nach dem Essen) Zuckerwert auf 118 mg/dl. Davon war sie so beeindruckt, dass sie ihre Ernährung zusätzlich um Chrom, Kaffeekirschenextrakt und Benfotiamin ergänzte. In den folgenden Monaten stabilisierte sich ihr Blutzuckerspiegel so weit, dass der Arzt ihr empfahl, Metformin abzusetzen. Melanie nimmt weiterhin ihre vier Nahrungsergänzungsmittel, benötigt aber keine sonstige Medikation mehr. Ihr Blutzucker ist nach wie vor im grünen Bereich, der Nüchternzucker bei 90 mg/dl und der postprandiale Zucker bei 114 mg/dl.

Brad beobachtete das »Herumexperimentieren« seiner Frau mit pflanzlichen Mittel anfangs voller Skepsis. Als sie damit jedoch gute Erfolge erzielte, beschloss er, auch seinen Arzt nach passenden Nahrungsergänzungsmitteln zu fragen. Trotz seiner Medikamente lag sein Blutzucker damals zwischen 200 und 260 mg/dl. Brad ergänzte seine Medikation um Kaffeekirschenextrakt, Chrom und wasserlöslichen Zimtextrakt. Innerhalb von drei Monaten sank auch sein Blutzuckerspiegel beträchtlich: Inzwischen liegt er dauerhaft unter 200 mg/dl, im Durchschnitt bei 160 mg/dl.

Frank

Frank, ein 57-jähriger Polizist, leitet seit seinem Ruhestand einen Sicherheitsdienst von zu Hause aus. Anfang 2006 fiel ihm auf, wie müde er war. Außerdem hatte er aus unerfindlichen Gründen ständig Durst. Immer wieder verschwamm ihm die Sicht, und seine Finger wurden häufig taub. Diese Kombination stimmte ihn besorgt, sodass er sich von seinem Hausarzt untersuchen ließ. Körperliche Untersuchung und Blutwerte ergaben die klare Diagnose Diabetes:

- Nüchternzucker: 185 mg/dl
- Blutdruck: 150/80 mm Hg
- Hämoglobin: HbA_{1c} 13,2 Prozent
- Gesamtcholesterin: 220 mg/dl
- HDL: 25 mg/dl
- Triglyzeride: 390 mg/dl

Zudem hatte Frank Übergewicht: Bei einer Größe von 1,77 Metern wog er 113 Kilogramm. Auch die familiäre Belastung war hoch: Bei seiner einzigen, älteren Schwester Margaret war mit 55 Jahren Diabetes diagnostiziert worden, und seine Mutter war mit 62 Jahren einem Herzinfarkt erlegen. »Ich weiß nicht, ob meine Mutter Diabetes hatte«, meint Frank, »aber sie hatte Übergewicht und hohen Blutdruck. Mein Vater starb mit 59 Jahren bei einem Verkehrsunfall. Ob er in irgendeiner Form krank war, weiß ich nicht – nur, dass auch er zu dick war.«

Franks Arzt verordnete ihm zunächst täglich 100 Milligramm Sitagliptin und zusätzlich 600 Milligramm Alpha-Liponsäure wegen seiner Neuropathie, der bekannten Herzerkrankung und des Diabetes seiner Angehörigen. Auch Franks Ernährung musste gründlich umgestellt werden. Deshalb verschrieb der Arzt eine ausführliche Diabetesschulung sowie eine gründliche Unterweisung in blutzuckerfreundlicher Ernährung. Franks Frau wurde gebeten, an den Terminen teilzunehmen, sich einzulesen und Fragen zu der neuen Ernährungsweise ihres Mannes zu stellen.

Um leichter abzunehmen, begann Frank mit einem intensiven Gehtraining. Den modifizierten Tabata-Ansatz (siehe Seite 178 ff.) zog er dabei zwar in Betracht, wollte in den ersten drei Monaten jedoch sehen, wie viel Gewicht er allein durch Ernährungsumstellung und Gehen abbauen konnte. Sein Bewegungsprogramm bestand aus zehn Minuten Dehnen und danach 15 Minuten flottem Gehen (das er im Verlauf von drei Monaten allmählich auf 40 Minuten erhöhte). Anschließend folgten wieder zehn Minuten Dehnen. Dieses Programm hielt Frank an vier Tagen pro Woche ein.

Nach drei Monaten lag Franks HbA_{1c}-Wert bei 7,9 Prozent.

Er hatte zehn Kilo abgenommen, und sein Nüchternzucker betrug durchschnittlich 125 mg/dl. Das war der Zeitpunkt, zu dem Frank an zwei Tagen in der Woche den modifizierten Tabata-Ansatz einzusetzen begann. Dazu nutzte er einen Fahrradergometer, der bei ihm im Keller stand. Zusätzlich nahm er ergänzend täglich 1000 Milligramm L-Carnitin zur weiteren Senkung des Blutzuckerspiegels und zum Schutz seines Herzens. Die blutzuckerfreundliche Ernährung fiel ihm zugegebenermaßen »etwas schwer, besonders weil ich Gebratenes wirklich liebe«, aber seine Frau hielt zu ihm. »Heute besteht meine Ernährung zu einem großen Teil aus gedünstetem Fisch, Suppen und Haferbrei.«

Neun Monate nach der Erstdiagnose Typ-2-Diabetes wiegt Frank nur noch 93 Kilogramm. Sein HbA_{1c}-Wert beträgt 6,2 Prozent und sein Blutzuckerspiegel durchschnittlich 115 mg/dl. Die Triglyzeride sind auf 150 mg/dl gefallen, der Gesamtcholesterinwert liegt um 198 mg/dl. »Ich habe immer noch ein gutes Stück Arbeit vor mir«, räumt Frank ein, »aber inzwischen bin ich davon überzeugt, dass ich selbst etwas bewirken kann.«

Anhang

Quellen

Einleitung

http://diabetes.org/diabetesnewsarticle.jsp?storyId=15351710&filename=20070623/ADA20070623118265856641EDIT.xml

Kapitel 1

Boyle, J.P. et al.: Projection of diabetes burden through 2050: Impact of changing demography and disease prevalence in the U.S. *Diabetes Care,* 2001, 24(11): 1936–1940.

Clarke, S.D.: Polyunsaturated fatty acid regulation of gene transcription: A mechanism to improve energy balance and insulin resistance. *British Journal of Nutrition,* 3/2000, 83 (Anhang 1): 59–66.

Esposito, K. et al.: Effect of a Mediterranean-style diet on endothelial dysfunction and markers of vascular inflammation in the metabolic syndrome: A randomized trial. *JAMA (Journal of the American Medical Association),* 22.9.2004, 292(12): 1440–1446.

Forbes, J.M. et al.: Below the radar: Advanced glycation end products that detour »around the side.« Is HbA_{1c} not an accurate predictor of long term progression and glycaemic control in diabetes? *Clinical Biochemistry Reviews*, 11/2006, 26(4): 123–134.

Goldberg, T. et al.: Advanced glycation end products in commonly consumed foods. *Journal of the American Dietetic Association*, 2004, 104(8): 1287–1291.

Gu, K. et al.: Mortality in adults with and without diabetes in a national cohort of the U.S. population. *Diabetes Care*, 1998, 21(7): 1138–1145.

Hauner, H.: Eröffnungsvortrag der 43. Jahrestagung der Deutschen Diabetes Gesellschaft in München, 30.4.2008. Zitiert nach: http://www.diabetes-news.de/news/nachrichten-2008/diabetes-vormarsch.htm

Inoguchi, T. et al.: High glucose level and free fatty acid stimulate reactive oxygen species production through protein kinase C-dependent activation of NAD(P)H oxidase in cultured vascular cells. *Diabetes*, 2000; 49(11): 1939–1945.

Kaufman, F.R.: Type 2 diabetes mellitus in children and youth: A new epidemic. *Journal of Paediatric Endocrinology & Metabolism*, 5/2002, 15 Anhang 2: 737–744.

Laight, D.W. et al.: Endothelial dysfunction accompanies a pro-oxidant, pro-diabetic challenge in the insulin resistant, obese sugar rat in vivo. *European Journal of Pharmacology*, 18.8.2000, 402(1–2): 95–99.

Li SY et al.: High-fat diet enhances visceral advanced glycation end products, nuclear O-Glc-Noc modification, p38 mitogen-activated protein kinase activation and apoptosis. *Diabetes, Obesity and Metabolism*, 2005; 7(4): 448–454.

Mills, R.: Will diabetes research lead to a cure for aging? http://www.delano.com/Articles/Aging-and-diabetes.html

Miyata, T. et al.: Angiotensin II receptor blockers and angiotensin converting enzyme inhibitors: Implication of radical scavenging and transition metal chelation in inhibition of advanced glycation end product formation. *Archives of Biochemistry and Biophysics,* 1.11.2003, 419(1): 50–54.

National Institutes of Diabetes and Digestive and Kidney Diseases: http://diabetes.niddk.nih.gov/dm/pubs/insulinresistance

Ohara, Y. et al.: Hypercholesterolemia increases endothelial superoxide anion production. *Journal of Clinical Investigation,* 1993, 91(6): 2546–51.

Paolisso, G., Giugliano D.: Oxidative stress and insulin action: Is there a relationship? *Diabetologia,* 1996, 39: 357–363.

Reaven, G.: Insulin resistant type 2 diabetes mellitus, and cardiovascular disease: The end of the beginning. *Circulation,* 15.11.2005, 112(20): 3030–3032.

Shigenaga, M.K. et al.: Oxidative damage and mitochondrial decay in aging. *Proceedings of the National Academy of Sciences USA,* 8.11.1994, 91(23): 10771–10778.

Sonoki, K. et al.: Decreased lipid peroxidation following periodontal therapy in type 2 diabetic patients. *Journal of Periodontology,* 2006, 77(11): 1907–1913.

Uribarri, J. et al.: Dietary-derived advanced glycation end products are major contributors to the body's AGE pool and induce inflammation in healthy subjects. *Annals of the New York Academy of Sciences,* 2005, 1043: 461–466.

Vaughan, N. et al.: A 5-year prospective study of diabetes and hearing loss in a veteran population. *Otology & Neurotology*, 2006, 27(1): 37–43.

Vlassara, H. et al.: Inflammatory mediators are induced by dietary glycotoxins, a major risk factor for diabetic angiopathy. *Proceedings of the National Academy of Sciences USA*, 26.11.2002, 99(24): 15596–15601.

Wiernsperger, N.F.: Oxidative stress as a therapeutic target in diabetes: Revisiting the controversy. *Diabetes & Metabolism*, 2003, 29: 579–585.

Zhang, J. et al.: Hostility and urine norepinephrine interact to predict insulin resistance: The VA Normative Aging Study. *Psychosomatic Medicine*, 2006, 68: 718–726.

Kapitel 2

American Heart Association: http://www.americanheart.org/presenter.jhtml?identifier=3039230

Audebert, H.J.: Predictors of progression in lacunar stroke. Abstracts of the International Stroke Conference. 2000, 32: 347 c.

Benecke, A., Vogel H.: Gesundheitsberichterstattung des Bundes – Übergewicht und Adipositas. Robert-Koch-Institut Berlin, 8/2003, 16.

Bjornholt, J.V. et al.: Fasting blood glucose: An underestimated risk factor for cardiovascular death. Results from a 22-year follow-up of healthy nondiabetic men. Diabetes Care, 1999, 22(1): 45–49.

Boney, C.M. et al.: Metabolic syndrome in childhood: association with birth weight, maternal obesity and gestational diabetes mellitus. Pediatrics, 2005, 115(3): 290–296.

Chen Jiunn-Rong: Dilatation of common carotid artery is strongly associated with cerebral ischemic stroke with or without presence of carotid atherosclerosis. Abstracts of the International Stroke Conference, 2000, 32: 365 d.

Chyi-Huey Bai et al.: Relations between coagulation profiles, lipid profiles, and other risk factors with risk of first-ever ischemic stroke: A novel case-control study. Abstracts of the International Stroke Conference, 2000; 32: 367 b, Poster Presentation. P 156.

De Ferranti, S.C. et al.: Inflammation and changes in metabolic syndrome abnormalities in U.S. adolescents: Findings from the 1988–1994 and 1999–2000 National Health and Nutrition Examination Surveys. Clinical Chemistry, 2006, 52: 1325–1330.

Isomaa, B. et al.: Cardiovascular morbidity and mortality associated with the metabolic syndrome. *Diabetes Care,* 2001, 24(4): 683–689.

Lakka, H.M. et al.: The metabolic syndrome and total and cardio-vascular disease mortality in middle-aged men. *JAMA* (*Journal of the American Medical Association*), 4.12.2002, 288(21): 2709–2716.

Malik, S. et al.: Impact of the metabolic syndrome on mortality from coronary heart disease, cardiovascular disease, and all causes in United States adults. *Circulation,* 7.9.2004, 110(10): 1245–1250.

Nakanishi, N. et al.: Components of the metabolic syndrome

as predictors of cardiovascular disease and type 2 diabetes in middle-aged Japanese men. *Diabetes Research and Clinical Practice,* 4/2004, 64(1): 59–70.

National Heart, Lung, and Blood Institute statistics: http://www.nhlbi.nih.gov/hbp/hbp/whathbp.htm.

Reaven, G.: The metabolic syndrome: Is this diagnosis necessary? *American Journal of Clinical Nutrition,* 2006, 83(6): 1237–1247.

Selvin, E. et al.: Glycaemic control and coronary heart disease risk in persons with and without diabetes: The atherosclerosis risk in communities study. *Archives of Internal Medicine,* 12.9.2005, 165(16): 1910–1916.

Statistisches Bundesamt: Immer mehr Übergewichtige. Mikrozensus-Zusatzbefragung 2005. Pressemitteilung Nr. 227, 6.6.2006.

Tapsell, L.C. et al.: Including walnuts in a low-fat/modified-fat diet improves HDL-cholesterol-to total cholesterol ratios in patients with type 2 diabetes. *Diabetes Care,* 2004, 27: 2777–2783.

Trouillas, P.: The »making« of parenchymal hematoma. An early coagulopathy and specific risk factors contribute to grave intracerebral bleeding after intravenous rtPA thrombolysis. Abstracts of the International Stroke Conference, 2000, 32: 345 a.

Wang, Y. et al.: Comparison of abdominal adiposity and overall obesity in predicting risk of type 2 diabetes among men. *American Journal of Clinical Nutrition,* 2005, 81(3): 555–563.

Weiss, R. et al.: Obesity and the metabolic syndrome in children and adolescents. *New England Journal of Medicine,* 2004, 350: 2362–2374.

Kapitel 3

American Association of Periodontology. Diabetes and periodontal diseases (position paper). *Journal of Periodontology,* 1999, 70: 935–949.

American Diabetes Association: Management of dyslipidemia in adults with diabetes. *Diabetes Care,* 2000, 23, (Anhang 1): 557–560.

Brownlee, M.: Glycation products and the pathogenesis of diabetic complications. *Diabetes Care,* 1992, 15: 1835–1843.

Brownlee, M.: Glycation and diabetic complications. *Diabetes,* 1994, 43: 836–841.

De Boer, I.H. et al.: Central obesity, incident microalbuminuria, and change in creatinine clearance in the epidemiology of diabetes interventions and complications study. *Journal of the American Society of Nephrology,* 6.12.2006.

Deutsche Diabetes-Union und Nationales Aktionsforum Diabetes mellitus (NAFDM). Deutscher Gesundheitsbericht Diabetes 2008, 11/ 2007.

Dhindsa, S. et al.: Frequent occurrence of hypogonadotropic hypogonadism in type 2 diabetes. *Journal of Clinical Endocrinology & Metabolism,* 11/2004, 89(11): 5462–5468.

Dugy, J.J. et al.: Diabetic neuropathy: An intensive review. *American Journal of Health-System Pharmacy,* 15.1.2004, 61(2): 160–173.

Galili, D. et al.: Oral and dental complications associated with diabetes and their treatment. *Compendium,* 1994, 15: 496–509.

Gami, A.S. et al.: Metabolic syndrome and risk of incident cardiovascular events and death: A systematic review and meta-analysis of longitudinal studies. *Journal of the American College of Cardiology,* 30.1.2007, 49(4): 403–414.

Geiss, L.S. et al.: Elevated blood pressure among U.S. adults with diabetes, 1988–1994. *American Journal of Preventive Medicine,* 2002, 22(1): 42–48.

Gotto, A.M.: Triglycerides: The forgotten risk factor. *Circulation,* 1998, 97(11): 1027–1028.

HU, F.B. et al.: Elevated risk of cardiovascular disease prior to clinical diagnosis of type 2 diabetes. *Diabetes Care,* 2002, 25: 1129–34. Quelle: www.medscape.com/viewarticle/439891.

Jeerakathil. T. et al.: Short-term risk for stroke is doubled in persons with newly treated type 2 diabetes compared with persons without diabetes. *Stroke,* 6/2007, 38: 1739–1743.

Lau, D.C.W. et al.: Adipokines: Molecular links between obesity and atherosclerosis. *American Journal of Physiology, Heart and Circulatory Physiology,* 2005, 288: H2031–H2041.

Locatelli, F. et al.: The importance of diabetic nephropathy in current nephrological practice. Nephrology Dialysis Transplantation, 9/2003, 18(9): 1716–25.

Malkin, C.J. et al.: Testosterone as a protective factor against atherosclerosis – immunomodulation and influence upon plaque development and stability. *Journal of Endocrinology,* 9/2003, 178(3): 373–80.

Mangrum, A., Bakris, G.L.: Predictors of renal and cardiovascular mortality in patients with non-insulin-dependent diabetes: A brief overview of microalbuminuria and insulin resistance. *Journal of Diabetes Complications,* 11–12/1997, 11(6): 352–57.

Muis, M.J. et al.: High cumulative insulin exposure: A risk factor of atherosclerosis in type 1 diabetes? *Atherosclerosis,* 7/2005, 181(1): 185–92.

Musicki, B. et al.: Inactivation of phosphorylated endothelial nitric oxide synthase (Ser-1177) by O-GlcNAc in diabetes-associated erectile dysfunction. *Proceedings of the National Academy of Sciences USA,* 16.8.2005, 102(33): 11870–11875.

Selvin, E. et al.: Prevalence and risk factors for erectile dysfunction in the US. *American Journal of Medicine,* 2007, 120(2): 151–157.

Sharrett, A.R. et al.: Associations of lipoprotein cholesterols, apolipoproteins A-I and B, and triglycerides with carotid atherosclerosis and coronary heart disease. The Atherosclerosis Risk in Communities (ARIC) Study. *Arteriosclerosis & Thrombosis,* 1994, 14(7): 1090–1104.

Stochmal, E. et al.: Association of coronary atherosclerosis with insulin resistance in patients with impaired glucose tolerance. *Acta Cardiologica,* 6/2005, 60(3): 325–31.

Uribarri, J. et al.: Restriction of dietary glycotoxins reduces excessive age glycated end products in renal failure patients. *Journal of the American Society of Nephrology,* 2003, 14: 728–731.

Van Gaal, L.F. et al.: Mechanisms linking obesity with cardiovascular disease. *Nature,* 14. 12.2006, 444(7121): 875–880.

Verma, S.: C-reactive protein incites atherosclerosis. *Canadian Journal of Cardiology,* 8/2004, 20, Anhang B: 29B–31B.

Xie, L.Q., Wang, X.: C-reactive protein and atherosclerosis. *Sheng Li Ke Xue Jin Zhan,* 4/2004, 35(2): 113–118.

Zheng, H. et al.: Lack of central nitric oxide triggers erectile dysfunction in diabetes. *American Journal of Physiology – Regulatory, Integrative and Comparative Physiology,* 3/2007, 292(3): R1158–R1164.

Kapitel 4

Diabetes Prevention Program Research Group: Reduction in the incidence of type 2 diabetes with lifestyle intervention or metformin. *New England Journal of Medicine,* 7.2.2002, 346(6): 393–403.

Gotto, A.M. Jr.: Triglyceride: The forgotten risk factor. *Circulation,* 1998, 97(11): 1027–1028.

Gotto, A.M. Jr.: Triglyceride as a risk factor for coronary artery disease. *American Journal of Cardiology,* 5.11.1998, 82(9A): 22Q–25Q.

Kapoor, S. et al.: Testosterone replacement therapy improves insulin resistance, glycaemic control, visceral adiposity and hypercholesterolaemia in hypogonadal men with type 2 diabetes. *European Journal of Endocrinology,* 6/2006, 154(6): 899–906.

Mc Laughlin, T. et al.: Use of metabolic markers to identify overweight individuals who are insulin resistant. *Annals of Internal Medicine,* 18.11.2003, 139(10): 802–809.

Marin et al.: The effects of testosterone treatment on body composition and metabolism in middle-aged obese men. *International Journal of Obesity and Related Metabolic Disorders,* 1992, 16(12): 991–997.

Nissen, S.E. et al.: Statin therapy, LDL cholesterol, C-reactive protein, and coronary artery disease. *New England Journal of Medicine,* 6.1.2005, 352(1): 29–38.

Ridker, P.M. et al.: C-reactive protein levels and outcomes after statin therapy. *New England Journal of Medicine,* 6.1.2005, 352(1): 20–28.

Robert Koch-Institut in Zusammenarbeit mit dem Statistischen Bundesamt: Gesundheit in Deutschland. Bundesgesundheitssurvey 1998. Robert Koch-Institut 2006.

Kapitel 5

Alfenas, R.C., Mattes, R.D.: Influence of glycaemic index/load on glycaemic response, appetite, and food intake in healthy humans. *Diabetes Care,* 9/2005, 28(9): 2123–2139.

Bergner, P.: The healing power of minerals, special nutrients and trace elements. *Rocklin CA,* Prima Publishing, 1997, 312.

Connor, S.L., Connor, W.E.: Are fish oils beneficial in the prevention and treatment of coronary artery disease? *American Journal of Clinical Nutrition,* 10/1997, 66(4, Anhang): 1020S–1031S.

Ello-Martin et al.: Dietary energy density in the treatment of obesity: A year-long trial comparing 2 weight-loss diets. *American Journal of Clinical Nutrition,* 6/2007, 85(6): 1465–1477.

Erkkila, A.T., Lichtenstein, A.H.: Fiber and cardiovascular

disease risk: How strong is the evidence? *Journal of Cardiovascular Nursery,* 1–2/2006, 21(1): 3–8.

Fatty fish consumption and ischemic heart disease mortality in older adults: The cardiovascular heart study. Presented at the American Heart Association's 41st annual conference on cardiovascular disease epidemiology and prevention. American Heart Association, 2001.

Finot, P.A., Magnenat, E.: Metabolic transit of early and advanced Maillard products. *Prog Food Nutr Sci,* 1981, 5(1–6): 193–207.

Foster-Powell, K. et al.: International table of glycaemic index and glycaemic load values. *American Journal of Clinical Nutrition,* 2002, 76: 5–56.

Goldberg, T. et al.: Advanced glycation end products in commonly consumed foods. *Journal of the American Dietetic Association,* 2004, 104(8): 1287–1291.

Harper, C.R., Jacobson, T.A.: The fats of life: The role of omega-3 fatty acids in the prevention of coronary heart disease. *Archives of Internal Medicine,* 2001, 161(18): 2185–2192.

Koschinsky, T. et al.: Orally absorbed reactive glycation products (glycotoxins): An environmental risk factor in diabetic nephropathy. *Proceedings of the National Academy of Science USA,* 10.6.1997, 94(12): 6474–6479.

Ledikwe et al.: Reductions in dietary energy density are associated with weight loss in overweight and obese participants in the PREMIER trial. *American Journal of Clinical Nutrition,* 5/2007, 85(5): 1212–1221.

Lovejoy et al.: Effects of diets enriched in saturated (palmitic), monounsaturated (oleic) or trans (elaidic) fatty acids on insulin sensitivity and substrate oxidation in healthy adults. *Diabetes Care,* 8/2002, 25(8): 1283–1288.

Mayer-Davis, E.J. et al.: Towards understanding of glycaemic index and glycaemic load in habitual diet: Associations with measures of glycaemia in the Insulin Resistance Atherosclerosis Study. *British Journal of Nutrition,* 2/2006, 95(2): 397–348.

O'Brien, J., Morrissey, P.A.: Nutritional and toxicological aspects of the Maillard browning reaction in foods. Critical Reviews in Food Science and Nutrition. 1989, 28(3): 211–48.

Rimm, E.B. et al.: Vegetable, fruit, and cerial fiber intake and risk of coronary heart disease among men. *Journal of the American Medical Association,* 14.2. 1996, 275(6): 447–51.

Salas-Salvado, J. et al.: Components of the Mediterranean-type food pattern and serum inflammatory markers among patients at high risk for cardiovascular disease. *European Journal of Clinical Nutrition,* 18.4.2007.

Schrader, Allolio, Stürmer, DIRECT-Studiengruppe et al.: Diabetische Retinopathie: DIRECT-Studie: DIabetic REtinopathy Candesartan Trials: Wirkung von Candesartan Cilexetil auf die diabetische Retinopathie. 9/2006, Universität Würzburg.

Stark, A.H., Madar, Z.: Olive oil as a functional food: Epidemiology and nutritional approaches. *Nutritional Reviews,* 6/2002, 60(6): 170–76.

Sugano, M.: Characteristics of fat in Japanese diets and current recommendations. Lipids, 3/1996, 31, Anhang: S283–S286.

Tapsell, L.C. et al.: Including walnutzs in a low-fat/modified-fat diet improves HDL cholesterol-to-total cholesterol ratios in patients with type 2 diabetes. *Diabetes Care,* 2004, 27: 2777–2783.

U.S. Senate, 1936: »Modern Muscle Men«, Proper Food Mineral Balances, Charles Northen, 74. Kongress, zweite Sitzung. Serial Set 10016.

Vlassara, H. et al.: Inflammatory mediators are induced by dietary glycotosins, a major risk factor for diabetic angiopathy. *Proceedings of the National Academy of Science USA,* 26.11.2002, 99(24): 15596–15601.

Williams, C.M.: Benefical nutritional properties of olive oil: Implications for postprancial lipoproteins and factor VII. *Nutrition, Metabolism & Cardiovascular Diseases,* 8/2001, 11(4 Anhang): 51–56.

Kapitel 6

Jiang, R. et al.: Nut and peanut butter consumption and risk of type 2 diabetes in women. *Journal of the American Medical Association,* 27.11.2002, 288: 2554–2560.

Tapsell, L.C. et al.: Including walnuts in a low-fat/modified-fat diet improves HDL cholestero-to-total cholesterol ratios in patients with type 2 diabetes. *Diabetes Care,* 12/2004, 7(12): 2777–2783.

Wissenschaftliches Institut der AOK (WidO): 30 000 Fußamputationen durch Diabetes. WidO, 2/2003, http://www.journalmed.de/newsview.php?id=1174

Kapitel 7

Cauza, E. et al.: The relative benefits of endurance and strength training on the metabolic factors and muscle function of people with type 2 diabetes mellitus. *Archives of Physical Medicine and Rehabilitation,* 8/2005, 86(8): 1527–1533.

Cauza, E. et al.: The metabolic effects of long term exercise in Type 2 diabetes patients. *Wiener Medizinische Wochenschrift,* 9/2006, 156(17–18): 515–519.

Eriksson, J. et al.: Resistance training in the treatment of non-insulin dependent diabetes mellitus. *International Journal of Sports Medicine,* 1997, 18: 242–246.

Faigenbaum, A.D. et al.: Acute effects of different warmup protocols on fitness performance in children. *Journal of Strength & Conditioning Research,* 5/2005, 19(2): 376–381.

Ishii, T. et al.: Resistance training improves insulin sensitivity in NIDDM subjects without altering maximal oxygen uptace. *Diabetes Care,* 1998, 21: 1353–55.

Hasslacher, C.: Prä-Diabetes – das unterschätzte kardio- und zerebrovaskuläre Risiko. Nach einem Vortrag auf dem Deutschen Diabetes Kongress, Bremen, 2003. www.diabetes-zentrum-heidelberg.de/download/SD022003Pradiab.pdf

Johannes-Gutenberg-Universität Mainz: 47. Frühjahrstagung der DGPT in Mainz, 1.4.2006. www.uni-protokolle.de/nachrichten/id/115579/

Little, T., Williams, A.G.: Effects of differential stretching protocols during warmups on high-speed motor capacities in professional soccer players. *Journal of Strength & Conditioning Research,* 2/2006, 20(1): 203–207.

Melov, S. et al.: Resistance exercise reverses aging in human skeletal muscle. 2007, PloS ONE 2(5): e465. doi:10.1371/journal.pone.0000465.

Puetz, T.W. et al.: Effects of chronic exercise on feelings of energy and fatigue: A quantitative synthesis. *Psychological Bulletin,* 11/2006, 132(6): 866–876.

Smith, T.C. et al.: Walking decreased risk of cardiovascular disease mortality in older adults with diabetes. *Journal of Clinical Epidemiology,* 3/2007, 60(3): 309–317.

Tabata, I. et al.: Effects of moderate-intensity endurance and high-intensity intermittent training on anaerobic capasity and VO2max. *Medicine & Science in Sports & Exercise,* 1996, 28(10): 1327–1330.

Kapitel 8

Abidoff, M.T.: Special clinical report on effects of glucose-6-phosphotase on human subjects. Russisches Gesundheitsministerium, Moskau, 1999, unveröffentlichte Studie.

Alhamdani, M.S. et al.: Decreased formation of advanced glycation end-products in peritoneal fluid by carnosine and related peptides. *Peritoneal Dialysis International,* 1–2/2007, 27(1): 86–89.

American Diabetes Association: 66th Scientific Sessions. 2006, Abstract 327 OR.

Anderson, R.A.: Chromium as an essential nutrient for humans. *Regulatory Toxicology and Pharmacology,* 8/1997, 26(1Pt 2): S35–S41.

Anderson, R.A. et al.: Isolation and characterization of polyphenol type-A polymers from cinnamon with insulin-like biological activity. *Journal of Agricultural and Food Chemistry,* 14.1.2004, 52(1): 65–70.

Appel, L.J.: Nonpharmacologic therapies that reduce blood pressure: A fresh perspective. *Clinical Cardiology,* 1999, 22 (Anhang III): III1–III5.

Attele, A.S. et al.: Antidiabetic effects of Panax ginseng berry extract and the identification of an effective component. *Diabetes,* 6/2002, 51(6): 1851–1858.

Aviram, M. et al.: Pomegranate juice consumption for 3 years by patients with carotid artery stenosis reduces common carotid intimamedia thickness, blood pressure and LDL oxidation. *Clinical Nutrition,* 6/2004, 23(3): 423–433.

Aviram, M., Dornfeld, L.: Pomegranate juice consumption inhibits serum angiotensin converting enzyme activity and reduces systolic blood pressure. *Atherosclerosis,* 9/2001, 158(1): 195–198.

Babu, P.V. et al.: Green tea attenuates diabetes induced Maillard-type fluorescence and collagen cross-linking in the heart of streptozotocin diabetic rats. *Pharmacological Research,* 5/2007, 55(5): 433–40.

Babu, P. et al.: Cinnamaldehyde – a potential antidiabetic agent. *Phytomedicine,* 1/2007, 14(1): 15–22.

Babu, P.V. et al.: Therapeutic effect of green tea extract on oxidative stress in aorta and heart of streptozotocin diabetic rats. *Chemico-Biological Interactions,* 25.8.2006, 162(2): 114–120.

Basu, R. et al.: Obesity and type 2 diabetes impair insulin-induced suppression of glycogenolysis as well as gluconeogenesis. *Diabetes,* 7/2005, 54(7): 1942–1948.

Belobrajdic, D.P. et al.: A high-whey-protein diet reduces body weight gain and alters insulin sensitivity relative to red meat in Wistar rats. *Journal of Nutrition,* 6/2004, 132(6): 1454–1458.

Best, L. et al.: Curcumin induces electrical activity in rat pancreatic beta-cells by activating the volume regulated anion channel. *Biochemical Pharmacology,* 2007, 73: 1768–1775.

Broadhurst, C.L., Domenico, P.: Clinical studies on chromium picolinate supplementation in diabetes mellitus – A review. *Diabetes Technology & Therapeutics,* 12/2006, 8(6): 677–687.

Boudou, P. et al.: Hyperglycaemia acutely decreases circulating dehydroepiandrosterone levels in healthy men. *Clinical Endocrinology* (Oxford), 1/2006, 64(1): 46–52.

Breithaupt-Grogler, K. et al.: Dose-proportionality of oral thioctic acid – coincidence of assessments via pooled plasma and individual data. *European Journal of Pharmaceutical Sciences,* 4/1999, 8(1): 57–65.

Brownson, C., Hipkiss, A.R.: Carnosine reacts with a glycated protein. *Free Radical Biology & Medicine,* 15.5.2000, 28(10): 1564–1570.

Cefalu, W.T., Hu, F.B.: Role of chromium in human health and in diabetes. *Diabetes Care,* 2004, 27: 2741–51.

Ceylan-Isik, A.F. et al.: High-dose bentotiamine rescues cardiomyocyte contractile dysfunction in streptozotocin-induced diabetes mellitus. *Journal of Applied Physiology,* 1/2006, 100(1): 150–156.

Cheng, J.T., Liu, I.M.: Stimulatory effect of caffeic acid on alpha1A-adrenoceptors to increase glucose uptake into cultured C2C12 cells. *Naunyn Schmiedeberg's Archives of Pharmacology,* 8/2000, 362(2): 122–127.

Cloarec, M. et al.: GliSODin, a vegetal sod with gliadin, as peventive agent vs. atherosclerosis, as confirmed with carotid ultrasound-B imaging. *Allergie et Immunologie* (Paris), 2/2007, 39(2): 45–50.

Connor, S.L., Connor, W.E.: Are fish oils beneficial in the prevention and treatment of coronary artery disease? *American Journal of Clinical Nutrition,* 1997, 66 (Anhang): 1020S–1031S.

Covington, M.B.: Omega-3 fatty acids. *American Family Physician,* 2004, 70: 133–140.

Crespy, V., Williamson, G.: A review of the health effects of green tea catechins in vivo animal models. *Journal of Nutrition,* 12/2004, 134(12 Anhang): 3431S–3440S.

Davini, P. et al.: Controlled study on L-carnitine therapeutic efficacy in post-infarction. *Drugs Under Experimental and Clinical Research* (Genf), 1992, 18(8): 355–365.

De Gaetano, A. et al.: Carnitine increases glucose disposal in humans. *Journal of the American College of Nutrition,* 1999, 18: 289–295.

Dewailly, E.: n-3 fatty acids and cardiovascular disease risk factors among the Inuit of Nunavik. *American Journal of Clinical Nutrition,* 10/2001, 74(4): 464–473.

Dewailly, E.: Fish consumption and blood lipids in three ethnic groups of Quebec (Canada). *Lipids,* 4/2003, 38(4): 359–365.

Dincer, Y. et al.: Effect of oxidative stress on glutathione pathway in red blood cells from patients with insulin-dependent diabetes mellitus. *Metabolism,* 10/2002; 51(10): 1360–1362.

Doggrell, S.A.: Alpha-lipoic acid, an anti-obesity agent? Expert Opinion on Investigational Drugs, 12/2004, 13(12): 1641–1643.

Dulloo, A.G. et al.: Efficacy of a green tea extract rich in catechin polyphenols and caffeine in increasing 24-h energy expenditure and fat oxidation in humans. *American College of Clinical Nutrition,* 1999, 70: 1040–1045.

Eibl, N.L. et al.: Hypomagnesimia in type II diabetes: Effect of a 3-month replacement therapy. *Diabetes Care,* 2/1995, 18(2): 188–192.

Esmaillzadeh, A. et al.: Cholesterol-lowering effect of concentrated pomegranate juice consumption in type II diabetic patients with hyperlipidemia. International *Journal for Vitamin and Nutrition Research,* 5/2006, 76(3): 147–151.

Frid, A.H. et al.: Effect of whey on blood glucose and insulin responses to composite breakfast and lunch meals in type 2 diabetic subjects. *American Journal of Clinical Nutrition,* 7/2005, 82(1): 69–75.

Friedberg, C.E. et al.: Fish oil and glycaemic control in diabetes: A meta-analysis. *Diabetes Care,* 1998, 21: 494–500.

Gross, C.J. et al.: Uptake of L-carnitine, D-carnitine and acetyl-L-carnitine by isolated guinea-pig enterocytes. *Biochimica et Biophysica Acta,* 1986, 886(3): 425–433.

Hagen, T.M. et al.: Feeding acetyl-L-carnitine and lipoic acid to old rats significantly improves metabolic function while decreasing oxidative stress. *Proceedings of the National Academy of Sciences USA,* 2002, 99(4): 1870–1875.

Halat, K.M., Dennehy, C.E.: Botanicals and dietary supplements in diabetic peripheral neuropathy. *Journal of the American Board of Family Practice,* 1–2/2003, 16(1): 47–57.

Hall WL et al. Casein and whey exert different effects on plasma amino acid profiles, gastrointestinal hormone secretion and appetite. *British Journal of Nutrition,* Februar 2003; 89(2):239–48.

Hama T. et al. Intestinal absorption of beta-alanine, anserine and carnosine in rats. *Journal of Nutrition*al Science and Vitaminology (Tokio), 1976; 22(2): 147–57.

Harper, C.R., Jacobson, T.A.: The fats of life: The role of omega-3 fatty acids in the prevention of coronary heart disease. *Archives of Internal Medicine,* 2001, 161(18): 2185–2192.

Harris, W.S.: Extending the cardiovascular benefits of omega-3 fatty acids. *Current Atherosclerosis Reports,* 9/2005, 7(5): 375–380.

Haupt, E. et al.: Benfotiamine in the treatment of diabetic polyneuropathy – a three-week randomized, controlled pilot study (BEDIP study). *International Journal of Clinical Pharmacology and Therapeutics,* 2/2005, 43(2): 71–77.

He K. et al.: Magnesium intake and incidence of metabolic syndrome among young adults. *Circulation,* 4/2006, 113: 1675–1682.

Hemmerle, H. et al.: Chlorogenic acid and synthetic chlorogenic acid derivates: Novel inhibitors of hepatic glucose-6-phosphate translocase. Journal of Medicinal Chemistry, 17.1.1997, 40(2): 137–45.

Hendler, S.S., Rorvik, D.R. (Hrsg.): PDR for Nutritional Supplements. Montvale: Medical Economics Co., Inc., 2001.

Hendry. J.: Chromium supplement controversy continues. *DOC News,* 1.6.2006, 3(6): 9.

Hipkiss, A.R.: Carnosine, a protective, anti-aging peptide? *International Journal of Biochemistry & Cell Biology,* 8/1998, 30(8): 863–868.

Hoskins, J.A.: The occurrence, metabolism and toxicity of cinnamic acid and related compounds. *Journal of Applied Toxicology,* 12/1984, 4(6): 283–292.

Hosoe, K. et al.: Study on safety and bioavailability of ubiquinol (Kaneka QH) after single and 4-week multiple oral administration to healthy volunteers. *Regulatory Toxicology and Pharmacology,* 17.8.2006.

Hu, F.B. et al.: Dietary intake of alpha-linolenic acid and risk of fatal ischemic heart disease among women. *American Journal of Clinical Nutrition,* 1999, 69: 890–897.

Hypponen, E. et al.: Intake of vitamin D and risk of type 1 diabetes: a birth-cohort study. *Lancet,* 3.11.2001, 358(9292): 1500–1503.

Imparl-Radosevich, J. et al.: Regulation of PTP-1 and insulin receptor kinase by fractions from cinnamon: Implications for cinnamon regulation of insulin signaling. *Hormone Research,* 9/1998, 50(3): 177–182.

Institute of Medicine: Dietary Reference Intakes for vitamin A, vitamin K, arsenic, boron, chromium, copper, iodine, iron, manganese, molybdenum, nickel, silicon, vanadium, and zinc. *National Academy Press* (Washington, DC), 2001.

Janssen, B. et al.: Carnosine as a protective factor in diabetic nephropathy: Association with a leucine repeat of the carnosinase gene CNDP1. *Diabetes,* 8/2005, 54(8): 2320–2327.

Johnston, K.L. et al.: Coffee acutely modifies gastrointestinal hormone secretion and glucose tolerance in humans: Glycaemic effects of chlorogenic acid and caffeine. *American Journal of Clinical Nutrition,* 10/2003, 78(4): 728–733.

Kapoor, D. et al.: Androgens, insulin resistance and vascular disease in men. *Clinical Endocrinology* (Oxford), 9/2005, 63(3): 239–250.

Kaneka Corp.: Ubiquinol has a higher bioavailability compared to ubiquinone. Unveröffentlichte Daten.

Kaneka Corp.: Plasma levels of CoQ_{10} for ubiquinol increase dose dependently. Unveröffentlichte Daten.

Khan, A. et al.: Cinnamon improves glucose and lipids of people with type 2 diabetes. *Diabetes Care,* 12/2003, 26(12): 3215–3218.

Kim, M.J. et al.: Inhibitory effects of epicatechin on interleukin-1-beta-induced inducible nitric oxide synthase expression in RINm5F cells and rat pancreatic isles by down regulation of NF-kappaB activation. *Biochemical Pharmacology,* 1.11.2004, 68(9): 1775–1785.

Kono, S. et al.: Green tea consumption and serum lipid profiles: A cross-sectional study in northern Kyushu, Jana. *Preventive Medicine,* 7/1992, 21(4): 526–531.

Kosluru, R.A., Kanwar, M.: Effects of curcumin on retinal oxidative stress and inflammation in diabetes. *Nutrition & Metabolism* (London), 4/2007, 16: 4–8.

Kris-Etherton, P. et al.: AHA Science Advisory: Lyon Diet Heart Study. Benefits of a Mediterranean style, National Cholesterol Education Program/American Heart Association Step I dietary pattern on cardiovascular disease. *Circulation,* 2001, 103: 1823.

Kumar, P.A. et al.: Modulation of alpha-crystallin chaperone activity in diabetic rat lens by curcumin. *Molecular Vision,* 26.7.2005, 11: 561–568.

Lansjoen, P.H., Lansjoen, A.M.: Overview of the use of CoQ10 in cardiovascular disease. *Biofactor,* 1999, 9(2–4): 273–284.

Lapenna, D. et al.: Dihydro-lipoic acid inhibits 15-lipoxygenase-dependent lipid peroxidation. *Free Radical Biology & Medicine,* 15.12.2003, 35(10): 1203–1209.

Lee, K.W., Lip, G.Y.: The role of omega-3 fatty acids in the secondary prevention of cardiovascular disease. *QJM,* 2003, 96(7): 465–480.

Liu, J. et al.: Memory loss in old rats associated with brain mitochondrial decay and RNA/DNA oxidation: Partial reversal by feeding acetyl-L-carnitine and/or R-alpha-lipoic acid. *Proceedings of the National Academy of Sciences USA,* 2002, 99(4): 2356–2361.

Lopez-Ridaura, R. et al.: Magnesium intake and risk of type 2 diabetes in men and women. *Diabetes Care,* 2004, 27(1): 134–140.

Lum, H., Roebuck, K.A.: Oxidant stress and endothelial cell dysfunction. *American Journal of Physiology – Cell Physiology,* 4/2001, 280(4): C719–C741.

Luo, J.Z., Luo, L.: American ginseng stimulates insulin production and prevents apoptosis through regulation of uncoupling protein-2 in cultured beta cells. *Evidence-based Complementary and Alternative Medicine,* 9/2006, 3(3): 365–372.

McKenney, J., Sica, D.: Prescription omega-3 fatty acids for the treatment of hypertriglyceridemia. *American Journal of Health-System Pharmacy*, 2007, 646: 595–605.

Mahaba, H.M. et al.: Magnesium deficiency and other risk factors for diabetic retinopathy. *Journal of the Egyptian Public Health Association*, 2000, 75(3–4): 323–333.

Mahesh, T. et al.: Effect of photo-irradiated curcumin treatment against oxidative stress in streptozotocin-induced diabetic rats. *Journal of Medicinal Food*, 6/2005, 8(2): 251–255.

Marin, P. et al.: The effects of testosterone treatment on body composition and metabolism in middle-aged obese men. *International Journal of Obesity and Related Metabolic Disorders*, 1992, 16(12): 991–997.

Martin, J. et al.: Chromium picolinate supplementation attenuates body weight gain und increases insulin sensitivity in subjects with type 2 diabetes. *Diabetes Care*, 8/2006, 29(8): 1826–1832.

Medina, M.C. et al.: Dehydroepiandrosterone increases beta-cell mass and improves the glucose-induced insulin secretion by pancreatic islets from aged rats. *FEBS Letters*, 9.1.2006, 580(1): 285–290.

Melhem, M.F. et al.: Alpha-lipoic acid attenuates hyperglycemia and prevents Glomerulir mesangial matrix expansion in diabetes. *Journal of the Americal Society of Nephrology*, 1/2002, 13(1): 108–116.

Merck Manual: www.merck.com/mmhe/sec02/ch019/ch019l.html.

Mingrone G. Carnitine in type 2 diabetes. Annals of the New York Academy of Sciences, 2004; 1033:99–107.

Mingrone, G. et al.: L-carnitine glucose disposal in type 2 diabetic patients. *Journal of the American College of Nutrition*, 1999, 77–82.

Mita, T. et al.: Eicosapentaenoic acid reduces the progression of carotid intima-media thickness in patients with type 2 diabetes. *Atherosclerosis*, 3/2007, 191(1): 162–167.

Miura, Y. et al.: Tea catechins prevent the development of atherosclerosis in apoprotein E-deficient mice. *Journal of Nutrition*, 2001, 131(1): 27–32.

Montori, V. et al.: Fish oil supplementation in type 2 diabetes: A quantitative systematic review. *Diabetes Care*, 2000, 23: 1407–1415.

Mori, T.A. et al.: Dietary fish as a major component of a weight-loss diet: Effect on serum lipids, glucose, and insulin metabolism in overweight hypertensive subjects. *American Journal of Clinical Nutrition*, 1999, 70: 817–825.

Mori, T.A.: Omega-3 fatty acids and hypertension in humans. *Clinical and Experimental Pharmacology & Physiology*, 9/2006, 33(9): 842–846.

Morris, M.C., Sacks F., Rosner, B.: Does fish oil lower blood pressure? A meta-analysis of controlled trials. *Circulation*, 1993, 88: 523–533.

Munch, G. et al.: Influence of advanced glycation end-products and AGE-inhibitors on nucleation-dependent polymerization of beta-amyloid peptide. *Biochimica et Biophysica Acta*, 27.2.1997, 1360(1): 17–29.

Murase, T. et al.: Beneficial effects of tea catechins on diet-induced obesity: Stimulation of lipid catabolism in the liver.

International Journal of Obesity and Related Metabolic Disorders, 11/2002, 26(11): 1459–1464.

Negrisanu, G. et al.: Effects of 3-month treatment with the antioxidant alpha-lipoic acid in diabetic peripheral neuropathy. *Romanian Journal of Internal Medicine*, 7–9/1999, 37(3): 297–306.

No authors listed: Benfotiamine – monograph. *Alternative Medicine Review*, 9/2006, 11(3): 238–242.

Paynter, N.P. et al.: Coffee and sweetened beverage consumption and the risk of type 2 diabetes mellitus: The atherosclerosis risk in communities study. *American Journal of Epidemiology*, 1.12.2006, 164(11): 1075–1084.

Pereira, M. et al.: Coffee consumption and risk of type 2 diabetes mellitus: an 11-year prospective study of 28,812 postmenopausal women. *Archives of Internal Medicine*, 2006, 166: 1311–1316.

Pi-Sunyer, F.X.: The role of viscous soluble fiber in the metabolic control of diabetes. A review with special emphasis on cereals rich in beta-glucan. *Diabetes Care*, 11/1997, 29(11): 1774–1780.

Pittas, A.G., Dawson-Hughes, B. et al.: Vitamin D and calcium intake in relation to type 2 diabetes in women. *Diabetes Care*, 2006; 29(3): 650–656.

Pittas, A.G. et al.: The role of vitamin D and calcium in type 2 diabetes: A systematic review and meta-analysis. *Journal of Clinical Endocrinology & Metabolism*, 27.3.2007.

Queenan, K.M. et al.: Concentrated oat beta-glucan, a fermentable fiber, lowers serum cholesterol in hypercholesterolemic adults in a randomized controlled trial. *Nutrition Journal,* 26.3.2007, 6: 6.

Rajasekar, P., Anuradha, C.V.: L-carnitine inhibits protein glycation in vitro and in vivo: Evidence for a role in diabetic management. *Acta Diabetologica,* 7/2007, 44(2): 83–90.

Rashid, I. et al.: Carnosine and its constituents inhibit glycation of low-density lipoproteins that promotes foam cell formation in vitro. *FEBS Letters,* 6.3.2007, 581(5): 1067–1070.

Rizos, I.: Three-year survival of patients with heart failure caused by dilated cardiomyopathy and L-carnitine administration. *American Heart Journal,* 2000, 139(2 Pt. 3): S120–S123.

Rodriguez-Moran, M. und Guerrero-Romero, F.: Oral magnesium supplementation improves insulin sensitivity and metabolic control in type 2 diabetic subjects: A randomized double-blind controlled trial. *Diabetes Care,* 4/2003, 26(4): 1147–1152.

Rosenblat, M. et al.: Anti-oxidative effects of pomegranate juice (PJ) consumption by diabetic patients on serum and on macrophages. *Atherosclerosis,* 8/2006, 187(2): 363–371.

Sanchez-Ramirez, G.M. et al.: Benfotiamine relieves inflammatory and neuropathic pain in rats. *European Journal of Pharmacology,* 13.1.2006, 530(1–2): 48–53.

SanGiovanni, J.C., Chew, E.Y.: The role of omega-3 long-chain poly-unsaturated fatty acids in health and disease of the retina. *Progress in Retinal and Eye Research,* 2005, 24(1): 87–138.

Savitha, S., Panneerselvam, C.: Mitochondrial membrane damage during aging process in rat heart: Potential efficacy of

L-carnitine and DL alpha lipoic acid. *Mechanisms of Ageing and Development,* 2006, 127(4): 349–355.

von Schacky, C. et al.: The effect of dietary omega-3 fatty acids on coronary atherosclerosis: A randomized, double-blind, placebo-controlled trial. *Annals of Internal Medicine,* 1999, 130: 554–562.

Schulze, M.B. et al.: Fiber and magnesium intake and incidence of type 2 diabetes: A prospective study and meta-analysis. *Archives of Internal Medicine,* 14.5.2007, 167(9): 956–965.

Sethumadhavan, S., Chinnakannu, P.: Carnitine and lipoic acid alleviates protein oxidation in heart mitochondria during aging process. *Biogerontology,* 2006, 7(2): 101–109.

Shults, C.W. et al.: Effects of coenzyme Q10 in early Parkinson disease: Evidence of slowing of the functional decline. *Archives of Neurology,* 10/2002, 59(10): 1541–1550.

Shults, C.W. et al.: Pilot trial of high dosages of coenzyme Q10 in patients with Parkinson's disease. *Experimental Neurology,* 8/2000; 188(2): 491–494.

Sima, A.F. et al.: Acetyl-L-carnitine improves pain, nerve regeneration, and vibratory perception in patients with chronic diabetic neuropathy: An analysis of two randomized placebo-controlled trials. *Diabetes Care,* 2005, 28(1): 89–94.

Singer, G.M., Geohas, J.: The effect of chromium picolinate and biotin supplementation on glycaemic control in poorly controlled patients with type 2 diabetes mellitus: A placebo-controlled, double-blinded, randomized trial. *Diabetes Technology & Therapeutics,* 12/2008, 8(6): 636–643.

Smith, B. et al.: Does coffee consumption reduce the risk of type 2 diabetes in individuals with impaired glucose? *Diabetes Care,* 2005, 29: 2385–2390.

Song, K.H. et al.: Alpha-lipoic acid prevents diabetes mellitus in diabetes-prone obese rats. *Biochemical and Biophysical Research Communications,* 7.1.2005, 326(1): 197–202.

Song, Y. et al.: Dietary magnesium intake in relation to plasma insulin levels and risk of type 2 diabetes in women. *Diabetes Care,* 1/2004, 27(1): 59–65.

Song, E.K. et al.: Epigallocatechin gallate prevents autoimmune diabetes induced by multiple low doses of streptozocin in mice. *Archives of Pharmacal Research,* 7/2003, 26(7): 559–563.

Song, D.U. et al.: Effect of drinking green tea on age-associated accumulation of Maillard-type fluorescence and carbonyl groups in rat aortic and skin collagen. *Archives of Biochemistry & Biophysics,* 15.1.2002, 397(2): 424–429.

Stirnban, A. et al.: Benfotiamine prevents macro- and microvascular endothelial dysfunction and oxidative stress following a meal rich in advanced glycation and products in individuals with type 2 diabetes. *Diabetes Care,* 2006, 29: 2064–2071.

Tosiello, L.: Hypomagnesemia and diabetes mellitus: A review of clinical implications. *Archives of Internal Medicine,* 10.6.1996, 156(11): 1143–1148.

Uribarri et al.: Circulating glycotoxins and dietary advanced glacation end products: Two links to inflammatory response, oxidative stress, and aging. *Journal of Gerontology* Series A: Biological Sciences & Medical Sciences, 2007, 62(4): 427–433.

Van Dam et al.: Coffee, caffeine, and risk of type 2 diabetes: A prospective cohort study in younger and middle-aged US women. *Diabetes Care,* 2006, 29: 398–403.

Vlassara et al., *Proceedings of the National Academy of Sciences USA,* 26.11.2002, 99(24): 15596–15601.

Vuksan, V. et al.: Korean red ginseng (Panax ginseng) improves glucose and insulin regulation in well-controlled, type 2 diabetes: Results of a randomized, double-blind, placebo-controlled study of efficacy and safety. *Nutrition, Metabolism & Cardiovascular Diseases,* 21.7.2006.

Weber, C. et al.: Effect of dietary coenzyme Q10 as an antioxidant in human plasma. *Molecular Aspects of Medicine,* 1994, 15 (Anhang): 97–102.

Wright, E. Jr. et al.: Oxidative stress in type 2 diabetes: The role of fasting and postprandial glycaemia. *International Journal of Clinical Practice,* 2006, 60(3): 308–314.

Wu, S., Ren, J.: Benfotiamine alleviates diabetes-induced cerebral oxidative damage independent of advanced glycation endproduct, tissue factor and TNF-alpha. *Neuroscience Letters,* 13.2.2006, 394(2): 158–162.

Xie, J.T. et al. Antihyperglycaemic effects of total ginsenosides from leaves and stem of Panax ginseng. *Acta Pharmacologica Sinica,* 2005, 26(9): 1104–1110.

Yamashita, R. et al.: Effects of dehydroepiandrosterone on gluconeogenic enzymes and glucose uptake in human hepatoma cell line, HepG2. *Endocrine Journal,* 12/2005, 52(6): 727–733.

Yan, J. et al.: Reduced coenzyme Q10 supplementation decelerates senescence in SAMP1 mice. *Experimental Gerontology,* 2/2006, 41(2): 130.

Yang, T.T., Koo, M.W.: Hypocholesterolemic effects of Chinese tea. *Pharmacological Research,* 1997, 35(6): 505–512.

Yokoyama, M. et al.: Effects of eicosapentaenoic acid on major coronary events in hypercholesterolemic patients (JELIS): a randomized open-lable, blinded endpoint analysis. *Lancet,* 31.3.2007, 369(9567): 1090–1098.

Yu, Y.M. et al.: Effect of young barley leaf extract and adlay on plasma lipids and LDL oxidation in hyperlipidemic smokers. *Biological & Pharmaceutical Bulletin,* 2004, 27: 802–805.

Yu, Y.M. et al.: Effects of young barley leaf extract and antioxidative vitamins on LDL oxidation and free radical scavenging activities in type 2 diabetes. *Diabetes & Metabolism,* 2002, 28: 1262.

Ziegler, D. et al.: Oral treatment with alpha lipoic acid improves symptomatic diabetic polyneuropathy: The SYDNEY 2 trial. *Diabetes Care,* 2006, 29(11): 2365–2370.

Kapitel 9

Clouse, R.E., Lustman, P.J.: Depression and coronary heart disease in women with diabetes. *Psychosomatic Medicine,* 5–6/2003, 65(3): 376–383.

DeRubeis, R.J. et al.: Cognitive therapy vs. Medications in the treatment of moderate to severe depression. *Archives of General Psychiatry,* 2005, 62(4): 409–416.

Eren, I. et al.: The effect of depression on quality of life of patients with type II diabetes mellitus. *Depression & Anxiety,* 20.2.2007.

Feldman, G.: Cognitive and behavioral therapies for depression: Overview, new directions, and practical recommendations for dissemination. *The psychiatric clinics of North America Journal*, 3/2007, 30(1): 39–50.

Georgiades, A. et al.: Study presented at the American Psychosomatic Society annual meeting, Budapest, Ungarn, 3/2007.

Granath, J. et al.: Stress management: A randomized study of cognitive behavioural therapy and yoga. *Cognitive Behaviour Therapy*, 2006, 35(1): 3–10.

Hollon, S.D. et al.: Prevention of relapse following cognitive therapy vs medication in moderate to severe depression. *Archives of General Psychiatry*, 2005, 62(4): 417–422.

Innes, K.E. et al.: Risk indices associated with the insulin resistance syndrome, cardiovascular disease, and possible protection with yoga: A systematic review. *Journal of the American Board of Family Practice*, 11–12/2005, 18(6): 491–519.

Knowler, W.C. et al.: Reduction in the incidence of type 2 diabetes with lifestyle intervention or metformin. *New England Journal of Medicine*, 7.2.2002, 346(6): 393–403.

Ludman, E. et al.: Panic episodes among patients with diabetes. *General Hospital Psychiatry*, 2006, 28: 475–481.

Lustman, P.J., Couse, R.E.: Depression in diabetic patients. The relationship between mood and glycaemic control. *Journal of Diabetes Complications*, 3–4/2005, 19(2): 113–122.

Lustman, P.J. et al.: Fluoxetine for depression in diabetes: A randomized double-blind placebo-controlled trial. *Diabetes Care*, 5/2000, 23(5): 618–623.

Lustman, P.J. et al.: Factors influencing glycaemic control in type 2 diabetes during acute- and maintenance-phase treatment of major depressive disorder with bupropion. *Diabetes Care,* 3/2007, 30(3): 459–466.

Lustman, P.J. et al.: Cognitive behavioral therapy for depression in type 2 diabetes mellitus: A randomized, controlled trial. *Annals of Internal Medicine,* 15.10.1998, 129(8): 613–621.

Lustman, P.J., Clouse, R.E.: Treatment of depression in diabetes: Impact on mood and medical outcome. *Journal of Psychosomatic Research,* 10/2002, 53(4): 917–924.

McKellar, J.D. et al.: Depression increases diabetic symptoms by complicating patients' self-care adherence. *The Diabetes Educator,* 5–6/2004, 30(3): 485–492.

Malhotra, V. et al.: Effect of yoga asanas on nerve conduction in type 2 diabetes. *Indian Journal of Physiology & Pharmacology,* 7/2002, 46(3): 298–306.

Psychotherapie-Verbund PANIK Netz (Koordination Prof. Dr. Arolt, Universitätsklinik Münster): Wie häufig kommt die Panikstörung vor? 11.9.2008, http://www.paniknetz.de/betroffene/krankheitsbild.html.

Sephton, S.E. et al.: Mindfulness meditation alleviates depressive symptoms in women with fibromyalgia: Results of a randomized clinical trial. Arthritis & Rheumatism, 15.2.2007, 57(1): 77–85.

Singh, S. et al.: Role of yoga in modifying certain cardiovascular functions in type 2 diabetic patients. *Journal of the Association of Physicians of India,* 3/2004, 52: 203–206.

Smith, A. et al. Mindfulness-based cognitive therapy for recurring depression in older people: A qualitative study. *Aging & Mental Health,* 5/2007, 11(3): 346–357.

Streeter, C.C. et al.: Yoga asana session increase brain GABA levels: A pilot study. *Journal of Alternative & Complementary Medicine,* 5/2007, 13(4): 419–426.

Surwit Richard, S.: The Mind Body Diabetes Revolution. New York: Free Press, 2004, 32.

Surwit, R., Feinglos, M.N.: The effects of relaxations on glucose tolerance in non-insulin-dependant diabetes. *Diabetes Care,* 3–4/1983, 6(2): 176–179.

Surwit, R.S. et al.: Stress management improves long-term glycaemic control in type 2 diabetes. *Diabetes Care,* 2002, 25(1): 30–34.

Kapitel 10

ALLHAT Officers et al. Major outcomes in high-risk hypertensive patients randomized to angiotensin-converting enzyme inhibitor or calcium channel blocker vs. diuretic: The Antihypertensive and Lipid-Lowering Treatment to Prevent Heart Attack Trial (ALLHAT). *JAMA (Journal of the American Medical Association),* 18.12.2002, 288(23): 2981–2997.

Aspritin inhibits the formation of pentosidine, a cross-linking advanced glycation end product, in collagen. *Diabetes Research and Clinical Practice,* 8/2007; 77(2): 337–340.

Cabrera-Rode et al.: Effect of standard nicotinamide in the prevention of type 1 diabetes in first-degree relatives of persons with type 1 diabetes. *Autoimmunity,* 6/2006, 39(4): 333–340.

Cauley, J.A. et al.: Effects of estrogen plus progestin on risk of fracture and bone mineral density: The Women's Health Initiative randomized trial. *JAMA (Journal of the American Medical Association)*, 1.10.2003, 290(13): 1729–1738.

Colhoun, H.M. et al.: On behalf of the CARDS investigators. Primary prevention of cardiovascular disease with atorvastatin in type 2 diabetes in the Collaborative Atorvastatin Diabetes Study (CARDS): Multicentre randomised placebo-controlled trial. *Lancet*, 2004, 364: 685–696.

Corbett, J. et al.: Aminoguanidine, a novel inhibitor of nitric oxide formation, prevents diabetic vascular dysfunction. *Diabetes*, 1992, 41: 552–556.

Dhindsa, S. et al.: Frequent occurrence of hypogonadotropic hypogonadism in type 2 diabetes. *Journal of Clinical Endocrinology & Metabolism*, 2004, 89(11): 5462–5468.

DPP-4 inhibitors Galvus and Januvia will be the first oral drugs tackling Type 2 diabetes via the incretin response: How do they compare? Auf der Website von Hospitalpharma: www.hospitalpharma.com/features/feature.asp?ROW_ID=908; 27.9.2006.

Einhorn, P.T. et al.: The Antihypertensive and Lipid Lowering Treatment to Prevent Heart Attack Trial (ALLHAT) Heart Failure Validation Study: Diagnosis and prognosis. *American Heart Journal*, 2007, 153(1): 42–53.

Elliott, W.J., Meyer, P.M.: Incident diabetes in clinical trials of antihypertensive drugs: A network meta-analysis. *Lancet*, 20.1.2007, 369(9557): 201–207.

Fasching, P.: Sulfonylharnstoffe. Historisches – 3 Generationen Sulfonylharnstoffe. http://216.71.46.171/diabetesforum/

articles/2000/2000%20A3/05.%20Fasching-A3-2000.htm 15.09.2008.

Forbes, J.M. et al.: Reduction of the accumulation of advanced glycation end products by ACE inhibition in experimental diabetic nephropathy. *Diabetes*, 2002, 51(11): 3274–3282.

GlaxoSmithKline letter, 2/ 2007. www.fda.gov/medwatch/safety/2007/Avandia_GSK_Ltr.pdf

Hammes, H.P. et al.: Aminoguanidine inhibits the development of accelerated diabetic retinopathy in the spontaneous hypertensive rat. *Diabetologia*, 1994, 37: 32–35.

Hedderson, M.M. et al.: Androgenicity of progestins in hormonal contraceptives and the risk of gestational diabetes mellitus. *Diabetes Care*, 2007, 30(5): 1062–1068.

Isley, W.L.: Hepatotoxicity of Thiazolidindiones. *Expert Opinions on Drug Safety*, 11/2003, 2(6): 581–586.

Joshi, S.R.: Metformin: Old wine in new bottle – evolving technology and therapy in diabetes. *Journal of the Association of Physicians of India*, 11/2005, 53: 963–972.

Kahn, S.E. et al.: Glycaemic durability of rosiglitazone, metformin, or glyburide monotherapy. *New England Journal of Medicine*, 7.12.2006, 355(23): 2427–2443.

Kapoor, D. et al.: Testosterone replacement therapy improves insulin resistance, glycaemic control, visceral adiposity and hypercholesterolaemia in hypogonadal men with type 2 diabetes. *European Journal of Endocrinology*, 2006, 154(6): 899–906.

Keine Autoren genannt: Effects of ramipril on cardiovascular and microvascular outcomes in people with diabetes mellitus: Results of the HOPE study and MICRO-HOPE substudy.

Heart Outcomes Prevention Evaluation Study Investigators. *Lancet,* 22.1.2000, 355(9200): 253–259.

Kilhovd, B.K. et al.: Angiotensin-converting enzyme inhibition influences serm levels of advanced glycation end products in patients with coronary artery disease: Results from a HOPE substudy. *Heart Drug,* 2003, 3: 67–72.

Koro, C.E. et al.: Glycaemic control from 1988 to 2000 amoung U.S. adults diagnosed with type 2 diabetes: A preliminary report. *Diabetes Care,* 2004, 27: 17–20.

Malik, S., Lopez, V. et al.: Undertreatment of cardiovascular risk factors among persons with diabetes in the United States. *Diabetes Research and Clinical Practice,* 20.11.2006.

Marcy, T.R. et al.: Second-generation Thiazolidindiones and hepatotoxicity. *Annals of Pharmacotherapy,* 2004, 38(9): 1419–1423.

Mayfield, J.A., White, R.D.: Insulin therapy for type 2 diabetes: Rescue, augmentation and replacement of beta-cell function. *American Family Physician,* 2004, 70: E489–E500.

Miyata, T. et al.: Angiotensin II receptor antagonists and angiotensin-converting enzyme inhibitors lower in vitro the formation of advanced glycation end products: Biochemical mechanisms. *Journal of the American Society of Nephrology,* 2002, 13: 2478–2487.

Nangaku, M. et al.: Anti-hypertensive agents inhibit in vivo the formation of advanced glycation end products and improve renal damage in a type 2 diabetic nephropathy rat model. *Journal of the American Society of Nephrology,* 2003, 14: 1212–1222.

Nissen, S.E., Wolski, K.: Effect of rosiglitazone on the risk of myocardial infarction and death from cardiovascular causes. *New England Journal of Medicine,* 21.5.2007.

Ryan, A.S. et al.: Hormone replacement therapy, insulin sensitivity, and abdominal obesity in postmenopausal women. *Diabetes Care,* 2002, 25(1): 127–133.

Scherbaum, P.: *Exubera wird vom Markt zurückgezogen.* Deutsches Diabetes-Zentrum Düsseldorf, http://www.diabetes-deutschland.de/archiv_5275.htm; 19. Oktober 2007 (Auszug vom 17. September 2008).

Soulis-Liparota, T. et al.: Retardation by aminoguanidine of development of albuminuria, mesangial expansion and tissue fluorescence in streptozotocin induced diabetic rat. *Diabetes,* 1991, 40: 1328–1334.

Tilton, R. et al.: Prevention of diabetic vascular dysfunction by guanidines. Inhibition of nitric oxide synthase versus advanced glycation end-product formation. *Diabetes,* 1993, 42: 221–232.

Tsunekawa, S. et al.: Protection of pancreatic beta-cells by exandin-4 may involve the reduction of endoplasmic reticulum stress; in vivo and in vitro studies. *Journal of Endocrinology,* 4/2007, 193(1): 65–74.

Wajchenberg, B.L.: Beta-cell failure in diabetes and preservation by clinical treatment. *Endocrine Reviews,* 4/2007, 28(2): 187–218.

Zhang, X.H. et al.: Testosterone restores diabetes-induced erectile dysfunction and sildenafil responsiveness in two distinct animal models of chemical diabetes. *The Journal of Sexual Medicine,* 3/2006; 3(2): 253–64.

Glossar

ACE-Hemmer (englisch = *angiotensin converting enzyme inhibitor*): Wirkstoff zur Hemmung des blutdrucksteigernden Angiotensin-Converting-Enzyms, der somit indirekt zur Blutdrucksenkung durch Entspannung der Arterien beiträgt. ACE-Hemmer werden auch zur Behandlung von dekompensierter Herzinsuffizienz eingesetzt.

AGEs (englisch = *advanced glycation end products*): Substanzen, die als Endergebnis der Verzuckerung entstehen und Körperzellen und Organen erheblichen Schaden zufügen können.

Arteriosklerose: Erkrankung, bei der sich in den mittleren und großen Arterien Fettablagerungen ansammeln, die den Blutstrom behindern oder sogar unterbinden – wodurch es zu gefährlicher Sauerstoffunterversorgung, z. B. des Herzmuskels kommen kann. Häufige Komplikation bei Diabetes.

Autonome Neuropathie: Nervenerkrankung, die in der Regel die inneren Organe betrifft, darunter das Herz-Kreislauf-System, den Verdauungstrakt und die Blase. Die betroffenen Nerven reagieren selbstständig auf Reize und sind nicht willentlich zu kontrollieren.

Ballaststoffe: weitgehend unverdauliche Fasern, die in pflanzlicher Nahrung vorliegen. Es gibt lösliche und unlösliche Ballaststoffe. Lösliche Fasern lösen sich in Wasser auf und tragen zur Senkung von Blutfetten und Blutzucker bei. Die unlöslichen Fasern unterstützen den Körper bei der Ausscheidung von Abfallprodukten.

Bauchspeicheldrüse (Pankreas): Organ hinter dem unteren Teil des Magens. Die Betazellen der Bauchspeicheldrüse erzeugen Insulin, die Alphazellen den Gegenspieler Glukagon. Außerdem produziert die Bauchspeicheldrüse Verdauungsenzyme und andere Substanzen.

Betazellen (ß-Zellen): Zelltyp in der Bauchspeicheldrüse, der das blutzuckersenkende Hormon Insulin erzeugt und freisetzt.

Blutzuckermessung: Ermittlung, wie viel Glukose im Blut vorliegt. Zu Hause werden in der Regel Teststreifen verwendet, auf die man ein Tröpfchen Blut aus Fingerkuppe oder Ohrläppchen gibt. Der Streifen wird in ein Messgerät eingelegt, das digital den Blutzuckerspiegel mitteilt.

Cholesterin: eine fettige Substanz, die in der Leber erzeugt wird und in Blut, Muskeln, Gehirn und anderen Geweben zu finden ist. Je nach Menge und Ort kann Cholesterin im Körper nützlich oder schädlich sein. Ein hoher Cholesterinspiegel gilt als Risikofaktor für metabolisches Syndrom und Herz-Kreislauf-Erkrankungen.

C-reaktives Protein (CRP): eine Substanz, die der Körper bei Entzündungen erzeugt. Erhöhte Mengen CRP im Blut deuten auf verstärkte Entzündungsreaktionen im Körper hin. Die Ermittlung des CRP-Werts trägt außerdem zur Beurteilung des Herz-Kreislauf-Risikos bei.

Dekompensierte Herzinsuffizienz: Von Herzinsuffizienz spricht man bei einer unzureichenden Pumpleistung des Herzens. Treten bereits in Ruhe Atemnot, Erschöpfung und Wasseransammlungen im Körper auf, handelt es sich um eine dekompensierte Herzinsuffizienz. Die Erkrankung entwickelt sich normalerweise schleichend über Jahre hinweg, kann aber auch plötzlich auftreten.

Diabetische Retinopathie: Erkrankung der feinen Blutgefäße der Augennetzhaut. Eines der ersten Symptome ist verschwommenes Sehen. Ein Fortschreiten dieser Netzhauterkrankung kann zu schweren Sehstörungen bis hin zur Blindheit führen.

Diuretikum: Wirkstoff oder natürliche Substanz zur Entwässerung, die Urinbildung und -ausscheidung unterstützt.

Fruktose (Fruchtzucker): Zuckerart, die in Früchten, Gemüse und Honig auftritt. Fruktose gibt es in kristalliner Form (fast 100 Prozent Fruchtzucker), aber auch als Glukose-Fruktose-Sirup (Maissirup), der etwa hälftig Glukose und Fruktose enthält.

Galaktose: Zuckerform, die der Körper selbst bildet. Liegt auch in Milchprodukten und Zuckerrüben vor.

Gangrän: absterbendes Gewebe infolge unzureichender Durchblutung der betroffenen Körperpartie oder nach unbemerkten oder nicht ausreichend behandelten Infektionen bzw. Verletzungen aufgrund von Empfindungstaubheit in diesem Bereich. Bei einer Neuropathie der Unterschenkel und Füße kann sich z. B. eine Schnittverletzung oder Wunde am Fuß infizieren, ohne dass der Betroffene dies spürt. Ein Gangrän kann eine Amputation nach sich ziehen.

Gen: Erbanlage. Gene enthalten Informationen in Form von DNA-Sequenzen, die den Zellen mitteilen, was sie wann zu tun haben.

Gestörte Glukosetoleranz (GGT): Auch IGT (englisch = *impaired glucose tolerance*) abgekürzt. Zustand erhöhter Blutzuckerwerte – zwischen 100 und 126 mg/dl –, die aber noch nicht hoch genug sind, um die Diagnose Diabetes zu rechtfertigen. Eine gestörte Glukosetoleranz gilt als Prädiabetes.

Glomeruläre Filtrationsrate: Messwert, wie gut die Nieren Abbauprodukte aus dem Blut ausfiltern und ableiten können.

Glomeruli: Netzwerk feinster Blutgefäße in den Nieren, die das Blut filtern und ihm Abbauprodukte entziehen.

Glukagon: Hormon der Bauchspeicheldrüse, das den Zuckerspiegel im Blut anhebt.

Glukose (Traubenzucker): Glukose ist der wichtigste Zucker, den der Körper aus Kohlenhydraten, Fetten und Eiweiß gewinnt. Der Einfachzucker stellt die Hauptenergiequelle des Körpers dar und wird über das Blut in alle Zellen transportiert.

Glukosetoleranztest (GTT): Bluttest im Rahmen der Diabetesdiagnose. Nach nächtlicher Nahrungskarenz wird der Nüchternblutzucker bestimmt. Anschließend trinkt der Patient eine Traubenzuckerlösung. Ein und zwei Stunden später wird der Blutzucker zum zweiten und dritten Mal gemessen.

Glykierung (Verzuckerung): biologischer Prozess, bei dem sich Zuckermoleküle an Eiweißmoleküle (Proteine) anheften, wodurch diese Proteine nicht mehr richtig funktionieren können. Durch Glykierung entstehen fortgeschrittene Glykierungsendprodukte, sogenannte AGEs *(advanced glycation end products).*

Glykogen: die wichtigste Substanz zur Speicherung von Körperenergie. Glykogen besteht aus Zucker, wird in Leber und Muskeln eingelagert und bei Bedarf ans Blut abgegeben.

Hämoglobin A_{1c} (HbA_{1c}): mit Glukose verbundenes (glykiertes) Hämoglobin (roter Blutfarbstoff, der für den Sauerstoff und CO_2-Transport zuständig ist), das als »Zuckergedächtnis des Blutes« eine hohe diagnostische Aussagekraft besitzt. Je mehr überschüssige Glukose im Blut vorliegt, desto mehr Hämoglobin verzuckert. Der HbA_{1c}-Wert gibt den Prozentsatz an verzuckertem Hämoglobin wieder. Weil Glukose sich für die gesamte Lebensspanne des Blutkörperchens (etwa 120 Tage) daran anheftet, ist der HbA_{1c}-Wert ein Durchschnittswert für den Blutzuckerspiegel dieses Zeitraums. Bei Gesunden sind etwa fünf Prozent des Hämoglobins verzuckert. Bei Prädiabetes oder Diabetes liegt der Wert höher.

Hyperglykämie (Überzuckerung): Zustand abnorm hoher Blutzuckerwerte, der sich durch übermäßigen Durst, einen trockenen Mund und häufiges Wasserlassen bemerkbar macht. Bei Überzuckerung ist der Diabetes außer Kontrolle geraten.

Hyperinsulinismus: Zustand abnorm hoher Insulinwerte im Blut.

Hypoglykämie: erniedrigter Blutzucker. Zu den Symptomen zählen Zittrigkeit, Kopfschmerzen, verschwommenes Sehen, Hunger, Nervosität, Schwitzen und Schwächegefühl.

Inkretinmimetikum: Wirkstoffgruppe, welche die Wirkungen natürlicher Verdauungshormone nachahmt und den Körper bei der Insulinerzeugung unterstützt.

Insulin: Blutzucker- und fettsenkendes Hormon, das in den

Betazellen der Bauchspeicheldrüse erzeugt wird. Insulin hilft dem Körper, Glukose und Fette zu speichern. Wenn die Bauchspeicheldrüse nicht genug Insulin produziert, kann man auf ärztliche Verordnung synthetisches gentechnisch erzeugtes Insulin spritzen.

Insulinresistenz: Zustand, bei dem der Körper zwar Insulin erzeugt, aber nicht mehr angemessen darauf reagiert. Eine Insulinresistenz geht oft mit hohem Blutdruck, hohen Cholesterin und/oder Triglyzeridwerten, Übergewicht und beschleunigter Alterung einher.

Kalziumkanalblocker: Wirkstoff zur Blutdrucksenkung.

Koronare Herzkrankheit (KHK): Erkrankung durch unzureichende Durchblutung infolge von blockierten bzw. verhärteten Blutgefäßen am Herz. Diabetiker sind besonders gefährdet, eine Koronare Herzkrankheit zu entwickeln.

Kreatinin: Abfallprodukt des Muskelstoffwechsels. Die Bestimmung des Kreatininwerts hilft bei der Beurteilung und Überwachung der Nierenfunktion. Ansteigende Kreatininwerte deuten auf eine Nierenerkrankung oder Nierenversagen hin.

Laktose (Milchzucker): Zuckerart, die in Milch und Milchprodukten vorliegt.

Lipid: allgemeiner Ausdruck für Fett. Sowohl Cholesterin als auch Triglyzeride sind Lipide. Der Körper speichert sie als Energiereserve und verbrennt sie bei Bedarf.

Makrovaskuläre Erkrankung: jede Erkrankung der großen Blutgefäße, die in Form von Fettablagerungen und Blutgerinnseln in diesen Gefäßen zum Ausdruck kommt.

Makrovaskuläre Erkrankungen betreffen v.a. das Gehirn (zerebrovaskuläre Erkrankung), das Herz (Erkrankung der Koronargefäße) und die Gliedmaßen (periphere vaskuläre Erkrankung).

mcg: Mikrogramm (millionstel Gramm)

Metformin: Bezeichnung für einen oral eingenommenen Wirkstoff gegen Diabetes, der die von der Leber freigesetzte Glukosemenge senkt und die Körperzellen empfindlicher auf Insulin reagieren lässt.

mg/dl: Milligramm (tausendstel Gramm) pro Deziliter (zehntel Liter). Gebräuchliche Einheit zur Feststellung der Glukosemenge in einer bestimmten Menge Blut.

Mikrovaskuläre Erkrankung: Erkrankung, bei der die Wände der feinsten Blutgefäße ungewöhnlich dick und brüchig werden. Dadurch kommt es zu Lecks und Blutungen. Die Durchblutung wird beeinträchtigt, was wiederum bestimmte Körperareale schädigt, insbesondere Augen, Nieren und die Nervenscheiden (Schutzhülle der Nerven).

ml: Milliliter (tausendstel Liter)

Myokardinfarkt: Herzinfarkt. Infolge blockierter oder verengter Blutgefäße wird die Blutversorgung des Herzmuskels unterbrochen, wodurch Gewebe abstirbt. Da es zu lebensgefährlichen Komplikationen kommen kann, ist jeder Myokardinfarkt ein Notfall.

Nephropathie: Nierenerkrankung, bei der die kleinen Blutgefäße oder die Glomeruli (Gefäßknäuel in den Nieren, die das Blut reinigen) geschädigt werden.

Neuropathie: eine Erkrankung des Nervensystems, bei der

es infolge von Nervenschädigungen zu Gefühlsstörungen kommt. Am häufigsten ist die periphere Neuropathie, die in erster Linie Füße und Beine betrifft.

Nüchternzuckerbestimmung: Ermittlung des Blutzuckerspiegels zur Früherkennung von Prädiabetes und Diabetes. Hierfür wird nach mindestens achtstündiger Nahrungskarenz eine Blutprobe entnommen. Bis zu 99 mg/dl gelten als normaler Nüchternzucker; 100 bis 126 mg/dl deuten auf Prädiabetes hin (abnorme Nüchternglukose und erhöhtes Diabetesrisiko), ein Wert über 126 mg/dl zeigt Diabetes an.

Oxidativer Stress: Zustand, bei dem die Produktion von freien Radikalen die Aktivität der Antioxidanzien übersteigt, die versuchen, freie Radikale zu zerstören oder zu deaktivieren.

Periphere Neuropathie: Nervenschädigung, die meist Füße und Beine betrifft und Taubheit, Prickeln und mitunter Schmerzen hervorruft.

Phänotypische Ernährung: Einsatz bestimmter Nährstoffe mit speziellen, bekannten biochemischen und genetischen Wirkungen zur Krankheitsvorbeugung.

Polyphenole: Diese Substanzen kommen in vielen Pflanzen vor. Polyphenole verleihen manchen Blumen, Gemüse und Obst ihre Farbe und sind ausgezeichnete Quellen für Antioxidanzien. Manchen werden auch krebsvorbeugende Wirkungen zugeschrieben.

Postprandialer Blutzucker: Blutzucker ein oder zwei Stunden nach dem Essen.

Retinopathie: Erkrankung der feinen Blutgefäße der Netzhaut.

Sulfonylharnstoffe: orale Wirkstoffe zur Behandlung hoher

Blutzuckerwerte. Sulfonylharnstoffe regen die Insulinproduktion durch die Bauchspeicheldrüse an und helfen dem Körper, das hergestellte Insulin optimal zu verwerten.

Thiazolidindione: orale Wirkstoffe zur Senkung des Blutzuckers durch Verbesserung der Insulinempfindlichkeit der Körperzellen.

Triglyzeride: Blutfette, die dem Blut durch Insulin entzogen werden.

Zum Weiterlesen

Ellis, Albert: Training der Gefühle. Wie Sie sich hartnäckig weigern, unglücklich zu sein. München: mvg, 2000.

Hobday, Richard. Sonnen ohne Schattenseiten. So gesund ist Sonnenlicht. Freiburg: VAK, 2005.

Hobday, Richard. Sonnenlicht heilt. Wie wichtig Sonne für unsere Gesundheit ist. Freiburg: VAK, 2001.

Kabat-Zin, Jon: Gesund durch Meditation. Das große Buch der Selbstheilung. Frankfurt: Fischer, 2006.

Kabat-Zin, Jon: Stressbewältigung durch die Praxis der Achtsamkeit (Buch & CD). Freiburg: Arborverlag, 1999.

Lazarus, Arnold, Clifford N. Lazarus: Der kleine Taschentherapeut. In 60 Sekunden wieder ok. Stuttgart: Klett-Cotta, 2006.

Lazarus, Arnold, Clifford N. Lazarus, Allen Fay: Fallstricke des Lebens. Vierzig Regeln, die das Leben zur Hölle machen und wie wir sie überwinden. München: dtv, 2001.

Liberman, Jacob: Die heilende Kraft des Lichts. München: Piper, 1996.

Wort & Bild: *Diabetiker Ratgeber.* Zeitschrift, kostenlos über die Apotheken erhältlich, in Kooperationspartner der Deutschen Diabetes-Stiftung.

Anlaufstellen

Bund diabetischer Kinder und Jugendlicher e. V.

Informationen, Unterstützung, Seminare für Kinder, mit Rehabilitations- und Schulungszentrum.
Hahnbrunner Str. 46, 67659 Kaiserslautern
Tel. 0631/764 88
www.bund-diabetischer-kinder.de

Deutscher Diabetiker Bund e. V.

Goethestr. 27, 34119 Kassel
Tel. 0561/703 47 70
www.diabetikerbund.de

Deutsche Diabetes-Gesellschaft e. V.

Informationen für Fachkreise und Patienten, Diabetespass, postleitzahlbezogene Suche nach Fachärzten und Behandlungseinrichtungen, themenbezogene Arbeitsgruppen und Landesgruppen für Fachkreise.
Bürkle-de-la-Camp-Platz 1, 44789 Bochum
Tel. 0234/97 88 9-0
www.deutsche-diabetes-gesellschaft.de

Deutsche Diabetes-Stiftung

Gemeinsame Stiftung der Deutschen Diabetes-Gesellschaft und des Deutschen Diabetiker Bundes mit den Tochterstiftungen »Das zuckerkranke Kind«, »Der herzkranke Diabetiker« und »Motivation zur Lebensstil-Änderung – Chance bei Dia-

betes«. Aufklärung zur Vorsorge gegen Diabetes, Diabetes im Alter, Modellprojekte, Fortbildung, Mitherausgeber der Zeitschrift *Diabetiker Ratgeber.*
Staffelseestr. 6, 81744 München
Tel. 089/579 579-0
www.diabetesstiftung.de

Deutsche Diabetes-Union e. V.
Dachverband für den Bund diabetischer Kinder und Jugendlicher, den Deutschen Diabetiker Bund, die Deutsche Diabetes-Gesellschaft und den Verband der Diabetesberatungs- und Schulungsberufe. Aufklärung, Förderung von Prophylaxe, Selbsthilfe und Behandlung, Forschungsförderung, Interessenvertretung, Vernetzung aller Beteiligten.
Goethestr. 27, 34119 Kassel
www.diabetes-union.de

Verband der Diabetes-Beratungs- und Schulungsberufe in Deutschland e. V. (VDBD)
Beruflicher Fachverband mit Informationen, Vernetzungsmöglichkeiten, Stellenbörse, Seminaren und anderem.
Am Eisenwald 16, 66386 St. Ingbert
Tel. 06894/590 83 13
www.vdbd.de

Österreichische Diabetes-Gesellschaft
Ärztlich-wissenschaftliche Fachgesellschaft der österreichischen Diabetes-Experten. Mit Adressen von Diabetes-Ambulanzen für Kinder und Erwachsene.
Währinger Str. 76/13, A-1090 Wien
Tel. +43-1- (0)650/770 33 78.
www.oedg.org

Verband Österreichischer DiabetesberaterInnen
Regionale Anlaufadressen sowie Schulung, Beratung und Informationen für Betroffene. Fortbildungsangebote für DiabetesberaterInnen.
www.diabetes-berater.at

Schweizerische Diabetes-Gesellschaft
Informationen für Betroffene und Experten. Regionale Ansprechpartner, Risikotest, Vernetzung mit anderen Gesellschaften und Verbänden.
Rütistr. 3 a, CH-5400 Baden
Tel. +41(0)56/200 17 90
www.diabetesgesellschaft.ch

Über den Autor

Jahrzehntelang leistete der Arzt Steven V. Joyal, M. D., auf dem Gebiet des metabolischen Syndroms und der Endokrinologie wichtige interdisziplinäre Forschungsarbeit, da beides sowohl das Thema Übergewicht als auch die direkte klinische Arbeit mit Diabetikern betrifft. Als Direktor einer pharmazeutischen Forschungsabteilung für Endokrinologie und Stoffwechsel leitete Steven V. Joyal ein multidisziplinäres Team, das Medikamente zur Behandlung von Diabetes und verwandten Erkrankungen entwickelte. Außerdem war er persönlich an der Entwicklung von Sibutramin (Meridia) beteiligt, einem von nur zwei Wirkstoffen, die von der amerikanischen Gesundheitsbehörde FDA zur Langzeitbehandlung von Fettsucht zugelassen wurden. Seit 2005 ist er Vizepräsident für Wissenschaft und medizinische Entwicklung bei der Stiftung *Life Extension Foundation* und dort für alle wissenschaftlichen und medizinischen Forschungsprojekte verantwortlich. Er hält Vorlesungen über Ernährung beim metabolischen Syndrom (Prädiabetes) und ist davon überzeugt, dass natürliche Nahrungsergänzungsmittel wie Chrom (gut bekannt, aber selten eingesetzt), Alpha-Liponsäure, Magnesium, Nelkenöl, Heidelbeere und *Gymnema sylvestre* den Zuckerstoffwechsel verbessern und die Insulinempfindlichkeit erhöhen können. Auf internationalen medizinischen Konferenzen zeigt er auf, wie man Diabetes durch Abnehmen bewältigt. Hinzu kommen zahlreiche wissenschaftlichen Artikel zur Behandlungsstrategie bei Fettsucht und Prädiabetes in Fachzeitschriften sowie diverse

Rundfunkinterviews und Onlinebeiträge zu Gesundheitsthemen. Steven V. Joyal hat an der Dartmouth University in Medizin promoviert (im Rahmen eines fächerübergreifenden Programms) und ist Facharzt für Innere Medizin.

Register